标准化病人与临床基本能力评估

主　审　万学红

主　编　蒲　丹

副主编　左　川　贺漫青

人民卫生出版社

·北京·

图书在版编目（CIP）数据

标准化病人与临床基本能力评估 / 蒲丹主编 . —北京：人民卫生出版社，2024.11
ISBN 978-7-117-35320-5

Ⅰ. ①标…　Ⅱ. ①蒲…　Ⅲ. ①临床医学 – 教学法　Ⅳ. ①R4

中国国家版本馆 CIP 数据核字（2023）第 187650 号

| 人卫智网 | www.ipmph.com | 医学教育、学术、考试、健康，购书智慧智能综合服务平台 |
| 人卫官网 | www.pmph.com | 人卫官方资讯发布平台 |

标准化病人与临床基本能力评估
Biaozhunhua Bingren yu Linchuang Jiben Nengli Pinggu

主　　编：蒲　丹
出版发行：人民卫生出版社（中继线 010-59780011）
地　　址：北京市朝阳区潘家园南里 19 号
邮　　编：100021
E - mail：pmph @ pmph.com
购书热线：010-59787592　010-59787584　010-65264830
印　　刷：北京汇林印务有限公司
经　　销：新华书店
开　　本：787 × 1092　1/16　　印张：19.5
字　　数：475 千字
版　　次：2024 年 11 月第 1 版
印　　次：2024 年 12 月第 1 次印刷
标准书号：ISBN 978-7-117-35320-5
定　　价：148.00 元

打击盗版举报电话：010-59787491　E-mail：WQ @ pmph.com
质量问题联系电话：010-59787234　E-mail：zhiliang @ pmph.com
数字融合服务电话：4001118166　E-mail：zengzhi @ pmph.com

编者名单

编　　者（以姓氏笔画为序）

万　春（四川大学华西临床医学院／华西医院）

万学红（四川大学华西临床医学院／华西医院）

王　涛（四川大学华西第二医院／华西妇产儿童医院）

左　川（四川大学华西临床医学院／华西医院）

戎　鑫（四川大学华西临床医学院／华西医院）

吕晓君（四川大学华西临床医学院／华西医院）

李　静（四川大学华西临床医学院／华西医院）

李春雨（四川大学华西临床医学院／华西医院）

肖　然（四川大学华西临床医学院／华西医院）

何　霄（四川大学华西临床医学院／华西医院）

张　波（四川大学华西临床医学院／华西医院）

张　超（四川大学华西临床医学院／华西医院）

岳荣铮（四川大学华西临床医学院／华西医院）

周　舟（四川大学华西临床医学院／华西医院）

侯敏敏（四川大学华西第二医院／华西妇产儿童医院）

贺漫青（四川大学华西临床医学院／华西医院）

高瑜珠（四川大学华西临床医学院／华西医院）

曹德宏（四川大学华西临床医学院／华西医院）

韩　英（四川大学华西临床医学院／华西医院）

曾　多（四川大学华西临床医学院／华西医院）

曾　静（四川大学华西临床医学院／华西医院）

蒲　丹（四川大学华西临床医学院／华西医院）

熊茂琦（四川大学华西临床医学院／华西医院）

秘　　书　肖　然（兼）

图片制作　张　超（四川大学华西临床医学院／华西医院）

陈　晨（四川大学华西临床医学院）

许　可（四川大学华西临床医学院）

序 言

20 世纪 60 年代,美国南加州大学神经病学家、医学教育家 Howard S.Barrows 首次利用模特来扮演病人,用以训练医学生的问诊和体格检查技能,同时以观察者和评估者的身份对学生的行为表现进行评分,这便是标准化病人的雏形。在此基础上,美国亚利桑那大学的 Palla Stillman 研究出了一套行之有效的病史采集、体格检查与交流沟通的教学方法和评估工具,其中针对医学生行为、表现的及时反馈与纠正,有助于提升医学生的临床技能,是一种有效的教学方式,由此确立了标准化病人的模拟、教学、评估三种功能。随后,标准化病人在北美医学院校中的应用迅速发展。

20 世纪 90 年代,通过美国中华医学基金会(CMB)资助我国医学教学改革的"临床技能教学与评估项目",标准化病人开始逐步进入中国。作为率先在国内开展标准化病人教学的院校,四川大学华西临床医学院在积累大量标准化病人培训经验并应用于教学与评估的同时,也致力于将标准化病人教学法在国内推广,从 90 年代中期开始,四川大学华西临床医学院面向全国举办了多次"标准化病人师资培训班",还先后应邀选派多名标准化病人及临床技能教学师资团队赴兄弟院校做标准化病人培训或会议交流,并出版了《临床诊断学教程》《现代医学模拟教学》《医学教学方法》等相关教材,录制了《全身体格检查》等多媒体教材十余部,发表了标准化病人研究相关论文数十篇。通过三十余年的积累和沉淀,四川大学华西临床医学院已在标准化病人教学法,标准化病人培训、考核验收、质量控制,以及管理制度等方面形成了一套较为成熟的体系。为了让广大医学院校教育工作者了解并熟悉标准化病人,使更多院校能将标准化病人教学法开展起来,助力医学生基本临床技能的提升,特编写本书。

本书从标准化病人的概念和发展历程开始,分享了标准化病人教学法的应用、标准化病人培训及华西实践,对问诊大纲、问诊技巧、评分标准、系统回顾及问诊方法进行了详细介绍,逐条讲解了全身体格检查条目,阐述了各器官系统检查方法及检查纲要,并增加了特殊情况体格检查的内容,最后结合示范案例对各章节内容融会贯通。

本书的读者主要是医学院校和附属医院的临床教师、教学管理人员、教学研究人员,住院医师、医学生、护理和口腔临床医学等教学人员,以及其他对高等教育和教学法感兴趣的教师,也可作为阅读参考。

随着本书的出版及后续工作的推进,我相信会有更多的院校开展标准化病人教学法,有更多的学生能在新的教学法中受益。在编写过程中,本书编者倾注了大量心血,但因涉及内容广泛,不足之处在所难免,我也相信广大师生和专家读者能不吝赐教,让本书再版时更加完善。

华西医院内科学教授

万学红

2024 年 8 月

前　言

　　"标准化病人"自 20 世纪 60 年代诞生以来,快速发展成为医学教育领域公认的一种重要的医学模拟手段,标准化病人教学法也在培养学习者病史采集、体格检查等临床基本能力上具有独特的优势,因此被广泛应用于医学终身教育的各个阶段,覆盖了临床医学、护理学、临床药学等医学相关学科,成为了最重要的教学和评估方法之一。在美国、加拿大和欧洲部分国家,标准化病人已被应用于国家执业医师资格考试。标准化病人在我国的应用起源于 20 世纪 90 年代,自 2015 年国家医学考试中心首次将标准化病人引入国家级医学考试的实证研究后,标准化病人项目在我国进入了快速发展阶段,得到了更广泛的关注和应用。然而,标准化病人项目在我国的发展仍呈现出不均衡、不规范的趋势。部分医学院校和医院对于标准化病人仍缺乏正确的认知,标准化病人培训师缺乏,培训、管理和应用缺乏规范,无法保障教学和考核的同质化,极大阻碍了标准化病人在我国的进一步推广和应用。

　　病史采集和体格检查是医学生和青年医师临床基本能力的重要组成部分,是临床实践中必须具备的基础素养。学好病史采集和体格检查,才能有效且高效地从患方获取信息,快速地建立良好的医患关系,继而才能运用正确的临床思维形成诊断和鉴别诊断。

　　本书一方面概述了标准化病人的发展历程、应用情况、培训和管理方法,提供了标准化病人应用案例,旨在规范标准化病人的应用和管理,进一步推广标准化病人教学理念,以期推动标准化病人项目在我国蓬勃发展;另一方面,侧重描述了病史采集和体格检查的教学和评估方法,侧重分享了系统问诊、系统查体以及各个专科查体的教学与评估标准,可与《诊断学》等临床专业教材相辅相成、互为补充,旨在突出病史采集、体格检查等临床基本能力的评估标准和方式,以期强化学习者的临床基本功,提升基本临床技能教学效果。

　　本书第二至五章,医学院校、医院和住院医师规范化培训基地的教师、教学管理人员,以及各层级学习者均可参考学习。其余章节着重供教师和教学管理人员参考,可为标准化病人项目在院校、医院和基地的落地生根提供帮助。故而,本书既适用于临床医学专业本科生、住院医师规范化培训学员、青年医师群体,也可供医学院校的教学和管理人员参考。

　　最后,在本书付梓之际,衷心感谢本书全体编者长达数月的辛苦奉献,感谢四川大学华西临床医学院 / 华西医院全体标准化病人、医学模拟中心以及诊断学教研室相关人员在本书编写及出版过程中给予我们的极大帮助。

　　由于时间仓促、学识有限,尽管我们抱着严谨治学的态度和精益求精的理念编写此书,但仍难免存在疏漏之处,望广大读者批评指正!

蒲丹
2024 年 8 月于华西坝

目 录

第一章　标准化病人概述

第一节　标准化病人的概念和作用

一、标准化病人的概念

标准化病人（standardized patient，SP）是指经过标准化、系统化培训后，能够准确、逼真、可重复地表现出病例所要求的疾病特征、心理社会特征和情感反应，能够参与完成病史采集、体格检查、沟通交流、人文关怀等临床能力教学和考核工作的人员。在标准化病人这一概念的形成和演变过程中，他们还曾经被称为模拟病人（simulated patient，SP），后者指的是经过一定培训后，能够扮演病人，呈现其症状或心理特征的非临床工作者。这一概念目前仍在被使用，甚至时常与标准化病人互换使用，但两者在作用、培训、管理等过程中存在明显差异，因此我们仍有必要厘清差异，区别应用。

模拟病人多用于形成性评价，强调对于所扮演病人的人物塑造和情感反应，常应用于医患沟通和困难谈话的场景，不一定能够完成评估并提供结构化反馈。然而，标准化病人和模拟病人两者之间的最大区别还是体现在"标准化"和"一致性"两个特征上。

"标准化"具体表现在标准化病人扮演病人时，表现出始终如一的言谈举止，提供的病史信息要恒定一致；评估学生时要执行相同的评分标准；作为教学指导员时，要从相同的教学目标出发，提供反馈，使学生 / 学员的教学体验和考核标准相对一致。

"一致性"是对整个标准化病人群体的要求，具体指的是在同一场教学和评价中，学生 / 学员无论面对哪一个标准化病人，都能获得恒定一致的病史信息，接受相同标准的评判，获得相当的教学体验，从而达到教学和考核的客观性和公正性。

因此，标准化病人更常被应用于高风险终结性评价或者相关临床和教学研究之中，需要经过更为严格的训练，才能够标准和一致地呈现病人的表现、评估学生 / 学员，并提供结构化反馈。

另外，随着医学模拟教学的发展，标准化病人也衍生出了一系列类似的概念。

模拟家属（simulated family member），常配合高仿真模拟人，用于混合式情境模拟教学，指的是经过培训后扮演病人家属的人员，他们一般是根据教学或考核目标由教师提前预设在剧情中的人物，兼具推动剧情发展的作用。

标准化参与者（standardized participant），与模拟家属类似，泛指由教师提前预设在模拟情境中的各种人物，其角色不局限于病人或家属，可以是医生、护士等医疗相关人员，也可以是消防员、水电工等医院运行保障人员。

模拟客户或秘密标准化病人（simulated client or unannounced standardized patient），常用于原位模拟，是指经过培训的，在诊所、医院等真实临床场景之中扮演病人的人员，他们会在医疗工作者不知情的情况下，考查其临床诊疗能力。

二、标准化病人的作用

标准化病人具有三重作用:担任表演者、评估者和教学指导员。

作为表演者时,标准化病人的作用类似演员,能够恒定地、连贯地、始终如一地模仿特定病人的声音、言语、精神状态、面部表情、肢体动作等,按要求回答学生/学员的提问,叙述疾病发展演变,表演该疾病的症状和体征。

作为评估者时,标准化病人行使裁判的权利,首先能够准确回忆与学生/学员的互动过程,继而正确地依据评分标准,公正而客观地评估其行为和表现。

作为教学指导员时,标准化病人要发挥教师的作用,需要就学生/学员的表现提供结构化反馈,准确指出他们的优缺点,并指导他们完善和提高。

标准化病人工作时,至少需要发挥表演者这一重作用。而后两重作用的发挥,则根据教学或考试目标调整,也同时取决于标准化病人的培训程度。

首先,标准化病人的优势在于能够有效解决临床医学教育的需求与病人安全和法律、伦理之间的矛盾。现代医学教育重视"生物 - 心理 - 社会医学模式",倡导关怀服务的人文理念和以病人为中心的临床思维模式,所以直接在临床实践中接触真实的病人,对医学生和年轻医生而言无疑是最佳成长途径。然而,一方面,让毫无经验的医生直接在真实病人身上实践,存在巨大的法律和伦理风险,且无法保障病人安全。另一方面,医院床位数的缩减和医学生人数的扩增,也增加了临床见习和实习的阻力。因此,应用标准化病人作为模拟教学手段,在临床前提供学生/学员练手的机会,缩短技能掌握时长,培养人文关怀精神,则能行之有效地解决以上棘手问题。

其次,引入标准化病人能够优化医学教学和考试方法。传统的教育和考试,重理论知识,轻实践操作,轻能力培养。标准化病人代替真实病人,让医学生有机会提前参与实践,运用课本知识探索解决临床问题,为学生/学员架起了从理论到实践的桥梁。同时,标准化病人所呈现的临床场景和疾病,可以配合学生/学员的知识储备程度,配合教学和考核目标,让教学和考核都有的放矢、循序渐进。更重要的是,这种教学或考试是可重复,可以提供足够多的练习次数,且容错度高,学生犯错误也不必担心给病人带来不可逆转的后果。

最后,通过与标准化病人互动,强化学生/学员的人文关怀理念。以病人为中心的关怀服务理念是一个优秀医生必不可少的职业素质。学生/学员在标准化病人的互动过程中,可以直接体验真实人物的情绪情感,引发他们的同理心。另一方面,标准化病人也可以站在病人的立场,结合自身感受,反馈学生/学员的职业态度、语速、语言、沟通技巧、查体手法、仪表礼节等,直接帮助他们理解和践行人文关怀理念。

当然,标准化病人也存在一些应用瓶颈。首先,自标准化病人项目在我国落地以来,不同地域之间的发展不平衡。标准化病人项目多集中在发达地区的知名医学院校或附属医院开展。制约其广泛应用的因素包括标准化病人培训师缺乏、标准化病人组织管理困难、标准化病人招募困难、标准化病人培训过程"标准化"程度不高、项目经费困难等。

其次,标准化病人模拟有限。标准化病人虽然能够扮演腹痛、胸痛、咳嗽等常见症状,甚至随着特效化妆技术的引入,也可以逼真呈现烧伤、锐器伤等外伤场景,但仍有不少症状和体征仅仅通过表演难以还原,所以对于复杂教学目标,往往需要标准化病人和多种模拟手段综合使用才能最终达成教学场景。

（贺漫青　肖然　蒲丹）

第二节　标准化病人的发展历程

一、标准化病人的起源

20 世纪 60 年代，美国南加利福尼亚大学（University of Southern California，USC）神经病学家、医学教育家 Howard S.Barrows 首次利用模特来扮演病人，用以训练医学生的问诊、查体技能，同时以观察者和评估者的身份对学生的行为表现进行评分，这便是标准化病人的雏形。

20 世纪 70 年代，在 Howard S.Barrows 的"标准化病人"理念基础上，美国亚利桑那大学（University of Arizona）的波拉·史蒂曼（Paula L.Stillman）研究出了一套行之有效的病史采集、体格检查与沟通交流的教学方法和评估工具，其中针对医学生行为表现的及时反馈与纠正有助于提升医学生的临床技能。

随着医学界对医务人员临床能力和职业精神的日益关注，以及"以病人为中心"的诊疗模式的大背景下，标准化病人在临床技能的教学与评价上的优势凸显出来，在北美医学界发展非常迅速。2004 年，美国国家医学考试部正式将标准化病人作为执业医师考试第二阶段临床技能考核的主要方式。北美各医学院和教学医院几乎都设有标准化病人培训研究项目，有专门的人员和设施，来开展标准化病人的遴选、培训和研究工作。

二、标准化病人在我国的发展

1991 年，美国中华医学基金会（CMB）资助我国医学教学重点项目"临床技能教学与评估项目（Clinical Skill Teaching and Assessment Program）"。此项目由当时的华西医科大学（今四川大学华西临床医学院）、浙江医科大学（今浙江大学医学院）和九江医学专科学校（今九江学院）共同执行。项目针对我国临床医学教育中重理论轻实践、重知识轻技能等问题，提出了改革诊断学教学，建立规范化、标准化的教学评估方法等改革方向，旨在加强学生临床技能的训练和实践，探索严格的规范化、标准化的评估方法，以期提高临床教学质量。正是以此项目为契机，在 CMB 主席 Sawyer 博士、麻省大学医学院教务长 Paula L.Stillman 教授等中外专家的合力推动下，标准化病人作为临床技能教学的重要载体，首次被引入中国医学教学领域。同年，华西医科大学从自愿报名的 90 余名社会人士中，选出 62 人进行培训，经外籍专家考核验收，我国首批 39 名标准化病人诞生，他们配合诊断学教学改革，参与了大量教学和考核工作，标志着临床技能教学在教学培养目标、内容、方法、教学媒体的使用方面基本与国际接轨。

作为率先在国内开展标准化病人教学的院校，四川大学华西临床医学院 / 华西医院在累积大量标准化病人培训、教学经验的同时，也致力于将标准化病人教学法在国内推广，先后选派多名标准化病人及临床技能教学师资团队赴哈尔滨医科大学第二临床医学院、华中科技大学同济医学院附属同济医院等进行标准化病人培训或大会交流，也面向全国举办了多期"标准化病人师资培训班"。此外,还通过中国中央电视台《人口》栏目、中国香港凤凰卫视《凤凰大视野》栏目等新闻媒体大力宣传标准化病人教学法。

为提高医学人才培养和准入质量,我国国家医学考试中心(以下简称"医考中心")于2015年开始临床执业医师分阶段考试实证研究工作。实证研究实行两阶段考试模式,包括临床执业医师资格第一阶段考试(简称第一阶段考试)和临床执业医师资格第二阶段考试(简称第二阶段考试)。与原有的执业医师资格考试相比,实证研究首次将标准化病人引入到国家级资格考试中。各院校根据医考中心要求进行标准化病人的遴选与培训。培训内容分为基本培训(包括工作内容和规范、医学基础知识、医学教育学)和专业培训(包括症状演出技巧、反馈技巧、临床能力评估等课程)两部分,培训合格方能承担考试工作。在实证研究第一阶段临床基本技能考试的病史采集考查环节中,标准化病人按培训脚本要求进行病人模拟,按考生提问进行回答,并根据考生病史采集情况对沟通交流能力与人文关怀进行评价,客观填写标准化病人评分表。

随着标准化病人在我国的推广应用,中国"标准化病人"实践教学指导委员会(China Standardized Patients Practice Teaching Guidance Committee,简称 CSPC 或 SP 教指委)于2016年1月8日成立,隶属于中国职业技术教育学会(简称职教学会)卫生教育专业委员会(简称卫专委),是卫专委的分支学术机构,遵守《职教学会章程》和卫专委相关工作条例,在教育部和职教学会的领导下开展工作。SP 教指委的章程明确了 SP 教指委是专业从事医学及卫生职业教育实践教学中标准化病人培训、使用、指导、评估、咨询、服务与认证等工作的群众性学术团体,由团体会员和个人会员组成,是非营利性社会组织。SP 教指委的成立在中国医护教学领域具有重大的历史意义。SP 教指委与国际标准化病人相关协会形成了良好的国际交流模式,组织国内标准化病人师资团队加入了国际标准化病人导师协会(Association of Standardized Patient Educators,ASPE),并不断引进国际先进经验之后研发属于自己本土特色的标准化病人教学模式、考核标准和标准化病人项目管理办法,推动我国标准化病人教育事业发展的步伐。

（周舟　万学红　肖然）

第三节　标准化病人教学法的应用和"华西"实践

标准化病人教学法(SP methodology)本质上是一种情境模拟(scenario simulation)教学方法,教师根据教学目标和教学内容,有针对性地设计情境,让学生/学员与标准化病人在仿真的临床情境之中互动,最后通过教师和/或标准化病人提供的反馈指导,让学生/学员获得知识、态度和技能的提升。

在这一过程中,课前,教师以真实临床场景为依据,构建模拟情境,设计规范化的评价量表,完成标准化病人的培训。课中,教师将学习的主动权交给学生/学员,仅成为观察者,客观地观察学生的表现,发现学生/学员在知识、技能和态度上的不足,最后予以相应的教学和反馈,从而个性化地、针对性地提高学生的能力。而学生/学员真实地行使医生的职责,与标准化病人互动完成医学活动,在实践中发现自身缺陷,不断学习弥补,并将学习所得迁移至类似的情境,最终达到岗位胜任力的成长。学生/学员真正成为了学习的中心,不再是被动的接受者,而是积极的知识建构者,由此实现了从知识教学到能力培养的教学转变。

标准化病人教学法目前已广泛应用于医学各学科,包括临床医学、护理学、口腔医学等。重点应用于病史采集、体格检查、医患沟通等培训,也作为一个核心要素参与到客观结构化临床考试(objective structured clinical examination,OSCE)中,综合评价考生的临床能力。

一、问诊教学和考核

问诊(inquiry)是采集病史的主要手段,是不可或缺的临床基本功。问诊时,医师采用对话方式,向病人及其他知情者询问疾病的症状、发生发展情况和诊治经过等信息,并经过分析综合而做出临床判断。在问诊教学或考核过程中,标准化病人扮演病人,在模拟的就诊情境中与学生/学员互动,学生/学员以接诊医师的身份向标准化病人询问病史,由指导教师或标准化病人对谈话过程进行评分和反馈。通过"学习-评价-反馈-再学习"的螺旋上升式学习方式,提高学生/学员的问诊技能。

评价标准一般包括问诊内容和问诊技巧两部分。其中问诊内容根据案例内容不同而变化,但基本框架相似,强调问诊过程的完整性和规范性,也强调问诊过程中的条理性,体现临床诊断思维的过程。问诊技巧一般涵盖沟通技巧、仪表礼节和人文精神等方面。沟通技巧中强调对关键信息的引证核实,需要避免使用过多医学术语,避免无计划地重复提问等。仪表礼节中一方面强调医生职业形象的树立,另一方面也强调恰当地应用肢体和非肢体语言。人文关怀方面,医生需要时刻关注病人对于疾病的理解和隐忧,关注病人对于医嘱的理解状况,必要时还要关注病人的经济状况和医疗花费。

以四川大学华西临床医学院/华西医院的系统问诊教学为例,系统问诊的目的是完成病人入院的大病历记录,教学目标是全面采集病人病史信息,掌握完整的成人问诊框架和20个问诊技巧。其中内容项目一般单个案例40~50项不等,技巧条目统一为20项,采用5等级评分量表,其中1、3、5分为锚定点,分别有清晰而细致的评分标准。

四川大学华西临床医学院/华西医院设置的问诊教学目标人群包括2类:一是临床医学专业3年级学生;二是住院医师规范化培训1年级学员。前者与临床诊断学课程相整合,后者依托独立课程进行。教学内容以系统问诊为主,兼顾重点问诊。标准化病人和学生/学员进行一对一互动,模拟问诊30~45分钟,由标准化病人作为教学指导员,独立完成45分钟反馈指导。

学院的问诊考核,包括以下内容:

1. 面向临床医学专业3年级学生的系统问诊考核,标准化病人与学生一对一进行,标准化病人独立评分并提供反馈,总时长约90分钟。

2. 面向临床医学专业4~5年级学生的重点问诊考核,一般安排在进入临床实习之前,标准化病人与学生一对一进行,总时长约10分钟。

3. 面向临床医学专业毕业年级学生的重点问诊考核,为毕业考核的一部分,通常与重点查体合并考核,标准化病人与学生一对一进行,并由标准化病人独立评分,总时长约15分钟。

二、体格检查教学和考核

体格检查(physical examination),简称查体,指医师采用视、触、叩、听等检查手法,或借助简便的医疗器械,如压舌板、听诊器等,对病人的身体状况进行检测和计量的一系列方法。与问诊类似,在体格检查教学中,学生/学员在标准化病人身上完成体格检查,教师或标准化病人从专业角度对学生/学员的操作流程、操作手法、职业态度等进行评估和反馈,指出并纠正不正确的手法,同时给予学生/学员再次练习的机会,学习并实践正确的手法。

体格检查的评价标准一般也分为查体内容和查体技巧两部分。查体条目一般按头颈、四肢、心脏、胸部、腹部等解剖部位划分,具体条目通常因教学目标而异。查体技巧一般强调视、触、叩、听的方法,查体的系统性和顺序性,以及查体过程中的交流沟通和人文关怀。

以四川大学华西临床医学院/华西医院系统查体教学为例,需要标准化病人参与教学和考核的内容包含了从头面颈、四肢、胸部、心脏系统、腹部、神经系统等全身各个器官和系统的近 200 条查体项目(其中男性查体 187 条,女性查体 192 条)。同时设计了查体技巧 10 项要求和病人满意度 10 项评分,以全方位评估学生/学员的职业素养和人文精神。

另外,四川大学华西临床医学院/华西医院利用标准化病人查体教学也涉及了少量低风险的侵入性检查,如肛门指检、检耳镜、检鼻镜等操作。并且开创性地将肛门和男性生殖器检查也纳入了标准化病人的教学范围。

与问诊教学相平行,四川大学华西临床医学院/华西医院查体教学的目标人群也包括临床医学专业 3 年级学生和住院医师规范化培训 1 年级学员。教学内容以系统查体为主,兼顾肛门和男性生殖器检查等。标准化病人和学生/学员进行一对一互动,体格检查 45~60 分钟,然后由标准化病人作为教学指导员,独立完成 30~45 分钟反馈指导。

学院体格检查考核也与问诊考核相平行,包括如下内容:

1. 面向临床医学专业 3 年级学生的系统查体考核,标准化病人与学生一对一进行,标准化病人独立评分并提供反馈,总时长约 90 分钟。

2. 面向临床医学专业 4~5 年级学生的重点查体考核,一般安排在进入临床实习之前,标准化病人与学生一对一进行,总时长约 10 分钟。

3. 面向临床医学专业毕业年级学生的重点查体考核,为毕业考核的一部分,通常与重点问诊合并考核,标准化病人与学生一对一进行,并由标准化病人独立评分,总时长约 15 分钟。

三、医患沟通技能教学

沟通是一项基础的、必备的临床技能。沟通技能培训一般包括告知病情和治疗方案、向病人和家属告知坏消息、签署各种有创操作和手术知情同意书、与病人谈论敏感性问题(如艾滋病、性问题等)、病人教育等内容。其中向患方传递不愉快的消息、探讨一个敏感的话题等议题被统称为困难谈话(difficult conversation)。常见的困难谈话议题包括询问性问题、询问物质滥用问题、评估自杀风险、告知不治之症、告知突然死亡、承认医疗失误、处理家属的愤怒情绪等。

相较问诊技能,沟通技能更为复杂和多变,良好的沟通能力,特别是困难谈话技巧更离不开反复练习。标准化病人长期以来都被认为是训练沟通技能的最佳手段之一。标准化病人可供学生/学员反复练习语言及非语言沟通技巧,更能结合病人的感受,最直接地洞察医生在眼神接触、肢体接触,以及语气、语调、语速等细节上的缺陷,有效评价沟通技巧并给予反馈,既帮助他们获得经验和信心,又避免在真实病人身上练习带来医疗和伦理风险。

国外医学院校一般已建立相对成熟的以沟通为导向的课程体系,贯穿了医学教育的全过程,并对不同年级的学生制定了阶梯式的培养目标,系统性地加强医学教育中医患沟通的教学与评估。而国内医学院校这部分课程相对薄弱,发展水平参差不齐,适宜国情的医患沟通教育模式尚在探索之中。

2014 年起,四川大学华西临床医学院 / 华西医院通过开设《医患沟通训练课》对医患沟通教育模式进行了积极的探索。课程面向临床医学专业 3~4 年级学生,采用标准化病人教学法,模拟临床沟通场景,设置困难谈话情境,让学生与标准化病人扮演的病人或病人家属实际地沟通和谈话,以达成一定的沟通任务。通过多个案例的情境模拟训练,增进临床医学生人文关怀服务意识,强化医患沟通技能。

四、运用标准化病人的混合模拟教学

混合模拟(hybrid simulation)是指同时运用 2 种及以上模拟教学手段营造模拟情境。这一教学模式更接近于临床实际情况,也增加了教学案例的复杂性和实用性,面向年资更高的学生 / 学员。

例如,临床中在进行某项侵入性操作时,医生往往需要先进行病情沟通,取得患方的知情同意并签字,方能进行具体操作,在操作过程中,需要时刻监测病人的状态,观察有无不良反应或并发症的发生。教学时为了还原上述情境,单纯使用标准化病人或模型教学则难以实现。因此,我们一般会将标准化病人与可穿戴模型或高仿真模拟人相结合,一面让学生 / 学员在模型或模拟人身上执行基本的临床评估和操作,一面让他们与标准化病人扮演的病人或家属练习沟通技巧。通过这样的互动情境,实现了"问诊 - 查体 - 沟通 - 操作"一套完整的模拟训练流程,在训练操作性技能的同时,强化非操作性技能,如医患沟通、临床思维、团队合作等能力。

四川大学华西临床医学院 / 华西医院已在面向本科生的《通识性情景模拟训练课》以及一系列的住院医师课程中广泛应用此种教学模式,目前在麻醉、急救、重症医学等多个领域均取得了满意的教学效果。

五、运用标准化病人的客观结构化临床考试

客观结构化临床考试(OSCE)又称临床技能多站考试,考试通过提前预设一系列的临床模拟场景来测试医学生的临床能力,考生依次在模拟场景中完成规定的任务并被客观评估。OSCE 是一种客观、有序、有组织的考试框架,并非某种固定的考核方案,考核设计者可根据自己的考核目标等设计考站和考核内容。OSCE 的考站大致可以分为问诊和体格检查技能评估考站、操作技能评估考站和静态考站三大类,组织者可根据需要运用上述 3 类考站设置12~16 个考核站点。

标准化病人是 OSCE 的重要组成部分,在问诊和体格检查技能评估考站中,标准化病人扮演病人,配合学生 / 学员开展重点问诊和重点查体。在此过程中标准化病人承担着观察者和评估者的角色,在考核结束后需运用标准化、客观化的评分表对学生 / 学员的重点问诊内容与技巧、重点查体内容与技巧、职业态度、医患沟通能力、人文关怀等方面进行评价。OSCE 与传统临床技能考核相比,正因有了标准化病人的加入,使得考生面临的病史和体征都是标准化的,评价标准都是规范、统一的,从而使得评价更具公平性和客观性。

四川大学华西临床医学院/华西医院基于美国中华医学基金会（CMB）资助的"临床技能教学与评估项目"，于1993年首次面向临床医学专业毕业生开展了客观结构化临床考试。考试共设16个考站，其中标准化病人考站设有8个，分别对内科、外科标准化病人进行重点问诊、查体，完成临床诊断和治疗计划；对妇产科、儿科标准化病人进行问诊（儿科病史提供者是儿童家长）；对精神科标准化病人进行精神检查。此考试在其后的20多年中反复调整，现通过加强命题规范性和电子题库建设，客观结构化临床考试的效能得到了进一步提升，发挥着测试临床能力，评估临床思维的重要作用。

六、"华西"标准化病人项目的传承与创新

（一）"华西"标准化病人项目的起始和发展

1991年，美国中华医学基金会（CMB）资助我国开展"临床技能教学与评估项目（Clinical Skill Teaching and Assessment Program）"，以此为契机，当时的华西医科大学（今为四川大学华西临床医学院/华西医院）、浙江医科大学（今浙江大学医学院）和九江医学专科学校（今九江学院）共同将标准化病人作为临床技能教学的重要载体，引入中国医学教学领域。1991年，我院从自愿报名的90余名社会人士中，选出62人进行培训，经外籍专家考核验收，我国首批39名标准化病人诞生，他们配合诊断学教学改革，参与了大量教学和考核工作，标志着临床技能教学在教学培养目标、内容、方法、教学媒体的使用方面基本与国际接轨。

四川大学华西临床医学院/华西医院一直致力于标准化病人项目在中国的落地生根，先后出版了《临床诊断学教程》《现代医学模拟教学》《医学教学方法》等教材，录制了《全身体格检查》等多媒体教材十余部，并发表了相关论文数十篇。

四川大学华西临床医学院/华西医院也致力于在全国性医学教育会议上讲学，宣传和推广标准化病人项目。举办全国性培训班和研修班，开展了20余期标准化病人师资培训班，其中国家级继续教育项目5期，省级继续教育项目1期，共有来自复旦大学、浙江大学、中国医科大学、北京协和医院、北京大学人民医院、首都医科大学附属北京天坛医院、华中科技大学同济医学院附属同济医院等160余家单位的402批次、1 985人次参加培训，帮助数家医学院校建立了标准化病人教学体系，影响甚广。同时，多次接受《健康报》、中央电视台等媒体采访，通过各层媒体平台，积极向社会大众科普标准化病人项目。

（二）"华西"标准化病人项目的创新

虚拟病人（virtual patient，VP）指由计算机技术模拟的标准化病人，最早于1971年被报道。彼时的VP被称为计算机辅助的临床对谈系统，也被称为计算机模拟案例（CASE）。计算机以文字形式模拟交互式临床对谈，并模拟病人管理，在美国、加拿大等地被应用于住院医师培训，并得到了一定认可，被认为是一种可行的、相对低成本的培训手段。然而，文字交流毕竟和真正的语言交流相去甚远，难以真正培养和评估语言沟通能力。随着计算机技术的日新月异，真正的人机语言对话，在近年有望成为现实。因此，四川大学华西临床医学院/华西医院也于2019年起启动了虚拟病人的相关研发和探索工作。通过语音语义识别技术的应用，研究人工智能问诊计算算法、虚拟病人回答自学习技术算法、问诊技能评价算法，以期实现真正的人机语言对话，智能化问诊评价和反馈，目前所研发的智能标准化病人系统已初现雏形，进入了教学实测研究阶段，未来有望广泛推广，解决我国标准化病人资源不足、标

准化病人应用不规范等一系列难题,造福更多学生和学员,助力医学人才培养。

(贺漫青　肖然　蒲丹)

第四节　标准化病人培训概述和"华西"实践

标准化病人目前已被公认为医学相关专业学生/学员问诊、查体、医患沟通等临床技能训练与考核的重要方法。标准化病人与学生/学员在模拟情境中互动,标准化病人扮演病人,并观察学生/学员的言行,随后提供结构化反馈,以评估并帮助学生/学员提高基本临床技能。这一过程要求标准化病人扮演逼真、评分公正、反馈准确,因而合格的标准化病人势必要经过严格的培训,只有培训和考核合格的标准化病人才能发挥最佳作用,服务于医学教学和考核。

一、标准化病人培训师

广义的标准化病人培训师或教育者(SP educator)是指负责标准化病人项目规划、管理、运行以及标准化病人培训等相关工作的人员。目前在我国尚无公认且明确的概念定义,但却是标准病人项目落地并成功运行的必备条件之一,也是标准化病人培训的核心力量。结合国外经验,标准化病人培训师应肩负以下职责:

1. 标准化病人项目管理。
2. 教学规划与运行。
3. 案例编写。
4. 标准化病人培训和考核。
5. 标准化病人相关教学研究与发展。

目前国内标准化病人培训师常见构成人员包括:①具有医学背景的专业人员,以医师或护士为代表;②具有教学背景的专业人员,以医学院或教学医院的教学管理人员和教师为代表;③有经验的标准化病人;④具有演艺背景的专业人员,以演员或演艺学校的师生为代表。这4类人群各有其优势和不足,一般来说,在标准化病人招募和培训的过程中,培训师资都需要团队作战,密切协作。

"华西"标准化病人教学法持续发展,也离不开培训师团队的代代传承。为此,1991年四川大学华西临床医学院/华西医院成立诊断学教研室之初即配置了来自各个临床专科的11名教师,其中5名核心成员5年不变,并陆续派出近10名教师多次赴美,专项学习标准化病人相关经验,编写配套教材、教学案例和多媒体资料等。这些培训资料至今仍在使用。其后在课程执行过程中,所有诊断学带教师资严格遵守规范的岗前教师培训和集体备课制度,课前每名教师必须分别通过"一对一"的标准化病人考核,一方面统一带教标准,维持教学的一致性;另一方面也培养和储备了大量合格的标准化病人培训师,从而实现了标准化病人教学法的传承和创新。

如前文所述,标准化病人服务于病史采集、体格检查等不同教学和考核之中,因此标准化病人培训师作为主导,需要根据标准化病人的具体工作内容,对其进行分组培训,设置不同的培训目标和内容,并计划培训进度。

二、问诊标准化病人的培训概要

(一)问诊标准化病人的培训目标

1. 作为表演者时,应当:

(1)模拟逼真,能按设计的案例恒定提供病史。所有言行都是基于案例脚本的,都是经过培训,依照培训师要求表演的;表演过程和提供的病史信息恒定一致,像不断倒带重播一样,让每一位询问者都有一致的体验。

(2)采取病人首次被提问时呈现的典型被动反应。用回答前的停顿表示聆听问题、回忆病史、思考回答的过程,切勿表现出对下一个或一系列问题的预判。

(3)避免言语/非言语的暗示。切勿通过语言提示询问者应该如何提问,也要避免不经意间流露出疑惑、否定的眼神,表露出对于询问者的评价。

(4)按要求表现出适当的个性。有必要根据所扮演病人的年龄、职业、生活状态等细节,表现出符合人物特征的典型装扮、语言习惯和行为,以求所扮演的人物更加生动和真实。

(5)遵循问答原则,即有提问才有回答,问什么答什么,回答既要标准化,又要恰当随机应变,以"挤牙膏"的方式回答问题。

2. 作为评估者时,应当:

(1)准确记忆询问者的表现。标准化病人评分时一般没有音视频回放系统辅助,因此能够准确记忆询问者的表现,特别是询问的内容,是标准化病人能够准确评分的基础。

(2)严格执行评分标准。所有的评分都需要从评分标准出发,给分和扣分都需要有明确的依据。

(3)公正客观,始终如一。对待每一位询问者都一视同仁,不因学生/学员不同而采用不同的评分标准。

3. 作为教学指导员时,应当:

(1)反馈内容围绕教学目标,遵照评分标准逐条反馈。

(2)提供结构化反馈。参考模拟教学的复盘(debriefing),遵循讨论式、引导式、反思式的反馈原则和一定的复盘框架,如收集-分析-总结(gather-analyze-summarize,GAS)框架。

(3)从病人的感受提供反馈。对于涉及人文关怀的教学点,标准化病人从病人的感受出发进行反馈,让询问者了解病人的所思、所想、所感,引发同理心,从而培养他们的人文精神。

(4)运用沟通交流技巧,以取得更好的反馈效果。例如,需要与询问者建立平等交流的同事关系,采用先扬后抑的谈话模式等。

(5)给予询问者现场重复练习的机会。

(二)问诊标准化病人的培训流程和方式

1. 基础培训阶段 见表1-4-1。

(1)表演基础培训

1)表演技巧讲解。告知标准化病人表演的目的是真实反映临床案例,并非戏剧或者电影的表演。一方面可以通过揣摩真正病人的情感来触动自己深层的情感,使自己符合所扮演的病人;另一方面也可以通过观摩真正病人的外在行为,挖掘自身内在感受,从而表达角色的情绪状态。

表 1-4-1 基础培训阶段培训

分类	表演基础培训	医学知识培训
培训时长	1~2 小时	1~15 小时
培训方式	集体讲授 + 游戏式表演体验	集体讲授
培训内容	1）表演技巧讲解； 2）游戏式表演体验	1）问诊纲要讲解； 2）人体结构讲解； 3）若需标准化病人评分，则需要评分标准讲解； 4）若需标准化病人反馈：①反馈教学概念和框架讲解； ②反馈教学技巧讲解；③反馈教学内容讲解

2）游戏式表演体验。通过小游戏训练标准化病人的专注力、想象力和表现力。例如"镜子游戏"，2 名标准化病人面对面表演，一人表演任意动作，另一人模仿镜子，镜像地呈现出对面人所演动作。又例如，让标准化病人轮流表现喜、怒、哀、乐、忧、恐、惊等情绪，并通过表情、声音和动作的变化来表达同一情绪的不同层次。这一过程既能快速拉近标准化病人和培训师之间的距离，建立信任关系，又能让标准化病人之间彼此熟悉，有利于后期相互帮助和协作。

表演基础知识培训可以由具有表演专业背景的培训师完成。

（2）医学知识培训

1）问诊纲要讲解。帮助标准化病人理解什么是问诊，问诊的框架结构和顺序等。

2）人体结构讲解。科普性讲解人体结构，让标准化病人了解一些常见症状发生的部位。例如，让标准化病人明白"心绞痛"的位置一般是左胸部，在谈及疼痛部位时，可以配合表演出将手放在左胸部的动作。

3）若需要标准化病人参与评分，则需要进行评分标准讲解。标准化病人只有在充分理解评分标准的基础上，才有可能准确评估询问者的表现。例如，在问诊中需要进一步逐条讲明每一项问诊技巧的评分标准，并相应地延长这一阶段的培训时长。

4）若需要标准化病人提供教学反馈，首先需要在评分标准讲解的基础上，再进一步讲解反馈教学概念和框架，例如让标准化病人明白什么是"复盘"，应遵循什么样的框架进行复盘。其次，培训师需要讲授一些反馈教学的技巧，帮助标准化病人更好地与询问者进行沟通交流。最后，在上述评分标准讲解的基础上，进一步让标准化病人明白每一项教学项目的具体反馈内容。以问诊技巧"组织安排"这一条为例，培训师需要具体讲授什么是正确的问诊组织安排，合理组织安排的意义是什么，询问者要如何问诊才能做到组织安排合理。

医学知识培训一般需要由具有医学和教学背景的培训师完成。

2. 问诊案例培训阶段　前一阶段的培训都为通识性培训，所以标准化病人进行集体培训，而进入案例培训阶段后，标准化病人所持案例不同，一般会将持有相同案例的标准化病人进行分组培训，每组可由不同的标准化病人培训师进行指导。见表 1-4-2。

（1）案例分析

1）案例的故事梗概。小组成员通读案例，了解基本故事内容和人物的基本信息。

表 1-4-2　问诊案例培训阶段

分类	案例分析	案例记忆
培训时长	0.5~2 小时	1~2 小时
培训方式	小组讲授 + 小组讨论	小组讨论 + 问答训练
培训内容	1）案例的故事梗概； 2）案例疾病的背景知识； 3）案例人物的特征； 4）若需标准化病人评分和反馈，则需案例评分细节讲解	1）圈选关键字； 2）朗读案例； 3）问答训练

2）案例疾病的背景知识。由培训师补充案例疾病的基础知识，如症状相关的解剖部位、疾病发病的典型症状和过程、常见转归和治疗手段等，以帮助学员理解故事情节、人物情绪和就医态度。对于专业知识的讲授不必过于深入，鲜少涉及疾病的发病机制、病理生理学过程等，只需要达到科普教育的目的即可。

3）案例人物的特征。由培训师引导小组讨论，发挥想象力，分析人物个性化细节，如人物的性格、妆容衣着打扮、语言表达方式、情感状态、情绪状态、工作生活状态等。让小组成员对同一个案例的人物故事达成共识，明确角色人物的个性化细节，建立相同的表演目标，以实现标准化表演。

4）若需要标准化病人参与评分和反馈，需要额外进行案例评分细节讲解。主要涉及问诊内容的评分标准。

（2）案例记忆

1）圈选关键字。小组成员共同圈选和讨论案例的关键字，如关键时间、关键症状、关键药物等信息，以加深对于关键信息的记忆。

2）朗读案例。反复朗读案例，加深印象。

3）问答训练。小组成员两两一组互问互答，或培训师提问小组成员轮流回答。通过反复问答，快速记忆案例。同时培训师也可以在这一过程中不断训练和强化问答原则，帮助标准化病人规范化地提供病史信息。

有经验的标准化病人可以在这一阶段担任培训师并参与培训。

3. 整合培训阶段　这一阶段的培训类似于话剧的彩排环节，为培训时长最长的阶段，由培训师带领小组的标准化病人反复训练和磨合，可根据小组成员的掌握程度，灵活调整具体项目的培训时长。见表 1-4-3。

表 1-4-3　整合培训阶段

分类	表演训练	评分训练	反馈训练
培训时长	1~2 小时	2~10 小时	2~10 小时
培训方式	小组讨论 + 情境模拟训练		
培训内容	1）表演练习； 2）表演固化练习	1）评分 + 讨论评分差异； 2）表演 + 评分整合训练	1）反馈讲解练习； 2）表演 + 评分 + 反馈讲解整合训练

（1）表演训练

1）表演练习。根据案例分析达成的共识,首先由小组成员分别在规定情境中进行表演,其他人观摩。再讨论表演之中的优缺点,并建立表演方式的共识,如统一语言习惯,统一情绪表达方式,统一情绪表达的程度,统一动作和肢体语言。最后全部按照表演共识轮流模拟表演。

2）表演固化练习。在培训师的督导下,小组成员两两一组,反复进行情境模拟,即表演＋问答练习,以固化表演内容。

（2）评分训练:标准化病人若要发挥"裁判员"的作用,则需要在表演训练的基础上,整合叠加评分训练。评分训练具体如下。

1）评分＋讨论评分差异。小组成员共同观看一段问诊视频后同步评分,并逐一叙述给分理由,最后由培训师给出标准分,并组织讨论评分差异。通过比较和讨论评分差异,不断修正标准化病人的评分尺度,帮助他们加深对于评分表的理解和掌握。

2）表演＋评分整合训练。即标准化病人两人组队或与培训师组队,先进行表演训练,结束后由标准化病人和培训师同步评分,最后一起讨论表演瑕疵和评分差距。

评分训练的时长差异极大,影响因素如下。

第一,评分条目的数量。四川大学华西临床医学院／华西医院的问诊考核一般涉及60~70个项目,而国家医学考试中心的临床专业水平测试,则只需要标准化病人参与4个项目评分。评分项目越多,所需的评分和培训时间自然越长。

第二,评分规则的复杂性。问诊评价表一般由核查表和等级评分量表混合而成,其中核查表相对易于理解、容易掌握;而等级评分量表则相对主观性较强、评分尺度不易统一。评分规则越复杂,则标准化病人需要越多时间来理解和掌握该评分量表。

第三,标准化病人的学习进度。为了最终达到既定培训目标,录像评分和情境模拟评分训练都没有固定的培训时长,需要依据学员掌握程度由培训师灵活掌握。

（3）反馈训练:与评分训练一样,反馈讲解训练也是对标准化病人的高阶挑战。其训练时长同样受到教学／考核目标影响,不同的反馈讲解内容对应着截然不同的反馈讲解培训内容。再次以四川大学华西临床医学院／华西医院的系统问诊教学为例,每个案例的60~70个评分项目均为标准化病人的反馈讲解内容。标准化病人逐条反馈问诊内容和技巧项目,反馈教学时长一般在40~50分钟之间,故培训时,反馈讲解训练一般至少持续10小时。

1）反馈讲解练习。一般是让标准化病人逐一讲授标准化的反馈内容,以考察他们的语言表达能力和对于反馈内容的理解程度。

2）表演＋评分＋反馈讲解整合训练。标准化病人带入具体案例和具体情境,两两组队首先进行问诊表演,然后同步评分,接着相互反馈讲解,最后由培训师组织讨论,发现表演、评分和反馈过程中的不足之处,并寻求改进。这一过程将同时训练标准化病人的记忆力、观察力和教学能力。

4. 模拟实践阶段　模拟实践类似于话剧表演的彩排,全方位培训标准化病人各个方面的能力,是一种整合训练和适应性训练。标准化病人需要承担的角色越多,模拟实践阶段训练的内容和时长也相应增长。培训时长 1~10 小时不等,采用小组情境模拟训练。标准化病人尽量按照案例要求来着装打扮,在模拟场景内与一名不熟悉案例的临床医生或医学生进行问诊,问诊结束后填写评分表并完成反馈教学。全部流程尽可能模拟正式教学或考核一致。培训师和不表演的标准化病人全程从旁观摩。结束后,培训师和标准化病人集中回顾情境模拟过程,并分别讨论表演、评分和反馈教学的细节。

三、查体标准化病人的培训概要

查体用标准化病人大多数为健康人,少数查体标准化病人可能具备个别轻微的异常体征。因异常查体结果相对难于表演和模仿,因此标准化病人的查体教学和考核都重在查体项目和手法,而并非识别异常症状和体征。标准化病人查体教学的优势在于指导查体手法,他们直接与检查者接触,相比第三方观察者,更能体会检查者触诊和叩诊的着力点、着力方向、力度等细节,提供的反馈也更具体,更有说服力,更能激发检查者的同理心和人文关怀精神。

查体标准化病人的培训过程中,一般采用具有医学背景或教学背景的专业人士,以及有经验的查体标准化病人担任培训师。

(一)查体标准化病人的培训目标

1. 作为表演者时,应当:

(1)采取病人被查体时呈现的典型被动反应。不主动摆体位或变化身体姿态,不预期检查者的下一个举动。

(2)避免言语/非言语的暗示。

2. 作为评估者时,应当:

(1)准确记忆检查者的表现。特别是在不便于直接观察时,认真感受和体会检查者的查体项目和手法。

(2)严格执行评分标准。

(3)公正客观,始终如一。

3. 作为教学指导员时,应当:

(1)反馈内容围绕教学目标,遵照评分标准逐条反馈。

(2)提供结构化反馈。

(3)从病人的感受提供反馈。

(4)运用沟通交流技巧,以取得更好的反馈效果。

(5)给予检查者现场重复练习的机会。

(二)查体标准化病人的培训流程和方式

1. 基础培训阶段　详见表1-4-4。

表1-4-4　基础培训阶段

分类	查体工作说明	医学知识培训
培训时长	0.5小时	1~2小时
培训方式	集体讲授	集体讲授 + 观摩
培训内容	1)关于身体暴露的说明; 2)风险告知和安全准则; 3)表演要求说明	1)人体解剖结构讲解; 2)查体流程讲解; 3)若需标准化病人反馈: ①反馈教学概念和框架讲解;②反馈教学技巧讲解

（1）查体工作说明：体格检查需要身体暴露，对于女性而言，涉及乳房检查，可能暴露身体隐私部位。标准化病人候选人若不能接受，则不适合参与培训和后续工作。因此，在培训前需要首先说明查体教学和考核的特殊性。

1）关于身体暴露的说明。简短说明涉及哪些部位，如何保护标准化病人的隐私，一般需要将男性和女性标准化病人分开培训。

2）风险告知和安全准则。体格检查主要为无创检查，但检眼镜、检耳镜、检鼻镜检查等具有一定的侵入性，需要向标准化病人说明培训师和检查者都会以保障标准化病人的安全为第一准则。若查体教学或考核过程中，标准化病人感觉到非常不适，有权拒绝检查，终止教学或考核。

3）说明表演要求。基本与问诊标准化病人培训要求一致。

（2）医学知识培训

1）讲解人体的解剖结构。包括各个重要脏器在体内的上下、左右和内外的位置关系，重要神经、肌肉、骨骼的走向和分布等。

2）讲解查体流程。讲解和观摩正确体格检查流程，帮助学员建立关于体格检查的整体印象，建立感性认识。

3）讲解反馈教学概念和框架。与问诊教学类似，在查体教学上，也需要标准化病人提供结构化反馈，因此也需要安排教学能力相关培训。

4）讲解反馈教学技巧。

2. 查体项目和技巧培训阶段　见表 1-4-5。

表 1-4-5　查体项目和技巧培训阶段

分类	理论培训	示教培训	模拟培训
培训时长	1~4 小时	1~4 小时	4~10 小时
培训方式	集体讲授 + 观摩	小组示教	小组模拟查体
培训内容	1）讲授和观摩查体项目和技巧； 2）若需标准化病人评分，则需逐条讲授每一项检查的评分细则； 3）若需标准化病人反馈，则需讲授检查目的、意义和标准手法	示教正确查体手法	培训正确查体手法

（1）理论培训

1）逐条讲授和观摩每一项查体项目和技巧。

2）逐条讲授每一项检查的评分细则。

3）逐条讲授每一项检查目的、意义和标准手法。

（2）示教培训：逐条在标准化病人身上示教正确查体手法，让标准化病人体会正确的查体手法会产生何种感受，并记住这样的感受，以作为评判标杆。

（3）模拟培训：标准化病人两两一组相互练习查体项目和技巧，培训师不断纠正细节，直至他们能够完全掌握所有查体项目和技巧。

3. 整合培训阶段 见表 1-4-6。

表 1-4-6 整合培训阶段

分类	表演训练	评分训练	反馈训练
培训时长	1~2 小时	2~10 小时	2~10 小时
培训方式	小组讨论 + 情境模拟训练		
培训内容	查体 + 讨论	1）评分 + 讨论评分差异； 2）表演 + 评分整合训练	1）反馈讲解练习； 2）表演 + 评分 + 反馈讲解整合训练

（1）表演训练：标准化病人两两组队或与培训师组队，由一人检查，一人受检，查体结束后讨论表演细节，并由被检者叙述查体项目，以检视标准化病人能否利用查体感受，正确判断检查者所检项目，为后续评分打好基础。

（2）评分训练：具体做法类似问诊培训，同样包括：①评分 + 讨论评分差异；②表演 + 评分整合训练。

（3）反馈训练：具体做法类似问诊培训，同样包括：①反馈讲解练习；②表演 + 评分 + 反馈讲解整合训练。最重要的是一定要给予检查者再次练习的机会，并从病人的角度告诉检查者手法是否正确，是否给病人造成不适。例如在反馈腹部深触诊这一项目时，标准化病人需要首先明确告诉检查者腹部深触诊检查的使用范围，深触诊可能触及哪些器官，深触诊的正确手法是什么样的，以及深触诊的目的是什么；最后让检查者再次完成检查，并告知感受。

4. 模拟实践阶段 同样类似问诊训练，耗时 8~10 小时不等，采用小组情境模拟训练。

综上所述，只有经过严格培训的标准化病人才有可能面对学生／学员，参与真实的教学和考核过程。无论问诊或查体，标准化病人的培训一般由基础培训、案例培训／查体项目和技巧培训、整合培训和模拟实践 4 个阶段组成。标准化病人发挥的作用越多，所需培训时长就越长。以四川大学华西临床医学院／华西医院的系统问诊和查体标准化病人培训为例，他们的培训时长至少 50 小时。而一般来说，若只需要标准化病人参与一个 10 分钟的问诊考站，仅扮演病人，不需要他们提供评分和反馈，那么最短培训时长大约 3 小时。培训过程应综合应用讲授、讨论、示教观摩、情境模拟演练等多种形式，并配合音视频录制和回放设备进行。而培训全程需要培训师提前设计培训目标、制订培训计划、密切参与培训过程，并且根据标准化病人的具体掌握情况，灵活调整培训日程，以达到培训要求。

（贺漫青 肖然）

第五节 标准化病人的考核验收和"华西"实践

标准化病人教学模式应建立严谨科学的标准化病人考核体系，以确保教学质量可控、可评价、可完善。经过培训的标准化病人必须通过专家的考核验收，合格者方可应用于教学和医学考试中,即为标准化病人的考核验收。

一、标准化病人考核验收的重要性

标准化病人考核验收非常重要,只有严格的考核验收,才能确保参与教学的标准化病人能够胜任临床教学和考试应用。考核验收是标准化病人个体从业和进一步推进标准化病人职业化道路的资质保障,也是标准化病人为载体的模拟教学的客观、稳定、标准、规范的保障,同时也是标准化病人应用于医学考试、临床技能水平测试的标准化、客观性、可比性、公正性、可靠性和可重复性的保障,使得标准化病人教学和考试标准规范、公平公正,具备良好的评判应用价值。

二、标准化病人考核验收的操作实施

(一)考核验收的合格标准

考核验收必然有一定的标准。标准化病人的合格标准就是:能否在教学中承担起表演者、评估者和教学指导员三重身份的作用。简而言之,合格标准化病人的标准就是:能否准确表演、客观评分、有效教学,是否能达到标准化病人培训的目标。具体来说,必须能做到以下3点。

1. 准确表演　作为病人模拟逼真,能按设计的病例恒定提供病史。
2. 客观评分　作为评估者严格执行评分标准、公正客观、始终如一。
3. 有效教学　中肯点评,积极引导;认真反馈,有效教学。

(二)考核验收的流程步骤

基于以上背景,四川大学华西临床医学院/华西医院设计和采用的标准化病人考核验收的流程遵循以下4个步骤。

1. 观察过程　组建专家组,观察标准化病人整套的教学流程。

(1)组建专家组:通常由3名以上有丰富临床经验,同时也具备丰富教学经验,尤其是有诊断学带教经验的骨干医生组成专家组,最好来自三级学科不同专业方向的专家组成考核验收专家组。

(2)整套标准化病人教学流程:通常是选派一名本科3年级或4年级以上的临床医学专业学生对标准化病人进行问诊或全身体格检查,然后标准化病人现场对学生操作进行评分,最后对整个过程进行反馈教学。整个教学流程大约需要2小时。通常这样的操作要大于3次,只有多次才能更好地观察到标准化病人面对不同风格的学生、不同突发状况下的表现和应对方式,才能评估标准化病人表演的标准化、规范化的问题。

2. 评估打分　专家组对于标准化病人的表现进行全面评估和打分。专家需"背对背",各自按照考核评估表对标准化病人的表现进行评估和打分,同时专家也要对学生问诊或查体进行与标准化病人的平行打分,这个分数要与标准化病人评分比较,来考查标准化病人打分的准确性、合理性和客观性。

3. 质询答辩　对于前面两个环节中发现的问题以及对于有歧义的评分点、教学中的重点难点等问题,进行质询答辩或讨论。

4. 综合评估　专家组讨论,综合评估标准化病人能力是否达标,进行最终的资质认证;合格者颁发"标准化病人教学指导员"资质证书,准入上岗,不合格者则根据情况安排补考或再培训。

三、考核评估专家的遴选

考核评估专家的遴选,关系到后续考核验收工作的规范性和严谨性。考核评估专家要求必须达到以下资质。

(一)临床技能考核优秀

考核评估专家自身的临床技能应该标准规范。以四川大学华西临床医学院/华西医院为例,我院一直坚持诊断学课程师资培训和岗前考核制度,各三级学科临床带教教师均需完成线上授课培训,并进行重点、难点的线下规范岗前培训,再参加一对一的标准化病人系统问诊和全身体格检查的临床技能岗前考核,达到合格标准[如参考四川大学华西临床医学院/华西医院问诊和查体考核要求,问诊:内容分 >90%(问出条目/病案总条目),技巧分 >90 分(满分 100 分),问诊总分 >93 分(问诊总分 = 内容分 ×70%+ 技巧分 ×30%,满分 100 分);查体:内容分男 >177/187,女 >182/192(满分:男 SP187 分,女 SP192 分),技巧分 >90 分(满分 100 分),查体总分 >93 分(总分 = 内容分 ×70%+ 技巧分 ×30%,满分 100 分)],进而通过准入机制,承担诊断学教学工作。在每学期岗前考核中,排名前 30% 者,被认定为临床技能考核优秀教师,获得遴选成为考核评估专家的资格。

(二)教学工作优秀

教学工作中,至少 3 年教学年度考核排名前 20%,并完成至少 3 年以上教学工作。

(三)临床工作经验丰富

具备 5 年以上的临床工作经验,有承担医疗组长工作经验者优先。

具备以上资质,以自愿报名的方式,经诊断学教研室和临床技能中心遴选,纳入标准化病人考核评估专家库。标准化病人考核验收工作开展期间,以双向意向,从专家库中抽取专家组建团队。

四、考核验收评估表的制定

为了便于操作,四川大学华西临床医学院/华西医院制订了标准化病人考核验收半定量评估表,便于评分和比较。标准化病人主要应用于两种类型的医学教学和考试中:一种应用于诊断学中系统问诊和全身体格检查,侧重于临床技能展示和评估的全面、系统;另一种应用于临床水平测试或执业医师实践技能考试等的 OSCE 考试中,侧重于核心重点的提炼和把控。鉴于此,我们制订了相应的标准化病人考核验收评估表,见表 1-5-1、表 1-5-2。考核验收评估表的制订原则,主要包含以下两个方面。

(一)标准化病人三重角色作用的评估

对于诊断学教学中应用的系统问诊/查体标准化病人,我们通常要求每位专家给标准化病人的表现进行评估和打分,包括角色扮演、规范、合理,以及对于技巧分寸把握的精准程度、反馈讲解清晰度和条理性及教学能力等几个方面。可采用 Likert 五级量表评分,评分范围为 1~5 分,分数越高表示此项评估满意度越高,要求合格标准化病人的每一项表现都不能低于 4 分。系统问诊/查体 SP 考核验收评估表举例见表 1-5-1。

表 1-5-1　系统问诊 / 查体 SP 考核验收评估表

系统问诊 / 查体 SP 考核验收评估表

四川大学华西临床医学院 / 华西医院　诊断学教研室　制

SP 教学指导员姓名：_____

考查内容

○问诊　　○查体

请根据您考查的实际情况选择最符合的项：1→5 表示非常不满意→非常满意

	1	2	3	4	5
角色扮演真实性、标准化					
对条目内容掌握的精准程度					
对技巧分寸把握的合理程度					
反馈讲解清晰度					
教学能力					
总分					

（总分 >20 分视为验收合格）

SP 与教师打分情况对比

内容	SP 打分	教师打分	相差分值	合格标准（差值）
问诊内容 （满分_____分）				<2 分或 <3%
问诊技巧 （满分　100　分）				<10 分或 <10%
查体内容 （满分女 192/ 男 187 分）				<6 分或 <3%
查体技巧 （满分_____分）				<10 分或 <10%
打分差异合格否	合格（　　　　　　） 不合格（　　　　　　）			

重点难点部分，SP 是否给予重复练习的机会或引导：○是　○否

SP 反馈时间为（分钟）：_____

验收考核结论：（请在相应项目后打√）

合格	不合格

您对该 SP 教学指导员有何建议或意见？（不合格，则必填）

验收人的姓名：_____，专业：_____

验收日期：_____

问卷到此结束，非常感谢您的支持和付出！

对于重点问诊查体标准化病人的考核验收,由于这类标准化病人工作主要应用于医学院的多站考试或临床水平测试等实践技能 OSCE 考试中,标准化病人要完成考核和评估两个环节,一般不涉及反馈教学环节,因此评估表也就相应简化一些,仅对标准化病人的角色扮演和打分规范合理性进行 Likert 五级量表评分,同样要求合格标准化病人的每一项表现都不能低于 4 分。重点问诊查体 SP 考核验收评估表举例见表 1-5-2。

表 1-5-2　重点问诊 / 查体 SP 考核验收评估表

重点问诊 / 查体 SP 考核验收评估表

四川大学华西临床医学院 / 华西医院　诊断学教研室　制

SP 教学指导员姓名:_____

请根据您考查的实际情况选择最符合的项:1→5 表示非常不满意→非常满意

	1	2	3	4	5
角色扮演真实性、标准化					
评分精准程度					
总分					

(总分 >8 分视为验收合格)

SP 与教师打分情况比较

		SP 打分	验收专家打分
问诊	内容分	(总分_____)	
	技巧分	技巧总分(15 分)	
查体	内容分	(总分_____)	
	技巧分	技巧总分(15 分)	
打分差异 合格否	合格(　　　　　) 不合格(　　　　　)		

(问诊和查体的内容总分相差各≤1 分,技巧总分相差各≤2 分,视为验收合格)

验收考核结论:(请在相应项目后打√)

合格	不合格

您对该 SP 教学指导员有何建议或意见?(不合格,则必填)

验收人的姓名:_____　专业:_____
验收日期:_____
问卷到此结束,非常感谢您的支持和付出!

由于四川大学华西临床医学院/华西医院 OSCE 考试等的标准化病人通常是从具备数年诊断学问诊查体从教经验的标准化病人中选拔的，由管理团队推选其中优秀而成熟的人员接受进阶业务培训和考核，以纳入重点问诊查体标准化病人人员库，所以各方面的要求在实际操作中往往会更高。在执业医师考试或临床水平测试中，标准化病人通常在考前48~72 小时才能接触到考试病案，这就要求标准化病人必须在短时间内快速熟练掌握病案，因此承担此类考核工作的标准化病人还需要具备超强的记忆力、较好的理解力、严谨保密的工作作风等素质。这些方面的训练和考查更多地来自细致系统的标准化病人管理体系和工作中的观察实训。

（二）标准化病人评分准确性的评估

标准化病人在教学应用中要承担考官和评估者角色，对医学生临床技能进行直接打分，其评估的客观性、公正性、准确性是必需的要求。这方面曾采用标准化病人与数位考官对学生打分的相关性达标（通常要求相关系数 >0.93）的考核规则。但随着高校扩招和学生人数的暴增，标准化病人队伍势必需要扩大。而标准化病人的个人风格则直接关系到学生的技能考核分数，即便在不同标准化病人打分的相关系数达标的前提下，绝对分值的差异也会影响到考试的公平性，仅仅依靠这一项指标难以满足学生对于考核评估的公平、公正性的较高要求。因此，我们将标准化病人评分要求进一步细化，通过标准化病人与教师打分情况的逐项对比来衡量标准化病人打分的精准程度。

原则上，我们对于相对客观的内容条目的差异率，要求控制在 3% 以内，对于掺杂一定主观性的技巧条目，差异率要求在 10% 以内。换言之，对于一个典型问诊病案，内容条目通常在 50 条上下，要求标准化病人对内容条目打分与专家打分差异不能超过 2~3 分；对于全身体格检查的查体内容总条目近 200 条，要求标准化病人对查体内容条目打分与专家打分差异不能超过 5~6 条条目上的认知偏差或错漏。按四川大学华西临床医学院/华西医院现行打分标准，对每一条查体内容打分又分成 3 级的等级差异（完成、部分完成、未完成），分数差异则不能超过 10 分。可以看到，这对于标准化病人的记忆力、条目理解掌握的精准度要求是相当高的。在技巧方面，问诊或查体技巧总分值通常是 100 分，要求标准化病人与专家在技巧方面打分分值差异不能超过 10 分。

至于重点问诊查体标准化病人的考核验收，对评分的准确性要求原则上是一致的。由于重点问诊查体病案内容条目和技巧条目的总数均相对少，故要求标准化病人打分方面在内容错漏上不超过 1 分，技巧打分与专家打分差异不超过 2 分，即判定为"合格"。

五、考核验收的阶段实施规范

（一）标准化病人的准入资质考核验收

经过招募并完成整个标准化病人培训课程的新标准化病人要接受严格的结业考核验收，此次考核验收将评估标准化病人是否合格，是否有应用于医学教学和考试的资质，必须遵循严格规范的准入制度。

考核验收采用考官专家"背对背"打分，一票否决原则。同时考核专家与培训专家应严格区分，实施考教分离，避免"人情分"，保证考核验收的客观公正。

随着更多医学院校均实施严格的标准化病人结业考核验收制度，我国 SP 教指委有望形成统一规范的标准化病人考核标准，在全国范围内推广应用，届时标准化病人持证上岗、全国各院校互认互信,将充分利用标准化病人教学资源,多点执业、共享资源,为临床医学教育发挥更大的正向影响力。

(二)标准化病人教学应用中的中期考核和指导

标准化病人考核验收是一个系统性的工作,不是一次考核验收合格,取得从业资格证书,就可以一劳永逸地应用于教学中了,而是强调需要在整个教学过程中持续进行各种形式的考核、反馈、研讨、完善,以确保标准化病人的业务能力不滑坡,从而提供标准化病人教学质量的坚实依托。

1. 中期考核　严格中期考核的执行和实施,形成全程质量监控和指导。

每学期标准化病人教学应用和考试应用期间,相关教研室和技能中心应委派专家督导组不定期抽查考核标准化病人。中期考核可以采用直接面试答辩或教学现场观摩等形式,也可以在知情同意的前提下录音录像,通过音视频观摩回放形式,来考核评估标准化病人的教学能力,综合汇总问题和亮点,及时将意见或建议反馈给标准化病人,及时纠正标准化病人教学中不准确、不完美之处,提高标准化病人业务能力。

2~3年组织完成一次全面完整的标准化病人中期考核,形式类似于新培训结业的标准化病人考核验收,严格筛选机制,合格者继续从业,不合格者则根据具体情况建议补考或重点加强培训或直接劝退。

2. 数据分析　完善标准化病人应用于教学和考试中的数据采集和数据分析。

在标准化病人应用于教学和考试过程中,尽可能详尽地收集过程数据,进行考试测量学等数据分析,来检验标准化病人考试的信度、效度等,反观我们培训合格的标准化病人在教学应用中的有效性、稳定性、可重复性,也可以通过数据分析,识别标准化病人的不同打分风格,以此为依据,来针对性、个体化地指导和调整后续标准化病人培训的方向及侧重,确保标准化病人教学真正意义上的标准化和科学性。

3. 双向评估　坚持双向评估机制,形成质量监督闭环。

标准化病人在教学和考试中要对学生的临床操作进行打分和评估,与此同时,我们也要求学生对标准化病人进行反馈评估,包括对标准化病人角色扮演、打分合理性、反馈教学能力等方面,也包括对标准化病人教学开展模式及细节的评价和建议等。在标准化病人示教课或由临床医生承担考官职责的OSCE考试中,要求带教教师或临床考官对标准化病人进行评估。在标准化病人教学应用过程中,通过这种双向评估机制,定期将评估信息反馈给每位标准化病人,多方面监督完善标准化病人教学质量。

4. 总结研讨　定期开展阶段总结和座谈研讨,确保教学标准化和规范化。

每学年定期开展阶段总结,组织临床带教老师、标准化病人培训师、学生代表和全体标准化病人召开座谈会,将教学中出现的问题汇总并进行充分研讨。逐条对所有分歧点进行梳理、分析,讨论后达成共识;对案例扮演中不易传达的部分,进行沟通交流和头脑风暴,必要时结合临床原则,进行病案的适当修订完善;对于标准化病人评估学生过程中有争议的打分点,不同打分风格的标准化病人充分表达意见,同时临床指导教师对标准化病人病案条目详细分解量化,引导标准化病人进一步深入探讨、相互理解和借鉴,最终达成共识,以期在后续教学中,标准化病人承载的案例和考试的标准化、客观化程度更高。对于教学中暴露出的普遍性问题和不足,临床教学专家组可根据需求针对性地组织安排进阶的培训和讲座,加强标准化病人继续教育,提高业务能力。同时,在定期座谈会中也要注意了解标准化病人教学中遇到的困难和需求,积极解决问题,给予标准化病人人文关怀,肯定他们的努力和奉献,让标准化病人能够更加心无旁骛地投入教学工作中。

六、考核验收的注意事项和原则

考核验收中,专家应细致观察标准化病人在整个教学过程中的表现,客观评价标准化病人能力能否胜任医学教学工作,及时发现存在的问题,并进行指导纠正和完善。

(一)准确表演

标准化病人与真实病人之间必然存在差别,标准化病人提供的信息大多是事先设定好的,面对学生不同询问和操作模式的时候有较大的表演弹性空间。然而这种自我发挥到底应该控制到什么程度,势必会影响到标准化病人的角色扮演效果。预设病案是标准化病人扮演病人的基础,标准化病人一定要对病案有全面深入的理解和掌握。标准化病人与不同医学生个体交流中的不可预知性和复杂性,使标准化病人的扮演并不能按照固定的框架或脚本展示。这就意味着标准化病人需要在病案限制的框架下灵活应对和发挥,要求在一定界限之内的表演。发挥过度,会削弱标准化病人的标准化和可重复性;发挥过少,则病案呈现死板、真实感较差。因此,在考核验收过程中,专家组应该对标准化病人的表演能力进行细致深入地观摩和思考,把握其表演倾向性和潜能,考查其灵活应变能力、对原则和重点的把控能力等。

标准化病人的一言一行、一举一动都关系到角色扮演成功与否,病案展现是否完整到位。尽管标准化病人作为不同个体,社会背景、受教育程度、性格特点、理解能力、反应能力等均存在较大差别,但是在展现病案过程中,应该做到完整、全面和准确,表演力求接近真实病人的原型,生动、准确地再现病人患病场景。

专家组应该在语言表达风格、应对信息把控度、表情、肢体语言等每个方面均严格把关,评估标准化病人角色扮演的能力是否达标。例如,标准化病人是否能够很好地结合自己的性格特点,准确呈现案例特征,能否准确地识别医学生的问题类型而给予恰当应对,表情和肢体语言是否符合病人的状态,能否面对不同的医学生保持病案呈现的稳定性和一致性,多方面综合评估,才能反映出标准化病人扮演病人的能力。

(二)客观评分

标准化病人应用于考试中,应该能够起到提高临床考核的标准化、可比性、可靠性、客观性、公正性和可重复性的作用。这就要求标准化病人对病案有全面深入的理解,所有内容条目和技巧条目明确清晰地掌握,对评分的要求把握精准。同时,标准化病人应该力求公平、公正,尽量排除自身好恶和情绪的影响,更不可以打"人情分",坚守作为考官的公信力。

考核验收过程中出现的标准化病人与专家的打分差异,很多时候并不仅仅是表面上几分的差异,深究起来往往能发掘标准化病人某些理解上的误区,一旦发现这样的认知谬误,应当及时纠正,为后续教学和考核的正确性和公平性把关。

如果标准化病人业务能力过硬,能够担任独立考官,则可以大大提高教学和考核效率,节省人力、物力。在高校全面扩招的背景下,四川大学华西临床医学院/华西医院诊断学教学和考核、毕业生的 OSCE 考试,以及平时大量的临床技能训练,均要求标准化病人要独立承担考官的作用,因此对于标准化病人评分的精准程度要求很高。这就要求专家组在考核标准化病人过程中,需要对标准化病人记忆力、评分的规范和客观公正性提出相当高的要求并严格考评。

（三）有效反馈

医学生刚刚进入临床学习,面对病人往往信心不足、手足无措。如果再遇到病人不配合或诘难,易对后面的临床学习产生畏难心理。标准化病人的应用应该能够帮助医学生增强沟通交流能力和信心,培养他们的人文素养、职业精神。因此,通常我们要求标准化病人在反馈教学中以鼓励和引导为主,耐心帮助年轻的医学生学会与病人相处的技巧。据此,专家组在考核验收标准化病人时,应从标准化病人反馈教学中观察了解标准化病人这方面的特质,比如是否具备鼓励、启发的教学意识,是否有耐心和技巧等。

标准化病人反馈讲解的清晰度和条理性非常重要。考核验收时,我们需要观察标准化病人是否能够提供结构化反馈,能否条理清晰地逐一进行内容条目和技巧条目的点评,表达是否清楚完整、逻辑自洽、重点突出,标准化病人的反馈是否便于学生接受和消化,能否对今后的临床操作有所裨益。

标准化病人的反馈教学应侧重于沟通交流技巧和人文关怀方面。虽然临床教师也会对医学生这方面有指导、评价和帮助,但往往是从医生的角度出发,侧重于对专业知识的掌握等方面进行讲解、反馈和指导。而标准化病人可以从病人的角度和体验,评价和反馈医学生在临床操作过程中的沟通技巧、爱伤观念的外化体现等。更重要的是,这种反馈较之真实的病人更加客观,因为真实病人往往有医疗方面的诉求,使得他们的评价也囿于各种因素而不完全客观公正,他们的反馈也带有一定的人情掣肘。因此,标准化病人对于医学生这方面的指导,是任何人都不能替代的,是非常难能可贵的。考核验收时,应对标准化病人反馈教学的侧重点有意识地考查和指导。

标准化病人反馈教学中应该避免对医学专业问题的过多评价,这方面的点评和指导,应该由临床指导教师给予。即便标准化病人由于培训的缘故,对某一案例中的病人角色或症状细节比学生了解得多一些,但是仍要注意不可轻易让标准化病人和学生探讨医疗方面的问题,避免由于标准化病人对专业问题理解的片面性和浅表化而误导学生,给临床教学带来不良的影响。专家组应该观察标准化病人的心理特征和行事风格,有这种行为倾向的苗头时,要及时制止和告诫。

标准化病人反馈评估中要注意组织安排、进度控制、适时地归纳总结以及一些促进交流的技巧的应用。反馈教学应做到真诚、直接、和善,在纠正学生的不足的同时,要善于发现学生的优点,并且承认他们的努力,帮助学生建立自信。从某种程度上来说,这些也是医学人文的示范。标准化病人在反馈过程中展现的教学能力,是医学生掌握临床基本技能和沟通技巧最有效的支持和保障。所以,专家组在考核验收过程中,应该采用前瞻性的视角去评估标准化病人的教学能力和潜力,并针对性地进一步肯定、鼓励、指导和支持,使标准化病人拥有提高教学能力的持续内驱力。

综上所述,构建科学严谨的标准化病人考核体系是保证标准化病人教学有效运行的关键环节。只有通过标准化病人的系统培训、严格考核验收,并经过大量教学应用的实践演练,在其间不断反馈、研讨,发现问题、解决问题,并不断完善,才能确保标准化病人业务能力持续可靠,确保标准化病人教学质量稳定和提升。

（左川　肖然　韩英）

第六节 标准化病人管理体系和"华西"实践

一、"华西"标准化病人管理体系简介

（一）管理的意义

管理是以目标为导向，以人为中心，以成果为标准而使组织和个人取得最佳业绩的具体实践过程。管理者根据实际情况和发展战略制订总目标，以此为导向，组织员工共同参与制订完成目标的标准和工作准则。必要时可将总目标划分为若干个分目标，合理配置现有的资源，并根据分目标完成情况制订部门或个人的考核标准，逐项实现分目标以达到总目标。简而言之，管理是一种让组织机构内的决策者、监督者和执行者都参与目标制订，通过共同努力实现所制订总目标的具体实践过程。

（二）"华西"标准化病人运行管理的意义

标准化病人有助于训练、考核、评估学生/学员的临床技能水平并培养职业行为规范。优质的项目运行管理能够提高标准化病人团队效率，保证临床技能教学和考核的正常进行，稳固标准化病人团队，减少标准化病人流失，最终实现标准化病人项目规范、持续、稳定发展。

标准化病人运行管理一方面涉及制度建设、管理举措、教学和考核管理等。另一方面，标准化病人是由社会各行各业的志愿者组成的，自愿为医学教育事业服务。他们并未与医学院校和医院签订劳动合同，并非雇佣和被雇佣的关系，而更倾向于是合作关系。因此，我们既要用管理制度和措施来约束标准化病人，也需要融入足够的人文关怀，从而默契配合，共同助力医学教育事业。

（三）标准化病人运行管理的目标

1. 建立一支合格、稳定的标准化病人队伍。
2. 建立标准化病人的管理机制，保障标准化病人项目规范运行。
3. 提高、强化标准化病人团队教学能力，贯彻质控细则。
4. 维护与标准化病人团队的关系。

二、搭建标准化病人项目的管理构架

在标准化病人管理体系中，搭建一套科学、合理的管理构架是最重要的环节。因为管理构架是反映管理要素之间各种关系的框架结构，是建立运行管理体系的基础。通过搭建科学、合理的管理构架，能保证标准化病人项目内部沟通顺利，增强各部门管理的协作与配合，进而不断提高标准化病人的管理水平。因此，作为管理者，在设计、搭建管理构架时，需要围绕人力、财力、物力3个要素进行运作。通过对人力、财力、物力要素的拆分、细化，再与管理制度紧密结合，有计划、有组织、有领导地实施管理，来实现管理目标。

（一）人力要素

管理构架中的人力要素，由决策者、监督者、执行者组成，他们分别担任决策、监督、执行的角色。标准化病人项目的管理工作需要以上三方面的人员配合完成管理。

1. 决策者 决策者是指对标准化病人项目实施过程中，具有决定作用或有较大影响的

人。决策者需要根据管理目标同时结合实际条件,结合调查、研究来制订最合适的方案;在实施方案的过程中,监督、检查实施情况;在方案完成后总结存在的问题。例如:在标准化病人招募、培训工作中,决策者在招募前需通过对教学需求的调研,决定标准化病人志愿者招募要求、招募数量等方案;在招募过程中,根据招募对象及项目规划,决定招募到的标准化病人志愿者是只需角色扮演模拟病人,充当被问诊或被查体的"病人"模特即可,还是需具备从独立完成角色扮演,拓展到独立完成评估者和指导教师的任务,从而完善我们的培训方案;在标准化病人项目后期根据课后问卷收集的问题,决定方案是否需要修订。担任决策者的人员需要熟悉医学教育管理工作,四川大学华西临床医学院标准化病人项目直接由医学院领导作为决策者。

2. 监督者　监督者是指标准化病人项目运行过程中,对项目的重要环节进行监视、督促,使其能达到管理目标的人员。监督者的职能在于对标准化病人项目的运行进行过程监督和质量监控,发现并及时反馈问题,为标准化病人项目可持续发展保驾护航。四川大学华西临床医学院标准化病人项目中监督者由医学院教务部、临床技能中心、诊断学教研室、财务部等部门的人员担任。

(1)日常工作监督。由教务部、临床技能中心负责监督、检查标准化病人项目各项管理制度的执行情况,反馈标准化病人使用过程中发现的问题等。具体包括标准化病人项目的管理规定是否科学合理,标准化病人的招募、培训、考核、使用过程是否严格按照相关规定进行。

(2)教学能力监督。由诊断学教研室负责监督检查标准化病人的教学能力。诊断学教研室定期或不定期地组织对标准化病人进行各种形式的考核评估、验收。诊断学教研室严格把控标准化病人的教学能力监督工作,认真执行考核及验收标准。利用考核对标准化病人的教学能力进行全方位评估。

(3)财务监督。由医学院财务部门负责监督标准化病人项目财务审计。财务部将在每阶段工作结束后监督、评估检查项目中经费运用是否合理、合法。

3. 执行者　执行者是指标准化病人项目运行过程中,负责贯彻实施决策者下达的任务的成员。执行者的职能是合理运用资源,遵循决策者制定的目标和发展方向,在监督者的监督下,保质保量、按时完成标准化病人项目工作。四川大学华西临床医学院标准化病人项目工作是由临床技能中心人员担任执行者,负责标准化病人的招募、考核、使用以及日常管理。

(二)财力要素

财力要素管理是为了保障标准化病人项目的正常运行和可持续发展,基本原则是要做到专款专用和资金的合理合法配置。财力要素管理手段目的非常明确,就是督促整个项目的资金活动满足程序要求,符合各项财务活动管理规范。它是整个标准化病人项目财务管理工作的重要组成部分,对规范开展财务活动,严格遵守财务制度,保证收支预算的实现具有重要意义。

在标准化病人项目中,财力要素主要包括3个阶段的支出:培训阶段、运用阶段、维护阶段。我们需要提前预算这3个阶段的经费。

1. 培训阶段预算　培训阶段经费预算涉及培训师师资培训、标准化病人招募、标准化病人培训与标准化病人考核验收费用等。

2. 运用阶段预算　运用阶段经费预算涉及课前准备,人员培训,场地、器械、设备准备,课程当天费用,如考务人员、志愿者、标准化病人等人员费用,以及后勤保障费用等。

3. 维护阶段预算　包括标准化病人平台维护、人员维护所产生的费用预算。

（三）物力要素

为保障标准化病人项目的良好运行,我们一般对物资采用清单式管理。清单式管理是指将项目运行中涉及的物资根据其使用的时机、场合进行分类,建立物资台账,记录存放位置,并对具体物资要求进行细化、量化,形成清单,从而便于使用和补给。

1. 标准化病人体格检查教学中,将所需要的血压计、听诊器、叩诊锤、视力表、酒精、棉签、压舌板、检眼镜、小电筒、计时器等物资,进行分类统计放置。教学活动开始时,能及时、准确地满足教学活动的需求。

2. 标准化病人培训时,提前将需要运用的培训场地、多媒体视频、标准化病人培训材料等进行整理,以便培训工作顺利完成。

三、标准化病人项目管理有分工

欧美国家的标准化病人项目已经进入职业化、社会化、商业化的运作模式,既能降低使用成本,又能提高使用率。四川大学华西临床医学院在划分标准化病人项目的各项工作中进行借鉴,结合欧美国家标准化病人项目管理构架,对本院标准化病人项目的工作内容整理细化后,再进行科学合理分工。这样既可以发挥整体的优势,又提高了标准化病人的工作效率。通过将工作内容细化,可以明确各个部门的工作内容以及工作要求,同时可以清晰划分需要多部门协同合作才能完成的工作内容。通过合理分工,可以营造良好的团队氛围,促使每个部门协同合作,以达到提高工作效率的目标。具体分工如下:医学院领导作为决策者,完成标准化病人项目的发展规划的工作;诊断学教研室、财务部作为监督者,负责监督完成标准化病人的教学质控、考核、验收、财务监管等工作;临床技能中心作为执行者,负责执行完成标准化病人的招募、培训、运用及管理等工作。

四、标准化病人队伍招募有策略

纵观欧美国家的标准化病人项目,从事标准化病人专职工作的人数众多,相关机构还专门设立了标准化病人人才库,并按照性别、年龄、职业、特长等进行分类管理,便于用人机构根据使用需求进行快捷、准确地筛选匹配。标准化病人人才库的建立既减少了各大院校重复招聘和培训的环节,还节约了成本开支。而国内标准化病人大多是高校各自面向社会招募的志愿者。医学院将招募的志愿者进行系统培训以后,应用于临床医学专业的技能教学与评估考核中,由此训练医学生问诊、查体等基本技能,以及更好地培养医学生临床思维、职业精神、职业态度等。

将社会人培训成为合格的标准化病人,需要付出大量的时间成本和经济成本,因此建立一支稳定的标准化病人队伍,降低其流动性是必不可少的。采用科学、高效的招募方式是建立稳定队伍的第一步。在招募工作的每一个环节上,我们都必须严格把关,细心运作。我们将从以下几个方面考量招募对象。

（一）招募对象应具备的条件和能力

1. 标准化病人应具备奉献精神和良好的职业道德观。由于标准化病人课程通常安排在夜间开展,每学期至少持续 35 天,每天 19~22 点。因此,标准化病人志愿者需牺牲自己的休息时间完成授课。此外,课程中标准化病人在配合学生体格检查时,需要暴露胸部、腹部等身体部位(一般不会暴露会阴部、生殖器或肛门等隐私部位),对于标准化病人,尤其是女性标准化病人来说,需要克服更多的心理障碍。因此,标准化病人需要热情投入医学教育事业,有奉献精神和良好的职业道德,以能成为一位优秀的标准化病人为荣,以为医学教育事业作出贡献为荣。

2. 标准化病人均为本人自愿参加,最好征得家人的同意和支持。

3. 标准化病人可面向社会各行各业进行招募。从事教育行业的志愿者一般具备良好的学习能力、表达能力,能更好地完成后期的培训工作,故教育行业的志愿者优先。但对于护士、医生等医疗工作者,因其在教学活动中可能不自觉地带有自己的职业烙印,在气质、语言、行为上与真实病人存在一定差异,所以大多数院校在招募时都会回避医疗工作者。

4. 标准化病人应有较多空余时间,或工作时间可自由调整和安排。院校可优先考虑退休人员,因其能最大限度地满足医学院课程开展时间要求。同时院校还应要求标准化病人不能迟到早退,需按时参与教学活动。

5. 标准化病人志愿者的性别、年龄一般不予限制,只需精力充沛能胜任工作即可。不同年龄的志愿者应合理分配:一方面,年轻的志愿者成长速度更快,有利于队伍的建设;另一方面,我们需要根据不同的病例使用不同年龄段的标准化病人,才能保证模拟教学时的逼真效果。例如,急性阑尾炎病人应考虑使用较年轻的志愿者来扮演;阿尔茨海默病选择较年长的志愿者来扮演。

6. 标准化病人可以是身体健康的人,也可以是曾患过某些疾病但已经痊愈的人,或者是现在仍患有某些慢性、非传染性疾病(如高血压、糖尿病、胃炎等),但目前病情稳定,且能胜任标准化病人工作的人。如果患有传染性疾病,如病毒性肝炎、肺结核等,则不适合做标准化病人。

7. 标准化病人应需具备良好的记忆力、注意力。在教学工作中需要标准化病人能够在一段时间内重复演出,且表现稳定,还需熟练掌握病例资料、体格检查内容和记录学生表现完成情况等。因此,记忆力、注意力不佳者则难以胜任标准化病人工作。

8. 标准化病人志愿者应具有一定的文化程度,会讲普通话。

9. 考虑通勤距离、交通便捷等因素,尽可能选择家庭住址离教学区较近的标准化病人,以便及时到校参加课程。

(二)招募铺垫,利用宣传进行造势

宣传具有激励、鼓舞、引导等多种功能。“工欲善其事,必先利其器”,所以我们在标准化病人项目推进的过程中应加大宣传的力度,树立标准化病人的外在形象,主动向社会大众报道标准化病人的优秀事迹,介绍标准化病人教学法的深远意义,让更多非医学背景的普通人了解和认识这一特殊工作,扩大招募范围,为招募工作奠定良好的基础。

制订标准化病人宣传计划,有利于推动标准化病人外在形象建设。宣传计划中首先明确采用的宣传手段,再整合相关资源,选出最突出的宣传事迹,讨论出其中的重点宣传要素,最后安排不同的时间和途径进行宣传。宣传内容主要为标准化病人项目的亮点、标准化病人的优秀事迹等。

宣传途径一般包括:

(1)微信、微博等互联网新媒体平台推送的科普绘本。

(2)地方电视台、中央电视台等传统媒体平台的宣传报道。

（3）报纸、刊物等传统媒体的采访报道。

四川大学华西临床医学院／华西医院积极整合资源，主动向社会大众宣传报道标准化病人项目的意义，标准化病人的优秀事迹，营造良好舆论环境，不断提升四川大学华西临床医学院／华西医院标准化病人知名度，使标准化病人项目更容易被社会大众接受。

例如：

2003 年 12 月 4 日四川大学报，《SP 鲜为人知的"医学模特"》；

2009 年 9 月 22 日成都商报，《提前半个月，做好了"装病"准备》；

2010 年 9 月 21 日成都商报，《医学模特》标准化病人系列报道；

2016 年 9 月 7 日华西都市报，《专注装病 12 年》；

2017 年 4 月 4 日中央电视台，纪录片《医学模特》；

2021 年 6 月 8 日四川日报，《在医学院，有一群没病"装病"的人》。

（三）标准化病人招募步骤

1. 撰写招募通知　结合上述招募对象应具备的条件和能力，撰写出具体的招募通知。招募通知内容应包括招募要求、报名途径、工作内容、工作职责及相关事宜，同时需要对身体状况、年龄范围、学历层次、奉献精神等提出明确要求。除此之外，还需要对标准化病人项目进行简单介绍。例如，什么是标准化病人，为什么要用标准化病人，标准化病人是如何工作的，标准化病人的工作时间等。因为对于大多数人来说，标准化病人仍是新鲜事物，对标准化病人的概念及工作性质进行说明可以减少误解，避免无效的面试。

招募通知举例如下：

四川大学华西临床医学院／华西医院标准化病人志愿者招募通知

目前，国内标准化病人教学法已广泛应用于医学教学与评估中。为促进医学教育事业发展，培养更多合格的临床医学人才，不断提升临床医学生的临床技能，达到国家考核要求，四川大学华西临床医学院／华西医院面向社会公开招募标准化病人志愿者。

标准化病人简称 SP，又称模拟病人，是指经过标准化、系统化培训后，能够准确、恒定、逼真地表现出病人实际临床问题的，从事非医疗工作的正常人或病人。合格的标准化病人能够发挥扮演病人（即提供病史和体格检查者）、充当评估者、充当教师 3 种作用。标准化病人便凭借其独特的应用前景，在国内外各大医学院校被广泛应用，在医学生和医生临床能力的教学、评估及职业素养培养等方面发挥了重大作用。有利于提高医学生的临床思维能力、实践操作能力、医患沟通能力等。

工作期间标准化病人将被重复应用于面对不同的医学生，整个工作过程也可能被记录（录像）。

为了保证教学质量，提出如下招聘条件及相关事宜：

（1）热爱医学教育事业，具有无私奉献精神。

（2）具备良好表达沟通能力、记忆力、注意力。

（3）具备良好的学习能力，能理解、领会标准化病人教学内容。

（4）身体健康，无传染性疾病（肝炎、结核病等）。

（5）时间充裕,责任心强、守时、可靠。

（6）年龄 18~70 岁,男女不限,会讲普通话。

（7）工作地点:四川大学华西临床医学院/华西医院临床技能中心。

（8）工作时间:××:××-××:××。(大多是在工作日)。

（9）报名时间:××××年××月××日-××月××日。

（10）报名联系:四川大学华西临床医学院/华西医院临床技能中心　××老师电话:×××××××××××。

2. 发布招募通知的途径

（1）借助官方平台,如在四川大学、四川大学华西临床医学院/华西医院官网上发送招募通知。

（2）借助新媒体网络平台,如通过微信、微博等发送招募通知,可吸引更多的年轻志愿者来报名。

（3）线下平台,如海报、报纸。一般选择在各大高校的行政楼、家属区进行海报张贴,以有针对性地招募高校教师。

（4）内部平台,如熟人推介。现有标准化病人在工作多年以后,结合自身感受,非常愿意向他的家人和朋友,分享推介这项志愿者活动,因而能成为有效招募途径。同时医院职工的家属,因为家中有人涉及医疗岗位,相对了解医学教育,且充满热情,也是很好的招募目标。

3. 报名方式　填写纸质版或电子版标准化病人申请表(举例如下)。

标准化病人申请表

申请类别:　　　　　　　　　　　　　　　　　　　　　　　　编号:

(问诊/查体/生殖系统查体/医患沟通)

姓名:　　　　　　性别:　　　　　　出生年月:

籍贯:　　　　　　婚否:　　　　　　职业/退休:　　　　　　　照片

文化程度:　　　　　　　　特长/爱好:

能否讲普通话:　　　　　　　推荐人:

电话:　　　　　　　　　　电子邮箱:

住址:

工作单位:

申请人学习、工作简历(从最后学历填起)

时间	学校/单位	职务/职称

爱人及家庭主要成员的职业和工作单位：

姓名	关系	职业	工作单位

时间:(请勾选可能有空的时间)

时间	周一	周二	周三	周四	周五	周六
上午						
下午						
晚上						

家属意见:

_____（同意 / 不同意）　　　　　　签名:_____

申请人签名:_____　　　　　　　　日期:_____

4. 汇总报名信息　安排专职的工作人员接受报名,汇总申请表,通过填写的申请表内容完成初步评估审核,剔除明显不符合条件的人员。后期工作人员和培训师会按招募要求进行书面筛选。一般会综合考量标准化病人申请者的动机、年龄、文化程度、工作经历等因素。符合下列条件者优先考虑。

（1）最符合案例病人的年龄、性别等人口学特性的志愿者。

（2）无需过多指导就能真实表演案例、准确模仿体检特征、精准填写评分表的志愿者。

（3）能够接受工作时间、待遇、暴露身体以及音频、视频采集等要求的志愿者。

（4）服从指导、容易相处的志愿者。

5. 召开招募宣讲会,完成招募面试　组织报名的志愿者,召开招募宣讲会。会中向每位报名志愿者清楚讲述标准化病人的工作内容、职责、工作时间、工作地点、工作特殊要求(身体暴露,音频、视频采集,保密工作等)及管理制度、培训内容、考核流程等内容。招募宣讲会的讲解内容应清楚,细致、真实。方便报名志愿者能充分了解标准化病人项目的内容。

宣讲会结束后,开展并完成面试工作。面试的目的是筛选出适合标准化病人工作的志愿者。

面试细则:

（1）面试方式:采用多对一的面谈方式。

（2）面试官:选用标准化病人项目的负责人、培训师、管理人员,最好是有标准化病人培训和使用经验的人员作为面试官。

（3）面试流程:首先由报名志愿者进行自我介绍,随后通过问答,了解其文化程度、职业背景、健康状况、时间配合度、应聘目的、应聘渠道、对标准化病人的认识、配合程度、诉求等内容。面试时面试官直观感受报名志愿者的语言表达能力、观察和应变能力等,并进一步了解报名志愿者的工作动机和职业精神。

(4)面试的原则:宜宽不宜严。需提前划分面试重点如工作动机、能否按要求参加教学和考核工作等。除此之外,很多具体能力如表演能力等可以通过后续的培训不断提高。

面试结束后,面试官根据招募要求和标准化病人需具备的能力等内容进行讨论,最终结合具体情况判定是否录用。

6. 面试合格后签订志愿服务协议书 报名的志愿者如果面试结果合格,医学院要求其签署标准化病人协议书。

协议书内容举例如下:

四川大学华西临床医学院/华西医院标准化病人志愿服务协议

甲方:四川大学华西临床医学院/华西医院

地址:成都市武侯区国学巷37号

乙方:

身份证号:_____ 联系电话:_____

　　甲乙双方在平等自愿、协商一致的基础上,同意签订本协议,共同遵守本协议所列条款。

　　1. 根据乙方本人意愿和四川大学华西临床医学院/华西医院教学需求,从　年　月　日至　年　月　日期间,作为标准化病人志愿服务于甲方教学。

　　2. 工作内容包括:

　　　　□问诊标准化病人教学;

　　　　□查体标准化病人教学;

　　　　□男性生殖系统查体标准化病人教学;

　　3. 酬劳发放标准如下:

　　　　□问诊SP: 60元/小时;

　　　　□男性查体SP: 75元/小时;

　　　　□女性查体SP: 85元/小时;

　　　　□男性生殖系统查体SP: 40元/人;

　　4. 甲方提供安全的工作环境,故工作期间若发生任何意外伤害等,甲方不承担任何责任。

　　5. 教学相关的病例、教材、影像资料等版权均为甲方所有,未经甲方书面同意或授权,乙方不得擅自使用或外传,否则甲方有权追究相关法律责任。

　　6. 未经甲方书面同意,乙方不得代表甲方或以甲方教师名义从事教学活动。

　　7. 本协议正本一式两份,甲乙双方各执一份。

甲方:_____　　　　乙方:_____

日期:_____　　　　日期:_____

五、标准化病人队伍管理有规则

为保证标准化病人项目的规范化运行,首先要坚持"纪律原则"。"纪律"包括标准化病人项目管理的相关制度及标准化病人对制度的遵守情况。"没有规矩,不成方圆",标准化病人项目必须具备规范的管理制度,才能依据相应的规章制度和操作标准,判断和评价标准化病人的行为和工作结果是否符合要求。维护纪律最有效的办法:一是制定相对完善的制度,使其尽可能明确和公平;二是培养遵规守纪的良好行为习惯。这样标准化病人才能做到有章可循、有规可守。

(一)培训和聘用制度

1. 标准化病人必须参加岗前培训,并通过验收考核。

2. 标准化病人必须持"标准化病人教师资格证书"才能参与教学活动。

3. "标准化病人教师资格证书"根据每年考核结果,一年一聘。

(二)考勤和考核制度

1. 标准化病人按时参与教学活动(包括标准化病人工作反馈会),不得迟到、早退。

2. 如果不能参加教学活动(包括标准化病人工作反馈会),必须提前请假,说明情况。

3. 1年内若超过3次不参加教学活动(包括标准化病人工作反馈会),则不再继续聘用。

4. 由四川大学华西临床医学院/华西医院临床技能中心和诊断学教研室负责每年考核标准化病人志愿者,考核内容包括考勤、教学质量和职业素养。考核未通过者不予续聘。

(三)保密和对外工作制度

1. 标准化病人在任职期间及离职后均不得外传四川大学华西临床医学院/华西医院病例等教学和考试相关信息,须签订《保密协议》。

2. 教学相关的病例、教材、影像资料等版权均为四川大学华西临床医学院/华西医院所有,未经书面同意或授权,标准化病人不得擅自使用或外传,否则四川大学华西临床医学院/华西医院有权追究相关法律责任。

3. 未经四川大学华西临床医学院/华西医院临床技能中心书面同意,标准化病人不得代表四川大学华西临床医学院/华西医院或以四川大学华西临床医学院/华西医院教师名义从事教学活动。违规者将不再续聘并自行承担相应的后果。

(四)经费制度

应根据医学院相关财务规定,制定标准化病人经济补助的发放办法。定时给标准化病人发放交通费和教学补助。

(五)实名制度

必须完成实名登记,要求标准化病人提供有效身份证复印件,建立并妥善保存标准化病人档案,承诺保护好标准化病人个人隐私。为保护标准化病人的个人隐私,在教学和考试环节中不使用标准化病人的真实姓名。

六、标准化病人项目运行有手段

日常管理工作中,不仅要在制度上对标准化病人进行严格的约束,还需运用切实有效的管理手段激励他们,促使他们发挥最大的效能,从而构建一支稳固的、具备一定教学素质的、能够胜任教学工作的标准化病人队伍。

（一）建立标准化病人人才库

人才库中储备有用于教学及考核的所有标准化病人。我们将每一位标准化病人经过系统培训、考核验收后，按照问诊、查体组别进行分类。同时，在培训考核的过程中，要额外关注标准化病人的教学能力和入职年限。根据以上因素对标准化病人进行合理排序、分类，最后将他们集中纳入人才库中，以便管理机构对其掌控、调度和使用。

（二）专人专管，落实日常管理细则

在日常管理工作中设立标准化病人的专职管理岗，由专职管理人员对标准化病人进行日常管理工作。标准化病人管理细则中应包括：妥善保管标准化病人的档案，不泄露标准化病人的联系方式、家庭住址等个人信息；在教学活动中不使用标准化病人的真实姓名，可使用病例编号或者标准化病人的代号代替；教学活动结束后，与标准化病人签字核对课时数，并及时发放教学补助等。

（三）课程管理办法

标准化病人课程之所以能够得到广泛应用，取决于课程的可行性和评价机制的可靠性。结合上述优势，合理设计、安排课程，制订课程管理办法是非常重要的。由此，我们将标准化病人课程分为课程前、课程中、课程后 3 个时间点进行管理。

1. 标准化病人课程前的管理　课程前管理目标是完成标准化病人的课程设计。以四川大学华西临床医学院 / 华西医院为例，标准化病人课程对象包括临床专业五年制、八年制学生以及规范培训住院医师，每学期合计约 450 名学生参加，约 1 800 人学时。结合教务部课程安排意向，我们拟定标准化病人的课程开展时间周期，确认本期学生人数，再根据本学期标准化病人报名人数，为每一位同学提供课程时间表，为每一位标准化病人志愿者提供工作安排表。我们将课程开展时间安排在周一至周五 19~22 点；课程形式为一对一的问诊、一对一的查体、一对多的男性生殖器检查见习；课程周期为春季学期练习、秋季学期考核。课程时间表明确告知学生的考核日期及时间段。工作安排表明确告知标准化病人工作的时间、地点以及每日教学时所需使用的病例号等信息。最后，由标准化病人专职管理岗准备问诊资料、体格检查用具等。

2. 标准化病人课程中的管理　由标准化病人专职管理岗完成对教学的巡查，及时补充各类耗材，对突发情况进行处理。为保证教学顺利进行，我们制订了标准化病人课程须知。举例如下：

标准化病人课程须知

（1）各考生务必提前 30 分钟到达考场，至 ×× 办公室处签到，等候考场分配。

（2）问诊：考试时间为 45 分钟，讲评 40 分钟，记录不得带离考场。

（3）查体：考试时间为 60 分钟，讲评 25 分钟（需自备听诊器、检眼镜）。

（4）考生迟到 10 分钟及以上者，不得参加考试，缺席者不再补考。

（5）考生若需调整考试时间，请联系相应对换同学。务必提前 2 天申请。申请电话：×××××××××××。

（6）考生需备齐考试用品，考试期间不得向他人借考试用品。

（7）考生应着工作服参加考试。

---

3. 标准化病人课程后的管理　课程结束后,由标准化病人专职管理岗督导学生填写标准化病人教学质量问卷反馈表并进行汇总,整理问诊资料,回收查体用具。与标准化病人核对课时数,及时完成补助发放。

标准化病人教学质量问卷反馈表举例如下:

SP 教学反馈表(学生填写)

问诊查体	SP 教师姓名:			教室:		日期:	
	注:1~5 项,请按从优至差 5 分制打分 5(优秀)→1(差)						
SP 教学评估	反馈项目	分数					
1	教学能力						
2	角色扮演真实性						
3	反馈讲解清楚度						
4	对学习帮助程度						
5	扣分是否规范合理						
6	是否给予重新练习机会	是			否		
7	反馈时间 / 分钟						
8	对 SP 教学的建议和意见						
学生自评							
	此次 SP 考试或练习成绩自我估算	问诊	内容 (不清楚可不填)		技巧分		
		查体	内容条目应得分		技巧应得分		
		总分 (男性 186/ 女性 192)					
		学生姓名 (自愿):					

七、标准化病人项目质量有监管

标准化病人广泛运用于医学教育的各项教学活动,在教学工作中具有重要的作用。标准化病人需要担任表演者、评估者和教师等多重角色,因此在保障教学活动顺利进行的前提下,我们务必对标准化病人的教学质量进行监管,判定其是否达到教学目标。对于标准化病人的教学质量监管不是一次性的,而是贯穿整个教学活动过程,需完成多次的教学质量监管。标准化病人教学质量监管是标准化病人团队生存和发展的生命线,是衡量医学院教学水平的重要指标。为保证教学秩序,提高标准化病人教学活动的质量,我们制订了一系列教学质量管理办法,分为教学活动前的质量监管、教学活动中的质量监管以及教学后的质量监管等部分。详见本章第五节。

八、标准化病人项目团队有关爱

随着医学教育的不断发展,标准化病人的教学模式受到越来越多的关注。在教学活动中应用也越来越广泛,作用也越来越重要。每一位标准化病人都是在这条医学教育道路上默默奉献的人。所以在标准化病人项目管理体系中,既要有制度,也要有温度,充分体现管理者对标准化病人的人文关怀。人文关怀的核心是关注、关心、爱护、尊重。人文关怀作为一种现代管理理念,要真正融入管理工作的实践当中。例如:在工作中,多给予标准化病人赞扬和鼓励,营造一个愉快工作环境;在生活中,了解标准化病人的需求,为其提供力所能及的帮助和支持等。多与标准化病人沟通联系,更好体现我们的关怀及尊重。具体可以从以下两方面完成。

(一)情感支持,提升标准化病人的成就感,营造标准化病人的归属感

在教学活动中标准化病人作用等同于教师,他们通过自己的演绎、评价和反馈让学生/学员受益,体现了标准化病人的自我价值,由此产生的成就感可激励标准化病人更加努力地去完成教学任务。

管理者对标准化病人的鼓励、赞扬,以及对其教学质量、教学效果的认可,提升了标准化病人在思想、心理、感情上对标准化病人教学的认同感、价值感、使命感,这些最终转化为归属感。当标准化病人的工作意愿与教学目标越来越匹配时,归属感也就更加强烈了。所以,更好地营造标准化病人的归属感,有利于调动标准化病人的积极性,充分发挥其主人翁的意识,使标准化病人在展现自我的同时,实现自我价值。

人与人之间互相尊重是团队能正常运作的前提和基础。只有互相尊重,团队成员之间才有可能敞开心扉,实现有效的交流和沟通。参与标准化病人项目各个角色,包括管理人员、标准化病人教师、标准化病人和学生之间,应营造互相尊重的文化氛围。在互相尊重的文化氛围中,不断激发每一位成员的潜在能力。让他们觉得自己是被尊重和被重视的,因而和我们坦诚相待,找到最佳的协作模式。恪尽职守,为了共同的目标,一起努力奋斗。

(二)人文关怀举措

1. 为标准化病人安排健康体检,保障标准化病人的身体健康。体检方案举例如表 1-6-1。

表 1-6-1　临床医学院标准化病人 2021 年体检方案

项目		备注
一、临床检查	病史采集	
	内科查体(血液、身高、体重、查体等)	
二、实验室检查	血细胞分析(21 项)	
	生化检查(肝功能全套 12 项;肾功能:尿素氮、肌酐、尿酸、胱抑素 C;血糖;血脂全套:高、低密度脂蛋白,胆固醇,甘油三酯;肌酶)	
	甲状腺功能(5 项:FT_3、FT_4、TSH、TGAb、TOPAb)	

项目		备注
	全自动尿沉渣	
	粪便常规 + 隐血	
三、常规检查	CT 胸部平扫	
	上腹部彩色超声(肝、胆、脾、胰、双肾)	
	泌尿系彩色超声检查(膀胱、输尿管、前列腺)	限男性
	泌尿系彩色超声检查(膀胱、输尿管)	限女性
	妇科彩色超声检查	限女性
	12 导联心电图	
	甲状腺彩色超声检查	
四、其他费用	总检报告、健康建议、健康咨询及宣教	
五、材料费用	建档、静脉采血、真空采血管、彩色超声计算机图文报告及耦合剂等	
六、增值服务	营养早餐、体检专用密封袋、体检档案永久计算机管理、独立体检环境(体检人员并病人完全分开)	

FT_3:游离三碘甲状腺原氨酸;FT_4:游离四碘甲状腺原氨酸;TSH:促甲状腺素;TGAb:甲状腺球蛋白抗体;TOPAb:甲状腺过氧化物酶抗体。

2. 提供就医便捷服务。鉴于标准化病人对四川大学华西临床医学院 / 华西医院医学教育做出的贡献,在医院各科室的大力支持下,院校可考虑对标准化病人及直系家属提供就医的便捷绿色通道。

3. 定期组织人文活动,增强标准化病人团队凝聚力,如节假日问候、团拜会、素质拓展活动,以及为困难的标准化病人志愿者提供力所能及的帮助等。

4. 在标准化病人参与教学活动的过程中尽可能为他们提供舒适的工作环境。例如:提前开放空调,调节适宜室内温度;为查体组标准化病人提供淋浴间;为每位标准化病人提供储物柜等。

(何霄　肖然　韩英)

第二章　问诊内容和技巧

第一节　成人问诊纲要

问诊的基本内容如下：

（一）引言

1. 询问者做自我介绍（姓名）。

2. 说明自己的身份和任务，如"我是 3 年级的医学生，今天来了解您的病史。"

3. 正确称呼病人为"某先生"或"某女士"或其他合适的称呼。

4. 询问病人的全名、年龄、民族、住址（或工作单位）等。

5. 先和病人作简单交谈，再开始问诊，使病人轻松自在，以取得病人的信任。

（二）主诉

6. 用病人自己的语言概括其主要症状或体征及其时间。先提一些通俗易懂的一般性问题，如"您今天来，有哪里不舒服？"

（三）现病史

详细记述病人目前的主要问题。

7. 起病情况（缓急）和患病的时间（生病多久了？）。

8. 主要症状的特点，包括所在的部位、放射区域、性质、发作频次、持续时间、强度、加重或缓解的因素。

9. 发作原因和诱因。

10. 病情的发展和演变（按时间顺序记录，包括主要症状的发展和其他有关症状的情况）。

11. 伴随症状。

12. 有临床意义的阴性症状。

13. 诊治经过（药物、剂量、疗程、疗效等）。

14. 患病以来的一般情况（精神状态、食欲、睡眠、体重改变、大小便等情况）。

15. 归纳、小结，核实。

16. 用过渡语言转入既往史的问诊。

（四）既往史

17. 既往的健康状况。

18. 过去曾患过的疾病（主要指传染病以及与现病有关的疾病）。

19. 手术、外伤、意外事故、输血、预防接种史（记录）。

20. 过敏史（对药物、食物及环境因素的过敏表现）。

21. 归纳、小结，核实。

22. 用过渡语言转入系统回顾。

（五）系统回顾

系统回顾（允许询问者使用系统回顾纲要提问）如某一系统有两项阳性,应详细询问该系统。现病史或既往史中已提及的项目应避免重复。应记录阳性和有临床意义的阴性项目。

23. 一般情况。

24. 皮肤。

25. 血液系统。

26. 头部。

27. 眼。

28. 耳。

29. 鼻。

30. 口腔。

31. 咽和喉。

32. 乳房。

33. 呼吸系统。

34. 循环系统。

35. 消化系统。

36. 泌尿系统。

37. 生殖系统。

38. 内分泌及代谢系统。

39. 肌肉骨骼系统。

40. 神经系统。

41. 精神状态。

42. 归纳、小结,核实（阳性者）。

43. 用过渡语言转入个人史、婚姻史、月经与生育史的问诊。

（六）个人史、婚姻史、月经与生育史

44. 社会经历,包括出生地、曾到过地区及居留时间（尤其是疫区）、受教育情况、经济状况、居住条件。

45. 职业和工作条件,包括工种,劳动环境,以及化学药品、放射性物质、工业毒物的接触情况和时间（如疑为病因因素）。

46. 习惯和嗜好,如睡眠、饮食、烟、酒、茶嗜好（量和时间）,娱乐,其他药物（镇静剂、麻醉药品、毒品）,异嗜物（泥土、头发等）。

47. 婚姻史,如婚否、结婚年龄、性生活情况、夫妻关系等。

48. 配偶的年龄和健康情况（引证）。

49. 月经和生育史（女性病人）,如月经初潮年龄,月经周期和经期天数,经血量、色和性状,经期症状,末次月经日期或绝经年龄。月经史记录格式如下。

$$初潮年龄\frac{行经期（天）}{月经周期（天）}末次月经日期（或绝经年龄）$$

妊娠与生育次数和年龄;人工和自然流产次数,有无死产、手术产、围生期感染、计划生育、避孕措施等。

50. 生育史（男性病人），如是否患过影响生育的疾病。

51. 归纳、小结，核实。

52. 用过渡语言转入家族史的问诊。

（七）家族史

53. 双亲的年龄及健康情况（儿科应包括祖父母、外祖父母）（引证）。

54. 兄弟、姐妹的年龄及健康情况（引证）。

55. 子女的年龄及健康情况（引证）。

56. 家族中有无与病人同样的疾病。

注意询问：①家族中有无传染性疾病（如结核、肝炎），过敏性疾病，癌症，糖尿病等；②家族中患过的任何遗传性疾病；③直系亲属死亡者，询问其死因和死亡年龄。

57. 归纳、小结，核实。

（八）结束

58. 讨论促进健康的措施，如减少不良嗜好、牙齿保健、饮食卫生等，骑车、驾车安全等。

59. 让病人提出并讨论任何附带问题，如病人对疾病的看法，就诊的期望等。

60. 讲明询问者和病人下一步该做的工作及各项时间安排（进一步的诊断和治疗计划）。

对具体病例，问诊的完整性与正确性将根据设定的问诊条目由标准化病人予以评估。

以下示范病例即为将收集的资料以书面形式总结出来的一个例子；紧接的评分条目为标准化病人评估询问者收集资料能力的一个例子。

示范病例

病人，张某，男，38 岁，浙江杭州籍，副研究员，因反复上腹疼痛 4 年，加重 3 个月门诊就诊。

4 年前因饮食不节，工作劳累而觉上腹疼痛，为剑突下烧灼样疼痛或钝痛，不伴反酸、嗳气，疼痛放射至背心，多于餐后或夜间发生，尚可忍受，每次进食或热饮后减轻，发作持续半个月左右好转，未治。此后每年有类似的发作 4~5 次，诱因相同，经休息、饮食节制（如软食及清淡饮食）后好转。

2 年前曾在我院就诊后嘱做胃镜检查，未从，服用硫糖铝，1g/ 次，3 次 / 天，3 天后腹痛缓解，2 周后自行停药。

1 年前疼痛复发，发现黑便每天 1 次，每次量约 250g，在 A 医院诊断为"上消化道出血"，经休息、输液以及口服硫糖铝、洛赛克等治疗 1 周后出院，继续服用洛赛克 20mg/ 次，2 次 / 天，治疗约 1 个月，未再复发。

3 个月前因科研任务繁重，经常熬夜，生活不规律，上腹疼痛再发，以胀痛为主，伴恶心及黑便 3 天，曾呕吐食糜 2 次，住 A 医院治疗 1 周好转。2 个月来仍有呕吐，每周 1~2 次，多于晚上发生，带宿食味，量大，经 A 医院门诊用丽珠得乐 0.3g/ 次，4 次 / 天，后略有好转，但症状仍存，虑及病变恶化，有无肿瘤及是否应做检查及手术等而来诊。

病后 4 年来体重下降 5kg，3 个月来食纳减退，从原每天 400g 减至 200g，乏力，但尚能坚持工作。

过去体健,22年前曾患黄疸型肝炎,住B医院治疗1个月而愈,此后每年复查肝功能一次,共3年,均正常。4年前因阑尾炎住C医院手术治疗,1周后出院。对磺胺类药物过敏,用后左手尺侧出现固定药疹,瘙痒。6年前单位集体进行乙肝疫苗接种,无不良反应。病人因近视、散光于20年前始戴眼镜至今。平时偶饮食不节致腹泻、黄水样便,未治。8年前因便血检查为痔,经中医"枯痔法"治愈。余无特殊罹患。

出生杭州,自幼于当地念书,12年前浙江大学研究生毕业后来四川省。在某研究所工作,科研任务重,常熬夜、出差。在实验室工作,无毒物接触史,嗜烟10年,10支/天;偶饮酒,50ml/次,3年前因胃疾而停止。结婚10年,夫妻生活正常,采用避孕套避孕。爱人36岁体健,偶尔失眠,在同一单位工作,住单位宿舍,生活条件尚好。有一女9岁,体健,无特殊罹患。父亲66岁,患低血压已2年,于D医院门诊治疗;母亲60岁,患冠心病,亦在D医院门诊治疗。

病历记录的内容与前面所列成人问诊纲要略有不同,它是以书面形式记录病人的病史,不能记录引言、小结、过渡语言及结束语等,而标准化病人评估时则应包括这些内容。

问诊内容评分条目(每条1分,满分40分,及格30分)如下:

(一)引言

1. 自我介绍。

2. 讲明身份及作用。

3. 问清病人姓名、称谓。

4. 问清年龄、住址。

(二)主诉现病史

5. 症状:上腹痛。

6. 时间:4年,加重3个月。

7. 性质:烧灼痛、钝痛或胀痛。

8. 部位:上腹部,剑突下。

9. 放射部位:背心。

10. 频率:每年4~5次,每次半个月左右。

11. 节律:多于餐后或夜间,3个月来胀痛于餐后明显。

12. 缓解因素:休息、饮食控制及热饮。

13. 加重因素:劳累、饮食失节等。

14. 病情进展情况:近3个月来熬夜及劳累而加重。

15. 伴随症状:黑便,1年前、3个月前各一次经A医院住院而愈;呕吐,3个月前量大为食糜;2个月来多为朝食暮吐,带宿食味。

16. 诊治经过:疑为上消化道出血,用过硫糖铝、洛赛克和丽珠得乐。

17. 病后一般情况:消瘦5kg,纳差,食量由400g/天降至200g/天;乏力,但坚持上班。

(三)既往史

18. 一般健康情况尚好。

19. 22年前曾患黄疸型肝炎,B医院住院1个月而愈。

20. 4 年前曾患阑尾炎, C 医院手术后 1 周而愈。

21. 对磺胺类药物过敏, 过敏后左手尺侧出现固定药疹。

22. 6 年前进行乙肝疫苗接种。

（四）系统回顾

23. 18 岁始因近视、散光配戴眼镜。

24. 20 年来偶有饮食不节致腹泻、黄水样便, 未治。

25. 8 年前便血, 诊断为痔, 中医用 "枯痔法" 治愈。

（五）个人史、婚姻史、月经与生育史

26. 生于杭州, 自幼原籍念书。

27. 文化程度: 12 年前研究生毕业。

28. 职业: 某研究所工作, 科研工作任务重, 常出差、熬夜。

29. 无毒物接触史。

30. 吸烟史 10 年, 平均 10 支 / 天。

31. 偶饮酒 50ml/ 次, 3 年前因胃疾戒除。

32. 结婚 10 年。

33. 夫妻生活正常, 采用避孕套避孕。

34. 爱人 36 岁, 偶尔失眠, 余正常, 同单位工作。

35. 居住条件及生活条件好。

（六）家族史

36. 父亲: 66 岁, 患低血压, D 医院治疗。

37. 母亲: 60 岁, 患冠心病, D 医院治疗。

38. 女: 9 岁, 体健。

（七）其他关心的问题

39. 疾病对工作、前途的影响。

40. 是否应做胃镜检查? 是否应做手术?

（左川　张超　韩英）

第二节　问诊技巧及评分标准

问诊技巧与获取病例资料的数量及质量息息相关, 因而直接影响病人的依从性及询问者对所采集资料的准确判断。以下较为全面地总结了最被广泛运用的问诊技巧 20 项, 每项技巧的说明包含其理论基础、应用举例及评分标准, 方便学习者对技巧内容的掌握和应用。每条 5 分, 满分 100 分, 及格 75 分。

（一）组织安排

组织安排是指整个问诊内容的结构与顺序安排, 包括引言（询问者介绍自己的姓名、身份和问诊目的）, 问诊主体（主诉、现病史、既往史、系统回顾、个人史、家族史）和结束（结束语的质量评价在第 20 条）。

询问者最好按内容的顺序系统地询问病史, 对交谈的目的、进程及预期结果应心中有数,负责全局。

评分标准:

5分:问诊的开始、中间和结束清楚明了。开始先做自我介绍,讲明自己的作用,确定问诊的进程,能系统地询问一系列问诊内容(包括主诉、现病史等),最后系统地获得全部必要的资料。有明确的结束语。

3分:大部分问诊是有秩序的,但有些还应组织得更好些;或者主体部分组织较好,但开始和结束不是很明确。

1分:问诊缺乏连贯性和组织性。

(二)时间顺序

时间顺序是指主诉和现病史中症状或体征出现的先后次序。询问者应问清症状开始的确切时间,根据时间顺序追溯症状的演变。有时环境的变化或药物的使用可能就是病情减轻或加重的因素,仔细按时间线索询问病情可使询问者更有效地获得这些资料,避免遗漏。建议询问者可用以下方式提问,如"……以后怎么样?""然后又……",这样在核实所得资料的同时,可以了解事件发展的先后顺序,如有几个症状同时出现,有必要确定其先后顺序。

例如:一位56岁男性病人,胸骨后疼痛逐渐加重2小时就诊。2年前,病人首次剧烈活动后发生胸骨后胸痛,于几分钟后消失。1年前,发作更频繁,诊断为心绞痛,口服硝苯地平缓释片(心痛定)10mg,4次/天,治疗1个月后疼痛消失。病人继续服用心痛定(10mg,2次/天)至今。2小时前病人胸骨后疼痛再发,1小时前病人伴出汗、头晕、心悸,胸痛放射至左肩部。

评分标准:

5分:虽然收集资料时,不必严格地按症状出现先后提问,但能获得足够资料以便能按时间顺序口述或写出主诉、现病史及伴随的有关症状。

3分:仅获得部分必要的资料及时间线索,无法编写出有关症状的先后顺序。

1分:未获得编写症状先后顺序所必需的资料。

(三)过渡语言

过渡语言是指问诊时用于两个内容之间转换的语言,是向病人说明即将讨论的新话题及其理由。

过渡性语言对促进交流也很重要,不用或使用不当都会妨碍医患之间和谐关系的发展,甚至使病人产生敌意或不合作。良好的过渡性语言例子如下。

(1)过渡到家族史:"现在我想和你谈谈你的家族史(新话题);你也知道,有些疾病在有血缘关系的亲属中有遗传倾向,为了获得一个尽可能完整的家谱,预测和治疗未来的疾病,我们需要了解这些情况(理由)。让我们先从你的父母开始吧,你父亲健在吗?(或你父亲的健康情况怎样?)"

(2)过渡到系统回顾,"我已经问了你许多问题,你非常合作,现在我想问问全身各个系统的情况(新话题),以免遗漏,这对我了解你的整个健康状况非常重要(理由)。"

用了这种过渡性语言,病人就不会困惑你为什么要改变话题以及为什么要询问这些情况。

评分标准:

5分:询问者由一部分转入另一个部分时,会用过渡性语言,提问恰当、解释清楚,能确保病人提供有关的和必要的信息。如"现在我要问几个有关你家庭的问题,因为我们发现有些疾病可以出现在有血缘关系的亲属中,这有助于我们了解你们家族中危害健康的因素。"

3分:有时能用有效的过渡性语言,有时却不能,有时使用的过渡性语言质量不高,如"现在我要问你几个有关你家庭的问题。"

1分:不会使用过渡性语言,因而问诊过程中病人不明白提出问题的目的和用意(根本没有过渡性语言)。

(四)问诊进度

为了使问诊进展顺利,询问者应注意聆听,不要轻易打断病人讲话,让他有足够的时间回答问题。有时允许有必要的停顿(如在回顾思索时),有意的沉默也许令人不安,但也可鼓励病人提供其他的有关信息,或者可使病人道出敏感的问题,如果没有这种沉默,病人会省略不谈。如果病人的言行表示需要冷静深思某些问题,则短暂的停顿或许有益。你的直觉有助于判断这种交谈中的停顿,如果感到难堪,很可能是询问者正思维短路,如果你觉得询问者可因此获得更多的信息,那么这种停顿正好是一种有效的问诊技巧。

询问者欲从难堪的停顿中掌握进度,可总结归纳已获得的病史,也可以提出些现成的问题,如"你能告诉我通常你的一天怎样度过的吗?"

好的询问者不会急促地提出一连串问题,使病人几乎没有时间去考虑答案。

如果病人不停地谈论许多与病史无关的问题,则可客气地把病人引导到病史线索上来,如"你的那些问题我都理解,现在请再谈谈你当时腹痛的情况吧。"

评分标准:

5分:关心病人的反应,聆听病人的全部叙述和回答,不轻易打断,不出现难堪的停顿。必要时故意保持沉默,让病人思索,做出系统的回答。

3分:问诊顺利,偶尔打断病人的叙述和/或有难堪的停顿,使流畅的交谈中断。

1分:经常打断病人,使病人无法圆满地叙述和回答问题和/或常有难堪的停顿,使流畅的交谈中断。

(五)问题类型

一般性问题:常用于问诊开始,用一般的问题去获得某一方面的大量资料,让病人像讲故事一样叙述他的病情。这种提问应该在现病史、既往史、个人史等每一部分开始时使用,如"你今天来,有哪里不舒服?"或者"请告诉我你的一般健康情况吧。"待获得一些信息后,再着重追问一些重点问题。

特殊性问题(直接/直接选择提问):用于收集一些特定的有关细节,如"扁桃体切除时你几岁?""你何时开始肚子痛的呢?""你肚子痛有多久了?"提出特殊的问题要求获得的信息更有针对性。另一种特殊提问是直接选择提问,要求病人回答"是"或"不是",或者对提供的其他选择做出回答,如"你曾有过严重的头痛吗?""能否描述一下你的疼痛像什么样,是钝痛还是刺痛?"(但开始最好是一般性提问,如"谈谈你头痛的情况吧")。

为了系统有效地获得准确的资料,询问者应遵循从一般到特殊的提问进程,如开始提问用"请你告诉我,什么事使你忧虑?"而不是"你的工作使你焦虑不安吗?"

以下是一系列从一般到特殊提问的各种例子。

询问者:请告诉我你哪里不舒服。(一般提问)

病人:近2周,我的胃一直在痛,就在这儿(指着痛的地方),在肚脐上方。

询问者:请告诉我,你痛的情况。(一般提问)

病人:哦,太糟了。

询问者:疼痛像什么样?(直接提问)

病人:烧灼样。

询问者:痛在深处还是在表面?(直接选择提问)

病人:相当深。

询问者:痛的部位有变动吗?(直接选择提问)

病人:没有。

询问者:哪些情况使疼痛更厉害?(直接提问)

在现病史、既往史等每一部分开始提问时,应避免用直接或直接选择性问题,因为这会限制病人提供信息的范围,使获取必要的资料变得困难费时。如"疼痛像什么样?"接着再问一系列的强迫选择性问题。

询问者:是持续痛吗?

病人:不是。

询问者:是刺痛吗?

病人:不是。

询问者:是钝痛吗?

病人:不是。

再者,不正确的提问可能得到错误的信息或遗漏有关的资料。以下各种提问应予避免。

诱导性提问是一种能为病人提供带倾向性特定答案的提问方式,问题的措辞已暗示了期望的答案。这种提问应避免,因为病人容易默认医生的诱问,而不会轻易否定,如"你的胸痛放射至左手,对吗?"

诘难性提问常使病人产生防御心理,不宜使用,如"你为什么吃那样脏的食物呢?"

连续性提问是提出一系列问题不容许病人分别回答每一个问题,可能会使病人对要回答的问题混淆不清,如"饭后痛得怎么样? 和饭前不同吗? 是锐痛,还是钝痛?"连续性提问也可以是不同问题多个选择答案,如"你家族中有哪个患过癌症、糖尿病、心脏病或高血压吗?"这也常称为分别连续性提问。

评分标准:

5分:一开始和每一部分开始都用通俗易懂的一般性问题提问,紧接着用更具体直接的问题深入细问,以便病人集中详细说明,并做出肯定或否定的确切回答。无连续提问、诘难性提问或诱导性提问。

3分:不能用通俗易懂的一般提问开头,而用具体直接的问题提问,或用了诱导性、诘难性、连续性提问。

1分:常用诘难性、连续性、分别连续性或诱导性提问,如"你的孩子一直在腹泻,不是吗?""你是在下午发热,对吗?"。

(六)重复提问

有时为了核实资料,同样的问题需多问几次,重申要点,如"你已告诉我,你大便全是血,这是很重要的资料,为了把这弄清楚,请再给我讲一下你大便的情况。"

但无计划的重复提问可能会挫伤和谐的医患关系和失去病人的信任。例如:在收集现病史时已获悉一个姐姐和两个兄弟也有类似的头痛,如再问病人有无兄弟姐妹,则表明询问者未注意倾听。

结合其他问诊技巧,如归纳小结,将有助于减少重复提问。有时用反问及解释等技巧,以避免不必要的重复提问。

评分标准:

5分:为了阐明或总结偶尔重复提问或追问先前已提供的情况。

3分:很少重复提问,但重复提问并非为了阐明或总结,而是由于遗忘了某些资料。

1分:因无法记住已收集到的资料,而频繁重复提问。

(七) 归纳小结

每一部分问诊内容结束时进行小结。

归纳小结具有以下目的:①唤起询问者的记忆以免忘记要问的问题;②让病人知道询问者如何理解他的病史;③提供机会印证病人所述病情,如"刚才你说你的下背痛深在而持续,而大腿外侧痛则比较表浅,对吗?"病史的印证通常在小结时进行,但亦可用于难以插话的病人,使其专心倾听。

对主诉和现病史,向病人作尽可能详细的小结是很重要的。

小结家族史时,只需要简短地概括,特别是阴性或不复杂的阳性家族史。

小结系统回顾时,最好只小结阳性发现,如"除了每个月有几次头痛,还有便秘,所以你自行增加粗糙食物;此外,你似乎相当健康,我们的主要任务是弄清你背部的问题,你觉得是这样的吗?"

评分标准:

5分:各部分都有小结,每一部分问诊结束都力求印证,阐明所得资料并确保未遗漏重要内容。主诉、现病史有小结,其他1~2部分结束时也有小结且重要内容未遗漏,可得4分,如"你告诉我,你发热已经1周,伴有右胸痛,近2天来咳嗽时痰中带血,其他没什么大问题了,对吗?"

3分:主诉、现病史有小结;有些部分结束时有小结,但重要内容有部分遗漏,可得3分。尽管其他各部分有小结,而主诉、现病史缺乏小结仅能得2分。

1分:完全未作小结。

(八) 避免医学术语

术语即非医学专业人员难懂的专业性用语或隐语。作为与病人交谈的一种技巧,必须用易懂的词语代替难懂的医学术语。询问者常常因病人能用1~2个医学术语就误以为他有较高的医学知识水平。例如:有的病人因耳疾而熟悉"中耳炎"这个词,但他并不懂"心悸"的含义;询问者可能因病人用了"中耳炎"这个术语,而认为用医学术语提问不成问题。由于病人不愿承认他不懂这一提问,使用术语就可能引起误解。因此,询问者应对难懂的术语作适当的解释,如"湿性咳嗽即有痰的咳嗽。"

评分标准:

5分:不用医学或难懂的术语提问,语言简单易懂,适合于病人的文化程度。如果使用术语必须立即向病人解释,如"你是否有过血尿,换句话说,有没有尿色变红的情况? 或者小便颜色有没有改变?"

3分:偶尔使用医学术语,除非病人特别要求,否则未作解释。

1分:整个问诊常用难懂的医学术语又未作解释及限定。

(九) 引证核实

为了收集尽可能详细并准确的病史,询问者应引证核实病人提供的信息。如果病人提供了特定的诊断和用药,就应问明诊断是如何做出的及用药剂量。还要核实其他一些信息,包括饮酒史、吸烟史、兴奋药品和咖啡因服用史以及过敏史。有关习惯和嗜好方面的情况应包括名称、用量和时间。如对于饮酒史,应问清喝什么酒、喝多少、多长时间,以及喝酒的方式。例如:"我还不清楚你的疾病对你上学有多大妨碍,能否告诉我发病后你缺课多少天?"

问诊时,如病人用了术语或特殊的诊断,询问者应核实诊断是否正确。

例1　病人:我父母都有消化性溃疡。

　　　询问者:他们是否经过医生的治疗?/做了什么检查才发现有消化性溃疡?/他们怎样知道得了消化性溃疡?

例2　病人:5年前我患了结核病。

　　　询问者:谁做的诊断呢?

　　　病人:我的保健医生,杨医生。

　　　询问者:曾做过胸部X线检查吗?

　　　病人:做过。

　　　询问者:你经过抗结核治疗吗?

　　　病人:是,服药治疗。

　　　询问者:能想起来是什么药物吗?

　　　病人:一种白色药片。

　　　询问者:知道药名吗?

评分标准:

5分:全部项目都核实了,可以得5分。总是从病人的回答中去核实特殊的、有价值的信息,包括在需要时了解药物治疗、嗜好的细节(如用药的数量、频次及时间等)。如病人说:"我对青霉素过敏。"则应追问"你怎么知道你过敏?""过去你用青霉素时有哪些反应?"如询问者引证了每一条,但并非每一条都很完整,可给4分。

3分:按标准如核实了一半项目可以得3分。有时从病人的回答中去寻找特殊的、有价值的证据,但不是始终如一。

1分:未能从病人的回答中去寻找特殊的有价值的证据,只满足表面信息,也不做记录。

(十) 仪表和礼节

外表整洁有助于发展与病人的和谐关系,谦虚礼貌能获得病人的信任以致谈出原想隐瞒的敏感事情,也能鼓励病人提供其他有关的资料。相反,粗鲁傲慢会丧失病人对询问者的信任感。

评分标准:

5分:衣冠整洁,文明礼貌,病人感到温暖亲切(包括头发的梳理、手和指甲的清洁)。

3分:有时忽略了个人仪表和礼貌。

1分:不注意个人仪表和礼貌。

(十一) 友善的举止

增进和谐关系的行为就是询问者使病人感到舒服的举止。视线的接触即为其一,也是问诊技能好坏的关键。注视病人要恰当,过多或过少都不好。换句话说,询问者既要注视病人,又要避免凝视或直视病人,如同一种审讯。其他非语言交流或肢体语言也一样,适当的时候应微笑或赞许地点头示意。与病人之间不要设置任何障碍,认真交谈时应采取前倾姿势注意倾听。另外,当病人谈及他的性生活史时,询问者可用两臂、两腿交叉的姿势,表示能接受和理解他的问题。同样,询问者有时也可拍拍病人的肩膀,但要注意举止适当。其他重要的友好举止还包括语音、面部表情和不偏不倚的语言暗示(不要与肯定的鼓励语混淆)以及一些鼓励病人继续谈话的短语,如"我明白""接着讲""哦,嗯""说得更详细些",也包括病人讲完时附和几句。

评分标准:

5 分:友善的眼神,轻松大方的肢体语言,适当的面部表情、语调和移除障碍物,使病人感到轻松自在,易于交流。同时还可用句末语气词或附和语,适当时拍拍病人肩膀以促进交流。

3 分:用了一些有助于交流的举止,但不能自始至终,有少数举止不太恰当,如注视病人不够或障碍物未消除。

1 分:未创造使病人能安然自在的条件,缺乏体语,或间插一些令人讨厌的举止(如脚不停地拍击地板或用铅笔敲纸),而且与病人没有视线接触。

(十二)赞扬与鼓励

该项是用以评价询问者如何妥善地运用一些赞扬语言,促使病人与自己合作,间断地给予肯定和鼓励,使病人受到鼓舞而积极提供信息。如以下评论:"那你一定很困难"或"那是可以理解的";一些通俗的赞扬语,如"你已经戒烟了? 太好了,那一定用了很大毅力"或者"我很高兴,你能每月做一次乳房的自我检查,这对妇女能在家中自己发现乳房包块非常重要"。这对增进与病人的关系大有帮助。

评分标准:

5 分:交流中间断地给予一些赞扬性肯定或反馈,如赞扬病人采取有益于身体健康的措施(如"你已经戒烟了,真是太好了")。赞扬语应该有特殊的内容,对病人的悲伤、痛苦能表示同情和理解,如"那你一定很困难""碰到这样的问题任何人都会生气的"等。

3 分:既没过分的赞扬或批评,也没有过多表示同情的言语举止,泰然处之,即使有也是不偏不倚的态度,未能有效赞扬或鼓励。

1 分:没有赞扬语,而持否定的态度或公开批评病人,如"我不相信你戒烟前竟然抽了 20 年的烟。"

(十三)病人的看法

询问病人对自己所患疾病的看法,对有效的诊断和治疗非常重要,病人对病因的信念和关注直接影响他叙述症状和对诊断的理解。例如,病人可能认为他因喜吃甜食、食糖过多而导致糖尿病。询问者还应了解病人所知的有关疾病治疗的知识以便进行教育。上述病人很可能认为停止食糖或甜点就能治愈糖尿病。病人对其预后的看法也会影响治疗。如果某人的叔父死于胃癌,那他可能将消化性溃疡视为一种致命性疾病。

例如:病人:我有胃痛。

　　询问者:对此你有什么看法呢?

　　病人:我怕是得了癌症。

　　询问者:你为什么认为得了癌症?

病人:因为我叔父 1 年前死于癌症。

询问者还应问明主诉以外病人关心的其他问题,许多病人可能隐藏了他关心的问题,如未发现,未被解决,则对治疗不利。例如:一名性传染病的病人可以说出他的症状及治疗要求,但很可能隐瞒对引起阳痿的忧虑。

评分标准:

5分:能引出病人对疾病的看法,包括对病因的担心和对诊断治疗以及预后的理解,特别要启发诱导出隐藏的忧虑。

3分:仅引出部分看法,并表示有点关心。

1分:不问也不关心病人的看法。

(十四)关切疾病的影响

一个诊断对病人、病人家庭和家庭生活方式均有巨大影响。癌症病人即为一明证。由于长期的治疗、药物的不良反应以及可能降低的家庭收入,必然影响到病人、家庭成员和家庭生活方式。询问者应提及某些疾病会影响自我形象。例如:一个乳腺切除的病人,自我形象会大不相同;一个病人心脏病发作后,可能改变他的性生活和体力活动。这些肯定会改变病人对自己的看法,询问者应在病人及家属不反感的前提下适度探讨与主诉相关的这些问题,宽慰病人。

评分标准:

5分:能询问家庭情况,也谈到疾病和治疗对病人本身及其家庭成员的生活方式和自我形象的影响,并适当探讨这些问题。

3分:意识到疾病和治疗对病人本身及其家庭成员的生活方式的影响;但不能适度探讨这些问题或只能部分解释对自我形象的影响。

1分:未顾及疾病和治疗对病人本身及其家庭成员的生活方式和自我形象的影响。

(十五)关心支持和帮助的来源

鼓励病人设法寻求经济和精神上的支持和帮助,包括家庭其他成员、朋友、工作单位等,以及有无即刻能帮助病人的个人或团体。此外,询问者还可建议一些病人不知道的慈善机构及自助组织等的帮助。

评分标准:

5分:关心病人现有的经济和精神上的支持和帮助,包括个人、家庭和工作单位。

3分:仅了解部分可得到的资助,或只了解了资助,忽略了其可靠性。

1分:不关心有无资助。

(十六)关心病人的期望

询问者应了解病人就诊的确切目的、要求(一张处方或一张恢复工作的证明)及对疾病的期望。如以药物治疗和改变生活方式等为目的,就需要保持长期连续的医患关系,这需要询问者与病人共同协商决定。

在很多情况下,关心和教育病人是治疗成功的关键,询问者应判断病人最感兴趣的、想要知道的及每一次可理解的信息量,从而为他提供适当的信息或指导以及教育材料(可能的话)。

评分标准:

5分:能启发病人讲出对医生的确切期望,正确判断其最感兴趣和最需要解决的问题,包括协商近期和远期的目标(如"这次看病,你有什么要求?")。若病人教育是关键,应根据其兴趣给予适当的教育。

3分:仅启发病人讲出了部分期望,企图了解病人的兴趣,予以教育,但不彻底。

1分:未能启发病人讲出他的愿望,也分不清对病人教育的关键。

(十七)检查病人的理解程度

许多情况下,询问者可用巧妙的语言来检查病人对目前所患疾病或所做检查及治疗的理解程度。询问者可要求病人重复所讲的内容,示范检查方法,或提出一种假设的情况,看病人能否做出适当的反应。当病人没有医生直接指导而必须继续治疗时,正确的理解是成功的关键。如药物治疗时,让病人知道用药的目的、用法以及对机体的作用是很重要的。询问者如需与病人讨论某些检查结果时亦应如此。如病人没有完全理解或理解有误,应予及时纠正。

评分标准:

5分:应用仔细而巧妙的方法有意识地检查病人是否理解问诊中所谈的内容,包括诊断、治疗或者会诊。检查方式包括让病人重复所谈的内容,提出附加问题,给予设定的情景让病人示范。

3分:只泛泛地直接询问病人是否理解所谈的内容,而未用审慎的方式去验证。

1分:未评定病人的理解程度,也没有及时纠正病人的误解。

(十八)承认经验不足

询问者应明白自己的经验是否能够为病人提供足够的信息,当自己不能提供足够的信息及建议,应承认自己这方面经验不足。例如:一个内科医生将病人转给心脏专家就因为自己缺乏心血管特殊检查方面的知识。一旦病人问及,应承认经验不足并立即设法为病人查找答案。

评分标准:

5分:当无法回答病人的问题时,能承认自己经验不足,并立即设法查找答案。

3分:当无法回答病人的问题时,能承认自己经验不足,但只是偶尔为病人查找答案。

1分:当无法回答病人的问题时,为满足病人而捏造答案,从不查找答案。

(十九)鼓励病人提问

问诊时,让病人有机会提问是非常重要的,因为病人可能经常想起一些询问者未曾获得的相关信息,或者还有一些问题需要询问者回答。

询问者应明确地给病人机会,鼓励他提问和讨论问题。例如:询问者应对病人说明,如有疑问或者还能提供与现在正在讨论的问题有关的更多信息,就请大胆提出。通常这是在每个主要部分交谈结束时进行,问诊结束再重复。

评分标准:

5分:鼓励病人对正在讨论的内容提问,并给予病人提出其他问题甚至与本次谈话无关问题的机会,如"我们已谈了许多有关你的情况,你还有什么问题或疑问吗?"或者"任何其他问题你都可以随便谈谈"。这些常在问诊结束时进行。

3分:给病人提问的机会,但既不鼓励也不阻止,如"你有什么问题?"常在问诊结束时进行。如询问者虽未给机会让病人提问,但病人表示满意,可给2分。

1分:根本不给病人提问的机会,甚至阻止病人提问,如"我们没有时间了。"

（二十）结束语

问诊结束时，以结束语表明问诊结束，并说明下一步计划，询问者的作用、义务，对病人的要求、希望，以及下次就诊或随访计划。

评分标准：

5分：问诊结束时能明确地讲明今后的计划，包括询问者今后要做的（如会诊检查措施）和病人要做的工作（如改变饮食、理疗等），以及预约下次就诊时间（如预约2周后复诊）等。

3分：在谈话结束时，仅向病人讲了一部分计划，如"以后请告诉我你所服用的药名"。

1分：在谈话结束时，未告诉病人今后的打算，病人离开时感到无所适从。

问诊方法小结：

组织安排，时间顺序，巧妙过渡，进度适宜；

正确提问，耐心倾听，重复关键，小结要领；

语言通俗，核实引证，文明礼貌，仪表端正；

赞扬鼓励，同情关心，灵活启发，重点探询；

注意反馈，诚恳谦虚，鼓励提问，结束得体；

不应责备，不可诱问，不用术语，不要连问；

要点二十，必须牢记，驾轻就熟，自有捷径。

（岳荣铮 张超 韩英）

第三节 系统回顾问诊方法

（一）目的

1. 强调系统询问的重要作用。通过系统回顾，培养学习者具有询问各系统全部病症和条理化分类记录的能力。

2. 对各系统的过去情况作全面估计。

3. 通过再度核实，以防遗漏具有重要临床意义的有关资料。

4. 教学内容如下：

（1）要求阅读万学红主编的《诊断学》（第9版）。

（2）以合理方式，从头至足逐一询问。

5. 每一个系统需问1~2个症状。如果均为阴性，可继续问下一个系统；如为阳性，需详细询问该系统。

6. 对病症的有和无，均需记录，如有某一症状，还应详细描述起始情况、发作时间、频率、性质和部位等。如某一系统询问的两个症状均存在，需详细询问和记录该系统。

（二）系统回顾的内容

现病史、既往史中已提及的下述项目，在系统回顾中应避免重复询问。

1. 一般情况 有无发热、体重改变，睡眠情况，有无不适、疲乏或乏力，食欲状况。

一般问题：

（1）你自觉有发热吗？（最高体温？最低体温？热型和伴随症状？）

（2）近期你的体重有无增减？（在多长时间内增加或减少了多少？最轻时多少？最重

时多少？）

（3）你有无失眠情况？（难以入睡还是早醒？有多长时间了？）

2. 皮肤　有无皮损或其他异常，有无颜色、性状、湿度、温度、毛发和指甲的改变，有无疼痛或瘙痒，既往已经诊断和治疗的皮肤疾病。

一般问题：

（1）你皮肤有无问题？（皮损或其他异常？有无疼痛、瘙痒？）

（2）你以往得过皮肤病吗？诊断和治疗情况如何？（什么时间？有无病情证明？）

3. 造血系统　有无出血、肿大和触痛的淋巴结、贫血、骨痛和输血反应，有无药品、毒物或放射物质的接触史。

一般问题：

（1）你有过出血吗？（部位？时间？自发或手术后出血？）

（2）你自觉有肿块吗？（部位？时间？有无触痛？）

4. 头部　有无外伤、头痛、头昏、头晕、眩晕。

一般问题：

（1）你有头痛吗？（部位、时间、发作情况？疼痛像什么样？有无伴随症状，如恶心、呕吐？）

（2）你的头部受伤过吗？（部位、时间、伤后有无神志不清？）

5. 眼　有无视力障碍、复视、畏光、发痒、发干、流泪，既往有无青光眼和白内障。

一般问题：

（1）你的眼睛有无不适？（疼痛？发痒？流泪？发红？）

（2）你有无视力问题？（开始情况：突然或渐起？能看多远？戴眼镜吗？有无头痛？）

6. 耳　有无耳聋、疼痛、分泌物、眩晕、耳鸣。

一般问题：

（1）你有无听不见或听不清？（有过头部外伤吗？药物中毒史？家族史？噪声或异响？急性炎症？）

（2）你有无耳朵"嗡嗡"响的情况？感觉耳内有铃声或吹口哨声？（有无心血管疾病？药物中毒史？是否伴有出汗、呕吐、站立不稳？）

7. 鼻　鼻腔有无分泌物，有无鼻出血、鼻塞、反复感冒和嗅觉改变。

一般问题：

（1）你有无鼻塞？（有无妊娠？异物吸入？服用利血平史？）

（2）你鼻腔有无分泌物？（分泌物的量、气味？有无脑外伤？打喷嚏或发痒？分泌物性状：水样、脓性、浆液性、血性？）

8. 口　有无口舌疼痛、牙龈出血、口舌损害、味觉改变，牙齿情况。

一般问题：

（1）谈谈你的牙齿情况。（有无龋齿或义齿？）

（2）你牙龈有无出血？（出血量及出血时间？卫生习惯？伴随症状？）

（3）你有无口舌疼痛或溃疡？（部位？时间？）

9. 咽和喉　有无咽喉炎、声音嘶哑、吞咽困难。

一般问题：

（1）你有咽喉痛吗？（有无反复患扁桃体炎史？有无关节痛？）

（2）你有无吞咽困难？（吃硬东西时？软食或液体时？有无呛咳？脑部疾病？异物吸入或吞服史？）

10. 乳房　有无疼痛、肿胀、触痛、分泌物或肿块，最后一次乳房 X 线检查的结果。

一般问题：

（1）你乳房有无肿块？（开始时间？有多久了？部位？有无疼痛？月经周期中对激素变化的反应如何？大小变化情况？如已手术切除，应问清手术类型和病理诊断。）

（2）你乳房有无分泌物？（性质？部位？与月经周期的关系。）

（3）你是否定期做乳房自我检查？

11. 呼吸系统　有无呼吸困难、咳嗽、咳痰、咯血、胸痛、喘息、发绀、发热、盗汗，最后一次胸部 X 线检查的日期和结果。

一般问题：

（1）你有无呼吸困难？（程度？进展速度？用力时发生还是休息时发生或用力和休息时均可发生？）

（2）你有无咳嗽？（干咳或有痰？发作性？金属调或高调？百日咳样吼声？痰的颜色、量、性状和异常气味？）

（3）你有无咯血？（咯血量？是全血或痰中带血？）

12. 心血管系统　有无呼吸困难、端坐呼吸、夜间阵发性呼吸困难、胸痛、水肿、心悸、晕厥，既往有无高血压或心脏病史（杂音、心脏病发作、风湿性心脏病）。

一般问题：

（1）你有无气紧、憋气、被迫端坐位呼吸、胸痛感觉？

（2）你有无心慌、心跳感觉？（时间？伴随症状？）

（3）你有无胸痛？（部位？放射区域？程度？性质？诱发因素？缓解或加重因素？伴随症状？）

（4）你有无水肿？（部位？时间？水肿情况和伴随症状？）

13. 消化系统　食欲情况，有无排便习惯改变、腹泻、便秘、恶心、呕吐、呕血、腹痛、黄疸、吞咽困难、消化不良、嗳气、胀气、痔、疝、便血，以及大便性状。

一般问题：

（1）请谈谈你的食欲情况。（量？饮食习惯改变？伴随症状？）

（2）请谈谈你的大便情况。（频率？性状？颜色？量？伴随症状如疼痛、发热？）

（3）你经常呕吐吗？呕吐物外观如何？（量？颜色？性状？伴随症状？）

（4）你有无腹痛？（时间？部位？放射范围？程度？疼痛性质：钝痛、烧灼痛、饥饿痛、刺痛、痉挛痛或绞痛？伴随症状？）

（5）你有过皮肤发黄或者眼睛发黄的情况吗？（程度？伴随症状？）

14. 泌尿系统　有无血尿、尿频、尿痛、尿急、夜尿增多、排尿困难、排不尽或尿失禁、尿色异常、少尿、水肿。

一般问题：

（1）你一天小便多少次？每次解多少？（白天多少次？黑夜多少次？有无夜尿增多？尿急？尿痛？）

（2）小便什么颜色?（有无血尿? 尿色异常? 伴随症状?）

（3）你有无排尿困难?（起始困难或是滴沥状?）

（4）你排尿时有无疼痛?（部位? 性质?）

15. 生殖系统 性生活习惯（满意程度、次数）、既往性病史。

一般问题:

（1）性交时你感觉如何?（满意? 不适? 困难或疼痛?）

（2）你知道如何预防性病吗?

男性:生殖器损害,尿道分泌物,睾丸疼痛或肿胀,阳痿,自身检查情况。

（1）你有无生殖器损害?

（2）你做睾丸自身检查吗? 情况如何?

女性:阴道分泌物,性交时阴道或盆腔疼痛和不适,生殖器损害,最后一次盆腔检查和阴道涂片日期和结果。

（1）你阴道常有分泌物吗?（颜色? 量? 发生时间?）

（2）请谈谈你最后一次盆腔检查和阴道涂片的日期和结果。

16. 月经和生育史 初潮的年龄,月经（周期、经期、经量和性状）。有无痛经、子宫出血、月经过多、性交后出血,妊娠情况和绝经,计划生育状况。此项也可在婚育史中询问。

一般问题:

（1）子宫出血:在月经间期出现阴道流血或血凝块。

（2）性交后出血:性交后有阴道流血。（量? 时间?）

（3）绝经:绝经日期,自发绝经或术后或放疗后停经,有无并发症和再出血的情况。

（4）妊娠情况:妊娠次数、流产次数,有无并发症;应分别记录妊娠次数和分娩次数。

17. 内分泌系统 有无多尿、多饮、多食、怕热、怕冷、乏力、震颤、出汗、水肿,有无体重、行为、骨骼、皮肤、面容和毛发的改变,有无头昏、饥饿感,有无外伤、手术、产后出血史,以往激素治疗情况。

一般问题:

（1）你每天排尿多少?（如有多尿,问清尿量、排尿次数;有无多饮、多食、外阴瘙痒、皮肤感染?）

（2）你有无怕热? 怕冷?（有无肌肉震颤、多汗、复视、乏力、水肿?）

18. 肌肉骨骼系统 有无肌肉骨骼疼痛、肿胀,有无关节畸形或运动障碍,有无肌痉挛、软弱无力,以往受伤史。

一般问题:

（1）你有关节痛吗?（单关节或多关节? 多久了? 有无肿胀? 发红? 疼痛性质? 有关症状:咽痛、发热、皮疹、麻木?）

（2）你自觉有关节僵硬或运动障碍吗?（部位? 时间? 有无外伤? 加重或减轻因素?）

19. 神经系统 有无头昏、惊厥、晕厥、眩晕、感觉异常、头痛、麻木、瘫痪、轻瘫、无力、不协调、震颤、语言障碍、大小便失禁。

一般问题:

（1）你有无肌肉强直收缩样发作?（持续或阵挛性? 发作后有无意识丧失? 每次发作多久?）

（2）你有无自身旋转或周围景物转动的感觉？（有无恶心？呕吐？出汗？头痛？耳鸣或耳聋？）

（3）你有无头昏？头重脚轻的感觉？

（4）你有无感觉异常？

20. 精神状态 有无幻觉、定向力障碍、情绪改变、妄想，既往精神病史和治疗情况。

一般问题：

（1）身边无人时，你觉得耳边有声音或说话声吗？（有无幻觉？）

（2）你知道你现在在哪里？现在是什么时候？你叫什么名字？

（3）你的情绪如何？（喜悦？抑郁？焦虑？）

（4）你觉得你的行动受他人控制吗？你相不相信别人会知道你内心的想法？

上述 4 项都应该问及。若有 1 项阳性可建议病人去精神科就诊，其余条目见精神科问诊内容。

（三）系统回顾必须询问项目

系统回顾中每一系统必须询问以下项目，如有两项阳性，就应全面仔细询问该系统。（现病史或既往史中已提及的下述项目，在系统回顾中应避免重复。）

1. 一般情况 有无发热、体重改变，睡眠情况，有无不适、疲乏与乏力，食欲状况。

2. 皮肤 有无皮损或其他异常，既往已经诊断和治疗的皮肤疾病、有无颜色、性状、湿度、温度、毛发和指甲的改变；疼痛或瘙痒。

3. 造血系统 有无肿大和触痛的淋巴结，出血、贫血和输血反应，骨痛。有无药品、毒物或放射物质的接触史。

4. 头部 有无头痛、外伤、头昏、头晕、眩晕。

5. 眼 有无眼病、视力障碍、复视、畏光、发痒、流泪；既往有无青光眼和白内障。

6. 耳 有无耳聋、耳鸣、疼痛、分泌物、眩晕。

7. 鼻 鼻腔有无分泌物、鼻塞，有无鼻出血、反复感冒和嗅觉改变。

8. 口 有无口舌疼痛、溃疡、牙龈出血、牙齿情况、味觉改变。

9. 咽和喉 有无咽喉疼痛、吞咽困难、声音嘶哑。

10. 乳房 有无疼痛、分泌物或肿块、肿胀、触痛、最后一次乳房 X 线检查的结果。

11. 呼吸系统 有无呼吸困难、咳嗽、咳痰、咯血、胸痛、喘息、发绀；最后一次胸部 X 线检查的日期和结果。

12. 心血管系统 有无胸痛、水肿、心悸、呼吸困难、端坐呼吸、夜间阵发性呼吸困难、昏厥、既往有无高血压或心脏病史（杂音、心脏病发作，风湿性心脏病）。

13. 消化系统 有无呕血、腹痛、黄疸、排便习惯改变、吞咽困难、消化不良、恶心、呕吐、嗳气、胀气、腹泻、里急后重、便秘、便血、大便性状、痔、疝。

14. 泌尿系统 有无尿频、尿痛、尿急、血尿、夜尿增多、排尿困难、滴沥或尿失禁、少尿、水肿。

15. 生殖系统 性生活习惯、既往性病史。

男性：生殖器损害、尿道分泌物、睾丸疼痛或肿胀，性功能异常，自身检查情况。

女性：阴道分泌物；最后一次阴道涂片巴氏染色检查的日期和结果，性交时阴道或盆腔疼痛和不适；生殖器损害。

16. **内分泌系统** 有无多尿、多饮、多食、怕热或怕冷;有无体重、行为、骨骼、皮肤、毛发的改变,软弱、震颤、出汗、水肿,有无外伤、手术、产后出血,以往激素治疗情况。

17. **肌肉骨骼系统** 有无骨骼肌肉疼痛、肿胀;有无关节畸形或运动障碍;肌痉挛、软弱无力;以往受伤史。

18. **神经系统** 有无惊厥、晕厥、眩晕、头昏、头痛、失眠、感觉异常、麻木、瘫痪、轻瘫、无力、共济失调、震颤、语言障碍。

19. **精神状态** 有无幻觉、定向力障碍、妄想、情绪改变,既往精神病史和治疗情况。

(岳荣铮 张超)

第四节 儿科问诊纲要

儿科学领域广泛,涵盖了从胎儿至青春期的所有阶段。在这一时期,儿童的情感、社会、认知及生理发育都经历了巨大的变化,熟练掌握相关的问诊方法和技巧,是开展儿科临床诊疗工作的基础。与成人的问诊一样,儿科问诊也是在查体之前进行,在此期间患儿可以熟悉和适应医生。然而,与成人病史采集不同的是,儿科病史大多是来自其父母或监护人,但让儿童参与这个过程也会对病情判断提供有用的线索,特别是当儿童年龄足够大时,也要询问患儿本人。在问诊儿童时有两条简单的原则:一是使用简单的语言;二是避免太快地提出太多问题。

(一)引言和基本信息

1. 引言

(1)询问者做自我介绍。

(2)说明自己的身份和作用。

(3)称呼病史陈述者为"某先生""某太太""某女士"或其他合适的称呼。

(4)问诊前和病史陈述者或患儿作简单交谈,如了解患儿的乳名或小名,可使对方轻松自在并与自己合作。

2. 基本信息

(1)患儿姓名。

(2)性别。

(3)年龄(采用实际年龄:新生儿记录天数,婴儿记录月数,1岁以上记录几岁几月)。

(4)民族。

(5)出生地(省、市或县)。

(6)家长或抚养人姓名、职业、文化程度。

(7)家庭详细地址和/或其他联系方式(如电话号码)。

(8)病史陈述者和患儿的关系。

(9)病史可靠程度。

(二)主诉

用病史陈述者的语言概括患儿的主要症状或体征及其发生时间,如"间歇性腹痛3天"。问诊时先用通俗易懂的一般性问题提问,如"你的孩子哪里不好?"。

（三）现病史

1. 详细记录病人目前的主要问题

（1）起病情况和患病时间。

（2）主要症状的特点，包括出现的部位、性质、发作频率、持续时间、程度、缓解或加剧因素。如咳嗽的询问应包括：持续性还是间断性？剧烈还是轻咳？单声或连续性、阵发性咳嗽？有无鸡鸣样吼声？有无痰及其性状？咳嗽在一天中何时最重等。

（3）病因和诱因。

（4）病情的发展演变（按时间顺序记录，包括主要症状的发生、发展以及出现的其他症状）。

（5）伴随症状。

（6）有临床意义的阴性症状。

（7）诊断和治疗经过（药物名称、剂量、给药方法、时间、疗效及有无不良反应等）。

（8）患病后一般情况（精神、食欲、体重、睡眠和大小便情况等）。

2. 小结、解释和再度核实。

3. 用过渡语言转入个人史的问诊。

（四）个人史

1. 问诊要点

（1）胎儿期：母亲孕次、产次、流产史（包括自然流产和人工流产）。对新生儿病人应详细询问母亲妊娠期情况，包括疾病、饮食、医疗监护情况、用药、意外事故、X线照射、出血、羊水过多、高血压、蛋白尿、血尿、糖尿、血型等。如询问患儿母亲"你怀孕期间怎么样？"，就可以展开这一部分的问诊。

（2）出生史和新生儿期情况：出生史应包括胎龄、产程、分娩方式、接生地点（指出生场所，如家庭、医院或转运途中等）；分娩前后母亲用药情况（如镇静剂、麻醉剂）；新生儿出生时情况（如哭声、复苏、Apgar评分）。新生儿期情况包括出生体重、身长、头围、产伤、畸形、呼吸困难、发绀、皮疹、黄疸、惊厥、出血、吸吮和喂养问题、第一次胎便和小便时间、住院时间、体重增减等。

（3）喂养和营养：母乳喂养、人工喂养或混合喂养；维生素和辅食的添加；食欲以及喜爱和厌恶的食物；有无呕吐和腹泻的情况。了解喂养情况对患有营养性或消化系统疾病的患儿尤为重要。

（4）生长发育：运动发育：抬头、独坐、爬、站立、行走；语言发育：叫爸爸、妈妈和说简单句子；对人与社会环境的反应力：笑、大小便的控制情况；体重、身长的增长；乳牙萌出时间。学龄儿童应询问其学习成绩，女性年长儿还应询问月经初潮年龄。

（5）习惯和行为：进食、睡眠、体格锻炼、牙的护理等习惯，注意询问有无不良习惯或行为障碍。

2. 小结、解释和再度核实。

3. 用过渡语言转入既往史的问诊。

（五）既往史

1. 既往史问诊与成人相同，应包含任何一次住院、外伤和手术的细节，以及常规使用的药物。如果患儿为早产儿，询问早产相关的晚期效应，例如早产后呼吸系统疾病、营养问题、发育和运动障碍以及感觉缺失。

（1）既往健康情况。

（2）既往疾病：指感染性疾病、传染病和其他与现病史有关的疾病。

（3）预防接种：接种项目、接种年龄和有无不良反应。

（4）意外事故、外伤和手术情况。

（5）过敏史（药物、食物及环境因素等）：湿疹、荨麻疹、哮喘等。

2. 小结、解释和再度核实。

3. 用过渡语言转入系统回顾的问诊。过渡性语言可引导病人更好地理解医生问题的逻辑性，让问诊顺利地从一个话题转入另一个话题。如通过"现在我要问你一些关于你以前健康状况的问题"进入系统回顾部分的问诊。

（六）系统回顾

1. 系统回顾根据身体的系统，总结了所有可能在现病史中或者其他病史中被忽略的症状。通过系统询问所有可能的症状，医生能够仔细检查每个系统，并且发现与现在疾病"不相关"的其他症状。该部分问诊允许学生使用儿科系统回顾问诊纲要，见附录。

（1）一般情况。

（2）皮肤。

（3）造血系统。

（4）头。

（5）眼。

（6）耳。

（7）鼻。

（8）口。

（9）咽喉。

（10）乳房。

（11）呼吸系统。

（12）心血管系统。

（13）消化系统。

（14）泌尿系统。

（15）生殖系统（包括月经史）。

（16）内分泌系统。

（17）运动系统。

（18）神经系统。

（19）精神状态。

2. 小结、解释和再度核实。

3. 用过渡语言转入家族史的问诊。当前一部分病史问完后，可通过"我现在要问你一些关于你家人的情况"等过渡性语言，很自然地将话题引入，同时不让医生和病人感到突兀和尴尬。

（七）家族史

1. 儿科家族史基本上与成人家族史相同，但儿童家族史在发现遗传性疾病及先天性代谢性疾病方面有更大的作用。

（1）父母、兄弟姐妹和祖父母的年龄及健康情况,注意父母是否近亲结婚,祖父母是否与患儿居住在一起。如有遗传性疾病家族史,应画出完整的家族遗传谱系图。通过分析家系图,检查者可以了解儿童以后罹患某种特定疾病的风险（图 2-4-1）。

（2）家族成员中有无下列疾病的发生:结核病、肝炎、先天畸形、精神或神经疾病、风湿热、过敏性疾病、出血性疾病、免疫缺陷病、癌（瘤）、癫痫、糖尿病等。

（3）家族中已死亡的儿童,应注明死亡的年龄和原因,包括死胎。

2. 小结、解释和再度核实。

3. 用过渡语言转入社会史的问诊。

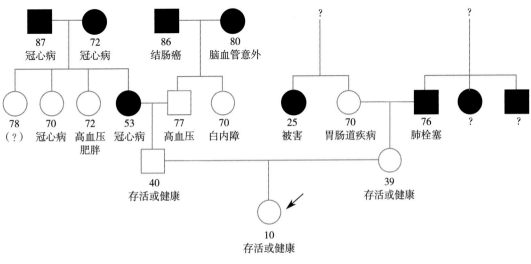

图 2-4-1　家系图

→病人本人,□男性,○女性,■已故男性,●已故女性。图中数字代表年龄/岁。

（八）社会史

1. 问诊要点

（1）患儿父母婚姻状况、文化程度、职业和经济收入。

（2）环境卫生情况;患儿有无传染病的接触史（如保姆、邻居或亲戚）。

（3）当地流行病或地方病。

（4）健康保险或医疗费用来源。

（5）文化史:我国是一个多民族国家,应了解患儿家庭的民族风俗习惯,避免在医疗过程中轻易引用"科学"来否定他人。应谨记所有的医疗行为都是建立在科学观察所得到的因果关系基础上。

2. 小结、解释和再度核实。

（九）结束语

1. 询问病史陈述者对患儿疾病的看法。

2. 讨论病史陈述者提出的问题。

3. 讲明医生和病史陈述者以及患儿下一步应做的事情。

附录:儿科系统回顾问诊

(一)儿科系统回顾问诊方法

(现病史或既往史中包括的下述内容,在系统回顾中应避免重复)。

每一系统必须询问下面的一般问题。如阳性,应进一步详细询问该系统;如阴性,则过渡到下一系统。

1. 一般情况

发热:体温(最高温或最低温、热型、持续时间和伴随症状)。

体重:体重增加或减少的程度,在多长时间内。

疲乏:精神或体力。

一般问题:你的孩子曾经有发热吗? 你的孩子有体重增加或减少吗?

2. 皮肤

皮疹:有无麻疹、风疹、幼儿急疹等,特点是什么? 有无伴随症状,如发热等。

颜色:苍白、发红、发绀、黄疸或色素沉着。

湿度:出汗过多或干燥。

一般问题:你的孩子曾有过皮肤疾病吗?

3. 造血系统

出血:部位(鼻、牙龈或其他系统),性质(瘀点、瘀斑、血肿),量。

贫血:发病年龄,程度(轻、中、重),伴随症状(疲乏、发热、骨痛等),输血(次数、量、反应、血型)。

一般问题:你的孩子曾发生过出血吗?

4. 头

外伤:部位、有无意识丧失。

头痛:参阅神经系统。

惊厥:参阅神经系统。

一般问题:你的孩子曾有过头部外伤吗?

5. 眼

视力障碍:发生年龄、配戴眼镜、伴随症状(如头痛等)。

其他问题:疼痛、发红等。

一般问题:你的孩子有无视力障碍? 你的孩子曾经有过眼睛的问题吗?

6. 耳

耳聋:发生年龄、家族史、过去的耳疾史(疼痛、异常分泌物,耳毒性药物如链霉素、庆大霉素、卡那霉素等的使用)。

分泌物:既往严重感染性疾病的历史(如高热、惊厥、中耳炎等)。

一般问题:你的孩子曾有过听力丧失吗? 你的孩子曾有过耳朵流水吗?

7. 鼻

分泌物:质(水样、脓性、浆液性、血性),量。

阻塞:伴随症状(如喷嚏)。

一般问题:你的孩子有过流涕吗? 你的孩子有过鼻塞吗?

8. 口

龋齿:阳性家族史、卫生习惯、修补、氟化物预防。

疼痛:口腔黏膜或舌溃疡。

一般问题:你的孩子有龋齿吗? 你的孩子口腔有过破损吗?

9. 咽喉

咽痛:发热、咳嗽、声嘶。

一般问题:你的孩子有过咽痛或声嘶吗?

10. 乳房

肿胀:发生年龄、疼痛、服用补药或误服避孕药的历史。

11. 呼吸系统

咳嗽:发热、咳痰、胸痛、喘鸣、发绀、卡介苗的预防注射史。

呼吸困难:异物吸入史。

一般问题:你的孩子曾经有咳嗽吗?

12. 心血管系统

发绀:发生年龄、持续性或间歇性,有无呼吸困难。

呼吸困难:水肿、端坐呼吸。

一般问题:你的孩子曾经有过口和鼻周青紫吗?

13. 消化系统

呕吐:发热、黄疸、腹泻。

腹泻:呕吐、发热、大便性状。

一般问题:你的孩子有过呕吐吗? 你的孩子有过腹泻吗?

14. 泌尿系统

少尿:近期感染史、肾脏病和心脏病历史。

尿色异常:血尿(腹痛、水肿、高血压),尿色加深(黄疸、贫血等),尿频、尿急、尿痛,尿床。

一般问题:你的孩子小便量有无改变? 你的孩子小便颜色有无改变?

15. 生殖系统

男孩。尿道口分泌物:包茎。

　　　　睾丸肿胀:发热、疼痛。

女孩。阴道口分泌物:卫生习惯。

　　　　月经:周期、量、疼痛。

16. 内分泌系统

体重或身高改变:多尿、多饮、食欲改变、性征变化、智力减退、皮肤改变、阳性家族史等。

17. 运动系统

关节疼痛:肿胀、畸形。

肌肉无力:肌肉、外形的改变、阳性家族史。

一般问题:你的孩子有过关节疼痛吗?

18. 神经系统

惊厥:发热、出生史。

头痛:部位、程度、外伤及伴随症状(呕吐、发热等)。

一般问题:你的孩子曾有过抽风吗？你的孩子有过头痛吗？

19. 精神科情况 多动、烦躁、易怒、不合群、畏缩、忧虑。

（二）儿科系统回顾问诊纲要

1. 一般情况 发热、体重改变、疲乏。

2. 皮肤 皮损、颜色、湿度。

3. 造血系统 出血、贫血。

4. 头 外伤、头痛、惊厥。

5. 眼 视力障碍,其他问题。

6. 耳 耳聋、分泌物。

7. 鼻 分泌物、阻塞。

8. 口 龋齿、疼痛。

9. 咽喉 咽痛。

10. 乳房 肿胀。

11. 呼吸系统 咳嗽、呼吸困难。

12. 心血管系统 发绀、呼吸困难。

13. 消化系统 呕吐、腹泻。

14. 泌尿系统 少尿、颜色异常。

15. 生殖系统 男孩:尿道分泌物、睾丸肿胀;女孩:阴道分泌物、月经。

16. 内分泌系统 体重或身高的改变。

17. 运动系统 关节疼痛、肌肉无力。

18. 神经系统 惊厥、头痛。

19. 精神科情况 多动、烦躁、易怒、不合群、畏缩、忧虑。

（王涛　张超）

第五节　精神科问诊及精神检查方法

精神科问诊与其他学科不同。总的来说,完整的精神科问诊应包括两大部分内容:一是病史采集,二是精神检查。有关前者,询问者需询问病史提供者的具体条目(详见本章第一节),在此仅补充精神科问诊有别于其他医学科目之处,即精神科问诊和精神检查往往合并在一起进行。关于后者,也就是本节的主要部分,着重介绍精神检查的内容,询问者在临床上可能碰到的困难和处理技巧,以及按精神检查顺序,介绍与之有关的重要概念,并对每个概念给予定义或例子以便于理解。

（一）病史采集

精神科病史采集有别于其他医学科目之处,主要有以下几点:

1. 精神病的病史应该从一个或多个病人的亲属中获取,这是十分重要的,因为病人大多对自己的疾病缺乏自知力,有些甚至不认为自己有精神障碍。基于对疾病的病耻感,或者一些非疾病的社会因素,即便是病人的家属,也有可能对某些症状隐瞒。因此,我们应尽可能地从知情的亲戚或其他人处了解病况。

2. 询问者应注意疾病是如何开始及发展的,了解使病情好转或加重的因素,并注意发病前后的比较。尤其应该注意症状出现前是否有异常的生活事件影响,以及发病过程中症状的变化与生活事件的关系。

3. 问诊者不仅是采集病史,而且要获取具体的临床征象。因此,有些重要的例子应该具体地记录下来,以便理解分析。特别是有些症状表现难以简单归类时,应加以详细描述,以便在临床治疗过程中,不断地完善症状的内容,认识症状的本质。

4. 综合运用开放式提问和封闭式提问技巧。尽管直言询问病人一些与病史有关的问题是必要的,但有时候要有意给病人一些机会让其自发地谈,因为有些意想不到的材料会从这里发现。同时又要注意在问诊过程中,询问者的任务是让病史提供者或病人围绕与病史有关的话题进行,如果他(她)说得太远,我们就要将其引导回来,这时,询问者就应该问一些简短的引导句或局限句(引导句往往提示问题的结果,局限句仅仅让你在是或非中做选择),这样就可以避免他们不着边际地漫谈。

5. 询问者首先要明确症状的基本性质,例如:是情绪的问题还是思维内容问题。然后才问发生的时间和使之好转或加剧的因素。

6. 病史采集有时还要收集病人的书信或日记,了解病人的兴趣爱好,既往的个性特征。要注意不同年龄阶段的人群在日常生活习惯、社会交往活动以及身处不同工作环境中的差异,从中发现重要的病史和检查材料。

7. 在问诊的同时,精神检查还要观察病人的情绪反应、语气、面部表情和行为,这在问诊不合作的病人中尤其重要。

上述条目同样适用于病人的精神检查。

(二)精神检查

由于精神症状的表现形式多样,受社会环境、年龄、性别、生活环境等外界因素的影响巨大。而精神检查是以交谈和观察为主要检查手段。因此,精神检查相对于其他非精神专科检查有巨大的差异,尤其是在一些细节方面,需要加以额外的关注。其次,不应忽略精神检查也是一个建立良好医患关系的关键手段。由于精神疾病病人对疾病治疗的配合程度差,且大多数精神疾病的治疗均需要花费更长的时间,有些甚至需要终身治疗,良好的医患关系是保持治疗连续性的关键。

1. 在精神检查时,需要检查者关注的重点

(1) 注意精神检查的环境准备。首先,问诊应该在安静的、不受打扰的房间里进行;其次,环境的设置应尽量给病人以安全舒适的体验;最后,环境的设置还应该考虑面对有冲动攻击倾向的病人时,保护好病人和询问者自身的安全。

(2) 要注意根据病人的当前状态把握精神检查的节奏,如果病人情绪异常激动,甚至有冲动攻击行为发生的倾向,精神检查的重点应放在尽快明确病人当前的情绪状态,评估可能发生的危险,了解基本的身体状况,便于紧急处理。待病人情绪趋于稳定后再按照一般精神检查的步骤重新进行问诊。

(3) 精神检查开始前,询问者应对病人的基本情况(如年龄、学习经历、生活环境、文化及习俗等)有清楚的了解,一方面便于选择病人感兴趣的话题保持检查的持续,另一方面也可以更加客观地评估病人的精神异常情况。不了解病人所处的生活环境、文化背景,有可能会忽视病人的某些行为表现,或者出现错误的认识。

（4）在精神检查开始之前,应正式地介绍自己的身份,并做适当的寒暄。最重要的是,要明确说明保护病人的隐私。这种方式可以向病人表示尊重,获取病人的信任,为后续的深入交谈及治疗的开展打下基础。

（5）精神检查结束后,应注意尽可能地向病人及家属详细说明后续的检查及治疗步骤。询问病人及家属是否还有什么疑惑并给予解答。但应注意不宜贸然承诺,比如住院时间、治疗效果等。

（6）学习并掌握基本的定式检查工具,比如各种症状评定量表,可以尽可能全面客观地了解病人在某个方面的症状表现,避免遗漏。同时也可以对病人的病情严重程度进行评估,为后续观察病人的病情变化和疗效评价提供依据。

2. 精神检查中可能碰到的困难和处理办法

（1）有敌意的病人:刚开始谈话时,病人会有些敌意,这或许是由于他不愿意接受问诊。例如:他是因为他的配偶极力劝说才来的,或许他根本不认为自己有病。这时,询问者就应该对病人说明,问诊完全于他有利,为他好。

（2）缄默的病人:对这类病人,如果问诊者做一些非语言的关心,如以一种关心的姿态稍微前倾一些,病人通常会自然地开口说话。但是,在我们确认该病人缄默以前,询问者应该给病人留足够的时间来问答,并应设法变换一些话题以试探病人是否对其中的一些感兴趣。

（3）过分唠叨的病人:对这类病人,要想抑制他的话语是不容易的。这时,询问者就要等他讲话自然停顿的时候插入说明,由于时间有限,医生有责任在必要的时候打断病人的话,以便能集中解决那些对病人治疗至关重要的问题。

（4）过分多动的病人:病人动作过多、坐立不安,会使系统的问诊发生困难。此时问诊不得不将问话局限在几个至关重要的方面,并且主要通过观察病人的行为和自发言语来下结论。

（三）与精神检查有关的重要概念

1. 一般状况

（1）意识状态:意识是对自身状况及环境的认识能力。有关意识障碍的描述很多,如嗜睡、意识模糊、昏睡、朦胧、谵妄、昏迷等。精神检查时,主要通过定向来判断意识状态。

定向:询问病人对时间、地点及人物的认识情况。对环境的反应,包括以下几个方面。对环境的注意程度;与他人主动或被动接触的程度:病人与医生或其他人的接触是主动还是被动。

（2）合作程度:病人在被问诊及体格检查时与医生合作是否良好。

外表和行为:尽管精神检查主要关心病人说些什么,但是从观察病人的外表和行为我们也可获得不少资料。

（3）服饰、面部表现及姿势

一般情况:体貌,有无衣冠不整,服饰是否适时。

面部表现:开心、易激惹、发怒、焦虑、抑郁、面具脸。

姿势动作:颤抖、坐立不安、过分多动。

（4）自发的言语和行为

有无自发言语。

行为:过分多动,冲动,退缩,木僵或其他不常见的障碍(违拗、作态和蜡样屈曲)。

2. 认知障碍

(1)错觉:对外界刺激的错误知觉,如晚上常见的错觉是把树丛的外形当作人形。

(2)幻觉:幻觉指没有外在刺激作用于感觉器官而出现的虚假知觉。例如:听幻觉是没有声源的情况下听到声音。其他类型的幻觉有视幻觉、味幻觉、嗅幻觉、触幻觉和深感觉幻觉。对于幻觉症状的描述应包括两个方面:

1)幻觉内容:如听幻觉时听到的声音是否为人语声。如果是人语声,属于评论性、争论性还是命令性。

2)幻觉出现频率:如每日出现的次数,幻觉持续的时间,以及幻觉出现是否与特定的场景或事件有关。

(3)感知综合障碍:病人能感知客观存在的事物,但对其形状、大小、颜色、距离等产生歪曲的认识。

1)感知综合障碍类型:①视物变形症;②空间感知综合障碍;③非真实感,病人感到周围的事物缺乏真实感;④体型感知综合障碍,对自身的大小和形状的歪曲认知。

2)感知综合障碍出现频率:如每日出现的次数,持续的时间,以及症状出现是否与特定的场景或事件有关。

3. 思维障碍

(1)思维联想障碍:包括思维速度和量的变化。

思维迟缓:病人的思维速度和讲话速度很慢,语言量减少,声音低,不能较快回答问题,病人有脑子变笨的感觉。

思维云集:思维大量涌现,概念一个接一个,快速出现,快速消失。

思维贫乏:病人联想数量减少,概念贫乏,思维极缓慢。

思维中断:讲话时突然停顿,反复出现,病人将其描述为大脑中突然出现一片空白。

思维奔逸:病人的思维及谈话速度很快,一个话题还没讲完就迅速移到下一个话题,但其间的联系是可以理解的。

(2)思维的连贯性和逻辑性障碍

思维松散:讲话含义不清,缺乏逻辑,重复追问仍然不清楚或者表现为整体松散缺乏一条连贯的逻辑线。

思维破裂:病人的表述尽管每个单句的语法结构是正确的,但句与句之间的联系有障碍。

语词新作:病人自己创造词汇或句子,并赋予特殊含义。问诊者应该记录下具体的例子并询问病人其含义为何。

其他:语词杂拌、病理象征性思维。

(3)妄想:妄想是一种与事实相悖,病人的教育及文化背景不符合而病人深信不疑的信念。询问者对妄想不能直言相问,因为病人并不认为其是不正常的思维。通常通过询问病人对他自己描述的其他症状或不愉快经历的解释而获知。

1)妄想的内容:妄想的内容很多,可据此命名,如被害妄想源于病人有被害的感觉而命名。

2）原发性或继发性妄想

原发性妄想：出现突然，病人深信不疑，无精神因素可归咎。例如：一个精神分裂症病人在事先从没有想过，也没有其他先期事件做背景时，突然完全相信他的性别正在转变。

继发性妄想：以病态的体验为前提。如某人听到声音便认为被人跟踪了。以下是几种常见的并且对诊断精神分裂症很重要的妄想：①思维播散：病人深信尽管他没有把他的思想讲出来，可是大家已经知道他在想些什么了；②思维被插入：病人感觉他脑子中的一些思想不是他自己的，而是由外界插入的；③思维被控制感：病人感到他的行为受到外界某人或某物控制；④思维被夺：病人觉得他的思想都已被他人从脑子中抽走了；⑤其他：被害妄想、牵连妄想、夸大妄想、罪恶感等。

（4）强迫观念

1）强迫观念的内容：强迫观念是一种虽然病人努力地要排除，但仍然反复出现在脑海中的观念，病人把它看成是自己脑子中产生的，而不是由其他某人或某物硬塞进来的。通常伴随强迫行为。

2）是否有伴随强迫行为：强迫行为是一种反复的，似乎有目的的行为。由病人刻板地执行，并伴随一种主观上的想抗拒但又不得不执行的感觉。

4. 注意力　注意力是病人排除各种外来或内在刺激干扰，集中精力于某一事物的能力。注意力的判定是各项精神检查的基础。它可通过上述各项检查的施行得到判断。有注意力障碍的病人常不能有效地与询问者配合完成问诊和精神检查。常见的注意力障碍如下。

（1）随境转移：病人的注意力极易被很小的外界或内在刺激所分散，如隔壁的声音、街上的汽车等。病人的被动注意力极易从一个目标转向另一目标。

（2）注意力增强：病人的主动注意力过分地集中于某目标，不易被转移至其他刺激上，如病人过分注意自己的身体内在情况或反复询问同一问题。

（3）注意涣散：病人不能集中注意力于某一事物，即使在医生的要求下也不能集中讨论某一问题，病人常抱怨脑子不工作了，医生提问时，常需反复数次才能得到回答。

（4）注意力减退：病人无论有无外来刺激均无注意力。他可能在问诊时入睡或根本无视检查者的存在。

5. 记忆力

（1）即刻记忆：通过让病人重复检查者缓慢说出的，应被正常人记住的一组数字来评价，一个智力正常的人应能重复7位数。

（2）近期记忆：通过询问病人最近一两天发生的事或病人早餐或晚餐吃什么来评价。

（3）远期记忆：通过让病人回忆个人生活事件或发生于几年前的众所周知的公众事件评价。

6. 智力　智力主要通过测定常识、抽象思维、判断和计算能力而初步评价。如怀疑有智力障碍，则采用韦氏智力量表测定。

（1）常识。

（2）判断。

（3）抽象思维。

（4）计算能力。

7. 情绪障碍

（1）情绪障碍的性质：在介绍观察病人行为时已经讲了一部分情绪评价的内容，现在将更详细地讨论这个问题，以下是情绪障碍的表现。

抑郁：有一种要哭的感觉、悲观的想法。没有希望、罪恶感、自杀念头。

焦虑：一种无现实危险为基础的预期恐怖感。可以突发或持续状态为现象，有心理和躯体两种症状：①心理症状，要晕过去，要失去控制，要变疯的想法；②躯体症状，自主神经活动过度的症状，如心悸、口干、出汗、颤抖等。

情感高涨：过分高兴，若同时有过分自信、过分自夸才能及不切实际的计划等表现则更符合情绪障碍。

情感淡漠：情感完全丧失，即使与自己有切身利害关系的事也无动于衷。

（2）情绪变化及是否协调，可以从下面这四个方面进行描述。

协调的：情绪的变化与周围环境及本人的思想、行为一致。

非协调的：情绪变化与周围环境及本人的思想、行为不一致。

易变性：情绪变化突然、快速、过分。

持续性：情绪持续时间，合适还是不合适，如大笑不止就不正常。

8. 意志障碍 意志是人们为达到目标而克服困难的心理度量。意志障碍常与其他精神症状相关联。意志障碍常由检查者通过交谈和病人病史加以判断。意志障碍类型包括：

意志增强：意志增强常伴有其他精神障碍，如伴有迫害妄想的病人可以持续上告别人，伴有夸大妄想的病人可以不断地从事无效的发明。

意志减退：病人一般知道应该做的事，但就是不能去做或无法完成一件事。

意志缺乏：病人对一切活动均无欲望，严重时对人类本能（食物、性欲）的要求也丧失。

9. 行为障碍

（1）行为障碍类型：包括精神运动性兴奋（协调或不协调）和精神运动性抑制（木僵、蜡样屈曲、缄默）两大类型。

木僵：指病人的一种不动、不言、不吃状态，意识是清楚的。

蜡样屈曲：病人的肢体可被任意摆成任何姿势并维持该姿势较长时间。病人的肌张力通常增高。

特殊运动症状包括违拗及其他的怪异行为。

违拗：病人做与被要求的相反的事或不执行被要求做的事。

其他的怪异行为：包括自杀、戏谑、色情、收藏行为以及抽动等异于正常的行为，在记录时应对行为加以描述。

（2）协调性或不协调性精神运动性兴奋

协调性精神运动性兴奋：如躁狂病人的言语行为增多是与思维活跃、情感高涨及环境相一致的，具有确定的、可理解的目的性。

不协调性精神运动性兴奋：如精神分裂症病人的言语行为增多是与思维情感活动不一致的，他们的思维过程显得毫无目的及难以理解。

10. 内省力（自知力） 是对自身精神状况的认识能力。根据以下几条来判断：①病人是否认为他真有病，而不是被敌人所迫害；②病人如认为他有病，则他认为病在躯体还是精神；③病人如认为他有病，是否有必要治疗。

附录:精神科问诊及精神检查纲要

1. 一般状况

（1）意识状态

1）时间定向。

2）地点定向。

3）人物定向。

4）对环境的注意程度。

5）与他人主动和被动接触程度。

（2）合作程度

（3）服饰、面部表情及姿势。

（4）自发的言语和行为。

2. 认知障碍

（1）错觉。

（2）幻觉。

（3）感知综合障碍。

3. 思维障碍

（1）思维联想障碍。

（2）思维的连贯性和逻辑性障碍。

（3）妄想

1）妄想的内容。

2）原发性或继发性妄想。

（4）强迫

1）强迫观念的内容。

2）有无伴随强迫行为。

4. 注意力

（1）随境转移。

（2）注意力增强。

（3）注意涣散。

（4）注意力减退。

5. 记忆力

（1）即刻记忆。

（2）近期记忆。

（3）远期记忆。

6. 智力　疑有智力障碍,可采用韦氏智力量表测定。也可就以下条目简单记录:

（1）常识。

（2）判断。

（3）抽象思维。

（4）计算能力。

7. 情绪障碍

（1）情绪障碍的性质。

（2）情绪变化及是否协调。

8. 意志障碍

（1）意志增强。

（2）意志减退。

（3）意志缺乏。

9. 行为障碍

（1）行为障碍类型。

（2）协调性或不协调性精神运动性兴奋。

10. 内省力

（张波 张超）

第六节 特殊情况的问诊技巧

（一）缄默与忧伤

缄默可由多种原因引起。可能由于疾病使病人的情绪难以控制,或询问者所提的问题触及病人的敏感方面使其伤心,对此应及时察觉,予以避免。也可能由于问题未切中要害或批评性的提问使病人沉默或不悦,或者因询问者过多、过快地直接提问,使病人惶惑而被动,并误认为是询问者希望这样,对此均应避免。

病人可能因生病而伤心或哭泣,情绪低落,甚至易激惹。询问者应予安抚、理解及等待,或提供毛巾,减慢问诊速度,常可使病人镇定,并继续叙述病史。

（二）焦虑与抑郁

生活中各种应激都可引起焦虑和抑郁。应鼓励焦虑病人讲出其感受,注意其语言的和非语言的各种异常的线索,确定问题的性质,给予宽慰和保证。但应注意分寸,如说"不用担心,一切都会好起来的"这一类话时,首先应了解病人的主要问题,确定表述的方式,以免适得其反,产生抵触情绪,使交流更为困难。

抑郁是最常见的临床问题,且容易忽略,应给予特别重视。如询问病人通常情绪如何,对未来、对生活的看法,如疑似抑郁症,应请精神科会诊。这种病人用一般提问多无作用,直接提问可能导出部分答案。

（三）多话与唠叨

常反映为一种病人优势,询问者不易插话及提问,一个问题引出一长串答案。对此,由于时间的限制及回答未得要领,常使询问者着急,甚至生气。一般性提问及保持沉默、任其发挥都给病人造成机会。因此,应注意以下技巧:一是降低此次问诊要求,分次进行问诊;二是给5~10分钟休息,仔细观察病人有无思维奔逸或混乱情况,掌握精神科就诊的限度;三是根据初步判断,将主要问题列出,巧妙询问,必要时打断,提问应限定在主要问题上,但应有礼貌,切勿表现得不耐心;四是限定下次问诊的内容及时间。

（四）愤怒与敌意

由于疾病而对情绪失去控制，可能迁怒于人，或由于询问者或医务人员举止粗鲁、态度生硬或语言冲撞可使病人愤怒或心怀敌意。对此类病人询问者一定不能发怒，也切勿认为自己受到侮辱而耿耿于怀，应采取坦然、理解、不卑不亢的态度，发现病人发怒的原因予以说明，注意切勿使其迁怒他人或医院其他部门。提问应该缓慢而清晰，内容主要限于现病史为好，个人及家族史询问要十分谨慎，或分次进行，以免触怒病人。

（五）多种症状并存

有的病人多种症状并存，似乎问诊提及症状俱在，尤为慢性过程又无一侧重时，在注意器质性疾病的同时，亦可能由于精神因素引起，一经核实，不必深究，必要时可建议其做精神检查。但初学者在判断功能性问题时应特别小心。

（六）文化程度低下或语言障碍

文化程度低下一般并不妨碍其提供适当的病史，但病人理解力及医学知识贫乏可能影响回答问题及遵从医嘱。问诊时，语言应通俗易懂，减慢提问的速度，注意必要的重复及核实。病人通常对症状耐受力较强，不易主动陈述，但问诊时仍可应答，对医师的尊重及环境生疏，使病人通常表现得过分顺从，对问题回答"是"不过是种礼貌和理解的表示，实际上，可能并不理解，也不一定是同意或肯定的回答，对此应特别注意。

文化程度与智力并不是同义词，可通过简单智力测验，如计算、阅读了解智力情况。

语言不通者，最好是找到"翻译"人员，对"翻译"人员应讲清勿带倾向性，应如实翻译，不应只是解释或总结。有时体语、手势加上不连贯的语言交流亦可抓住主要问题。反复的核实是很重要的。

（七）危重、晚期病人

危重病人需要高度浓缩的病史及体检，并可同时进行。病情危重者反应变慢，甚至迟钝，不应催促病人，应予理解、等待。经初步处理，病情稳定后，可赢得时间，详细询问病史。

临危病人因治疗无望有拒绝、孤独、违拗、懊丧、抑郁等情绪，应特别关心，引导其做出反应。对诊断、预后等回答应力求中肯，避免造成伤害，更不要与他人回答发生矛盾。如不清楚、不理解应妥善交代或做出适当许诺，待以后详细说明。亲切的语言、真诚的关心、表示愿在床旁多待些时间，对病人都是极大的安慰和鼓励，从而有利于获取准确而丰富的信息。

（八）残疾病人

残疾病人在接触及提供病史上较其他人更为困难。除了需要更多的同情、关心和耐心之外，需要花费更多时间收集病史。以下技巧有助于获得病史资料。

对聋哑人，相互理解常有困难。可用简单明了的手势或体语；谈话清楚、大声、态度和蔼、友善；请病人亲属、朋友解释或代述，同时注意病人表情。必要时进行书面交流、书面提问。

对盲人，语言的交流和行动上的帮助，对获取足够的病史十分重要。安慰病人、先向病人做自我介绍及介绍现场情况、搀扶病人就座、保证病人舒适，有利于问诊及建立良好的医患关系。告诉病人其他现场人员和室内家具或装置，仔细聆听病史叙述，及时做出语言的应答，使病人放心。

（九）老年人

年龄一般不妨碍提供足够病史，但因体力、视力、听力的减退，以及部分病人思维及反应缓慢可能对问诊有一定的影响。以下事项应给予特别注意：①先用简单清楚、通俗易懂的一般性问题提问，减慢问诊进度，使之有足够时间思索、回忆，必要时做适当的重复；②注意病人反应，如是否听懂，有无思维障碍、精神失常，必要时向家属及朋友收集病史；③耐心仔细进行系统回顾，以便发现重要线索；④仔细询问既往史及用药史，个人史中重点询问个人嗜好（如烟、酒、茶、咖啡等），饮食情况及经济情况等；⑤注意精神状态、外貌、言行、与家庭及子女的关系，如有问题，做好系统回顾及精神检查，如精神检查有阳性发现，建议精神专科就诊。

以上各种情况问诊有一定困难，除了询问者对病人的同情、关心、耐心之外，应努力使病人消除紧张情绪，了解其特殊要求，以便获得尽可能多的信息。另外，可询问家属、单位同事和朋友，有时可由此获得重要的线索及意想不到的信息。以上要点绝非束缚询问者活动的镣铐，而应视为获取信息和建立医患关系的一般指南，实际工作中对不同的个体应因时、因地制宜，灵活应用。随着知识的积累、问诊技巧的提高、临床工作的熟悉，对这些特殊情况的问诊必将熟能生巧、应用自如。

第七节 问 诊 小 结

问诊的主要任务是采集正确而客观的病史资料，再根据此资料归纳书写，形成病史。即使每个病史各不相同，一个优质的问诊必须具备 5 个基本要素，即静听（audition）、评价（evaluation）、询问（inquiry）、观察（observation）及理解（understanding）。可分别由英语元音字母 A、E、I、O、U 代表，意指诚恳而细致地听取病人的叙述；判断各种资料的相关性及其重要性；询问出完整的史料，抓住重点，深入追问，尽量引证核实；观察病人的面容表情、姿势，注意体语；领会病人关注的问题，对疾病的看法及对诊断、治疗的期望等。

欲达此目的，询问者应有坚实的医学基础知识，掌握问诊的内容和各种技巧以及语言交流的艺术。初学者问诊时常觉思维短路、语塞词穷，难以提出问题，问诊进展不够顺利，也不能获得完整而恰当的病史。此时，你应反问自己：病人此时是否特别难受？ 病人是否不能表达？ 有无语言障碍？ 病人是否被病情吓倒？ 病人是否对自己不信任？ 你的言行是否影响了医患关系等。尽量发现妨碍问诊的原因，一一予以解决。抓住每次问诊实践的机会，争取每次都有进益。一旦你熟悉了问诊的内容和技巧，又有一定的临床经验，问诊亦将更加熟练，而卓有成效。只有在这时，你才会发现某种"捷径"，提高问诊的效率。

第八节 口述病历摘要纲要

（一）病史

1. 病人姓名、性别、年龄和职业。

2. 入院日期和记录日期。

3. 主诉。

4. 现病史（详细描述病情的进展）。

5. 既往史和系统回顾中有临床意义的阳性或阴性病史。

6. 个人史，月经、生育史中与现病史有关的病史。

7. 简明的家族史。

（二）体格检查

8. 有鉴别诊断意义的阳性和阴性体征。

（三）实验室检查

9. 有鉴别诊断意义的阳性和阴性结果。

（四）其他特殊检查

10. X 线片、心电图、超声心动图、脑电图、CT 等的阳性或阴性结果。

（五）初步诊断

（六）诊疗计划

（张超）

第三章　全身体格检查

本检查方法强调全身检查的顺序及各个检查项目的方法。要求检查者能逐条掌握与连贯应用,以确保从头到脚的全身体格检查的完整性和系统性。方法的细节及各种体征的临床意义,还将在后面的器官系统体格检查中详述。有关更深的理论性、知识性问题,请参阅教科书或其他参考书。

第一节　全身体格检查的顺序和方法

一、一般检查 / 生命体征

1. 向被检者介绍自己的姓名(通常介绍姓氏即可)、身份和职责。通过简短交谈,以消除被检者紧张情绪,并了解被检者的精神状态。

2. 当被检者的面洗手。

3. 让被检者取坐位。

4. 桡动脉触诊　检查桡动脉脉搏至少30秒,并记录。检查者将一手示指、中指、环指的指尖互相并拢,平放于桡动脉近手腕处,仔细触诊(图 3-1-1)。手指施于桡动脉上压力适当,可感到被检者桡动脉搏动。至少计数 30 秒,以 30 秒脉搏数乘以 2 即为脉率(次 / 分)。同时注意脉搏节律。不能用拇指检查。

5. 检查脉搏对称性　检查者双手分别置于被检者左右桡动脉上(技术要求同上),仔细触诊至少 30 秒,比较双侧对称性。

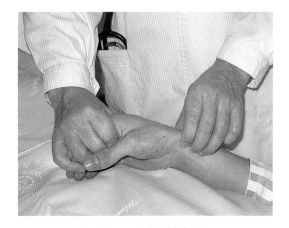

图 3-1-1　桡动脉触诊手法

6. 计数呼吸频率　通过观察被检者胸廓的起伏变化计数呼吸至少 30 秒,以 30 秒呼吸数乘以 2 为呼吸频率,并予以记录。同时注意呼吸的节律与深度。因呼吸受主观因素影响,检查者勿告诉被检者正在计数呼吸。技巧之一是在触诊脉搏后继续置手指于桡动脉处,计数呼吸频率,也可留在背部检查时进行。

7. 触诊肱动脉　检查者左手指于肘窝上、肱二头肌腱内侧触及肱动脉。

8. 将袖带缚于上臂正确位置　被检者体位应为坐位或卧位,被检者右手上臂应放在与右心房同高,即坐位时平第 4 肋软骨水平、卧位时平腋中线水平,并外展 45°,置于平台上或由检查者托起肘部,并使肘部微微屈曲。将袖带展平,气袖中部对准肱动脉,缚于上臂,袖带下缘应距肘窝线 2.5cm,袖带松紧以恰能放进一手指为宜。

9. 将听诊器膜型胸件置于肱动脉上,肘窝上、肱二头肌腱内侧,袖带下缘距肘窝线 2.5cm。

10. 测量右上臂血压　注气前,要明确血压计读数为 0(即气袖内空气全部排出),右手以适当速度,节奏均匀地向气袖内注气,待肱动脉搏动消失,再将汞柱升高 20~30mmHg,通常达 160mmHg。缓慢放出气袖中空气,汞柱缓慢下降(以 2~6mmHg/ 分为宜),听到的第 1 个声音所示的压力值是收缩压,继续放气,汞柱降至声音突然变弱、低沉或消失,消失所示压力值为舒张压,如变音和消失值之差大于 20mmHg,则需记录两个压力值。同样方法再测定一次。注意测定前必须使血压计读数为 0。取两次平均值为血压值。

测完血压,排空并卷好气袖,稍微右侧倾斜血压计,待汞柱消失后,关闭开关和血压计。

二、头部和颈部

(一) 头颅

11. 观察和触诊头部　用双手同时对称地检查整个头颅。分开头发,观察头皮,注意有无鳞屑、畸形、红斑、压痛、损伤或瘢痕,同时观察头发密度、颜色、光泽及分布。

12. 粗略检查近视力　测近视力,用近视力表测试,对中、老年人尤为适用。

近视力表由一系列不同大小的字母“E”组成,检查的标准距离为 33cm,照明可采用窗口处的自然弥散光,亦可采用人工照明。分别检查两眼,正常能看清第 10 行的“E”,记录能看清的最小一行视力读数即为其近视。平时戴眼镜者,可让其戴上眼镜,被检者可调节视力表的远近至看清为止(若无视力表,可用书刊等印刷材料让其阅读),以粗略估计其视力。

13. 检查角膜、巩膜、结膜和泪囊。

检查角膜:可取斜照光检查角膜透明度并观察是否有异物等。

检查下睑结膜、穹窿结膜、球结膜及巩膜:用双手拇指置于下睑中部,请被检者向上看,同时向下按下睑边缘,暴露下睑结膜、穹窿结膜、球结膜及巩膜。检查结膜及巩膜的颜色,并注意白色巩膜背景上的血管形态(图 3-1-2)。

检查泪囊:请被检者向上看,双手拇指轻压下睑内眦处、骨性眶缘下内侧,挤压泪囊区,同时观察有无分泌物或泪液自上、下泪点溢出。有急性炎症时应避免做此检查(图 3-1-3)。

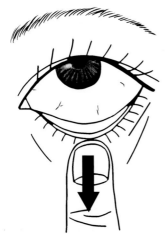

图 3-1-2　检查下睑结膜及巩膜

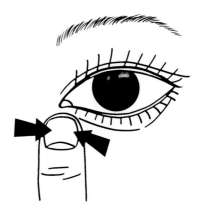

图 3-1-3　检查泪囊

14. 检查上方巩膜及上球结膜　置拇指于上睑中部,轻轻向上牵拉上睑,请被检者向下看,观察上球结膜和巩膜。注意手法轻柔,勿使被检者流泪(图 3-1-4)。

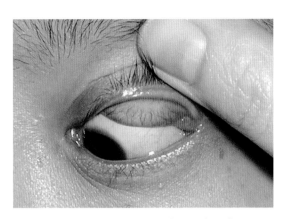

图 3-1-4　检查上方巩膜及上球结膜

15. 检查面神经(第Ⅶ对脑神经)核上运动功能　首先观察被检者前额有无皱纹,然后请被检者皱眉、皱额和闭眼,观察能否完成及双侧是否对称。请被检者用力闭目,检查者用手指置于上、下睑中部试图分开眼睑,根据其抗力判断是否存在面神经中枢性损害。

如面神经核或核下神经损害,亦即周围性损害,则病侧皱额能力下降,不能闭眼。一侧核以上中枢性损害,则被检者闭眼和皱额不受影响,因为上部面肌受双侧皮层支配。

16. 检查双眼眼外肌 6 个方向运动功能　检查者置一手指或铅笔于被检者眼前30~40cm,请被检者头部固定,双眼注视指尖或笔尖,随手指或笔尖运动眼球,一般以左、左上、左下、右、右上、右下顺序检查 6 个方向的眼球运动(图 3-1-5)。

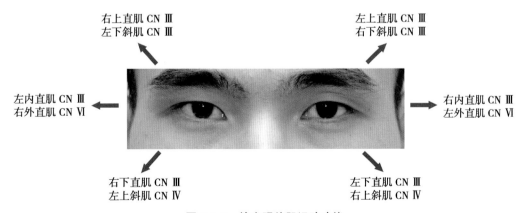

图 3-1-5　检查眼外肌运动功能

17. 瞳孔直接对光反射　请被检者双眼平视前方,检查者手持电筒或检眼镜光源,从眼外侧迅速将光线移向一侧瞳孔部位。注意勿使光线同时照射双眼;请被检者不要注视光线,同时观察该侧瞳孔的缩小,移开光线,瞳孔立即扩大,此为瞳孔直接对光反射(用同样方法检查另一眼)。

18. **瞳孔间接对光反射**　将光线照射一眼,检查者观察另一眼的瞳孔缩小,移开光线,瞳孔扩大,即瞳孔的间接对光反射(用同样方法检查另一眼)。检查间接对光反射时,应以一手置于鼻部遮挡光线,以免检查眼受照射而形成直接对光反射。

19. **检查调节反射及辐辏反射**　检查者置一手指于被检者眼前约 1m 处,指尖向上,与双眼同一高度。请被检者注视指尖,然后迅速移近手指至鼻梁前约 5cm 处,观察双侧瞳孔收缩(调节反射)及双眼随手指移近时内聚情况(辐辏反射)。动眼神经(第Ⅲ对脑神经)损害时,调节反射及辐辏反射消失。

(二) 检眼镜检查

20. 被检者取坐位,调整至适当高度,以检查者感觉舒适为宜。

21. 减少室内光线,以利于观察眼内情况。打开检眼镜光源,通常调节光线为大圆白色光束,小圆白色光束更有利于检查小瞳孔时眼底。

22. 正确握持检眼镜,透镜盘先置于 +8~+10 处("+"为远视调节或凸透镜,"−"为近视调节或凹透镜)。检查中,示指始终置于透镜转盘上以便于调节焦距(图 3-1-6)。

23. 检查右眼时,检查者站于被检者右侧,右手持镜,保持检眼镜顶端紧靠眉弓内侧,并与头部运动一致,用右眼经小孔观察。嘱被检者视线越过检查者肩,注视前上方远处不动,检查者与被检者均不能戴眼镜(图 3-1-7)。

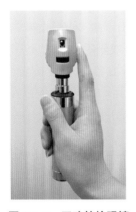

图 3-1-6　正确持检眼镜

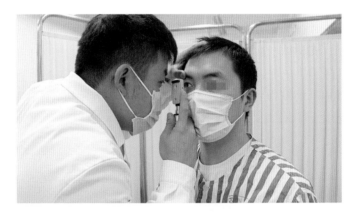

图 3-1-7　检眼镜检查

24. 检查左眼时,检查者站于被检者左侧,左手持镜,用左眼观察,方法同上。

25. 开始检查时用另一手固定被检者头部,拇指置于其眉弓附近。镜检从距被检者 10~20cm 远处开始,与其视线呈颞侧 15° 移近瞳孔,用示指逆时针拨动转盘,将光束照在瞳孔上。

26. 用检眼镜检查角膜、晶状体和玻璃体有无混浊:边靠近受检眼,边从 +8~+10 屈光度逆时针拨动转盘,按透照法检查眼的角膜、晶状体、玻璃体透明度,若有混浊,在红色反光中可见到黑影。继续调节屈光度及检查距离以检查眼底,直至看清视网膜血管。

27. 观察眼底时,可见到视神经盘及其周围视网膜。视神经盘为橘黄色至淡红色圆形或椭圆结构,边界清晰,鼻侧稍模糊,可充满甚至超过检眼镜视野。如未见到视神经盘应沿网膜血管分支由细到粗方向追踪,可以找到视神经盘。准确调节焦距至看清视神经盘。其中央偏颞侧可见到黄白色的生理凹陷(图 3-1-8)。

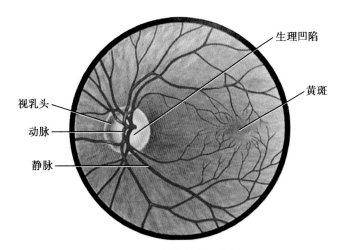

生理凹陷

黄斑

视乳头

动脉

静脉

图 3-1-8 左眼眼底示意图

当被检者与检查者均无屈光不正时,"0"即能看清视网膜。当被检者或检查者近视时,则需逆时针旋转转盘为负数(即凹透镜,通常用红色数字显示)才能调节焦点于视网膜上;当被检者或检查者为远视或晶状体摘除时,则需顺时针旋转转盘至正数(即凸透镜,通常用黑色数字显示)。

28. 检查视网膜血管时,注意区分动、静脉。动脉色鲜红而细,反光强,静脉色暗红,动静脉直径之比为 2:3~3:4。在 4 个方向沿血管向外追踪,检查动静脉直径之比例,动静脉交叉压迹情况。

正常人视网膜透明,呈均匀深橘红色,检查时注意周围视网膜有无异常,如水肿、渗出、出血、色素斑,并注意其大小、形态、颜色与分布。检查中,头部与检眼镜始终作为一个整体移动,使视野保持在视网膜上。

29. 检查黄斑非常重要,因黄斑主要负责中心视力。嘱被检者短暂注视检眼镜光线,或直接向外移动光束,约 2 个视神经盘直径,此时可见到黄斑。黄斑为一无血管区,直径稍大于视神经盘,但边界不清。未扩瞳时,检查黄斑有一定困难,角膜反光常干扰黄斑检查,向两侧稍做移动有助于黄斑检查。

(三)耳及颞下颌关节

30. 视诊与触诊双侧外耳、耳前、耳后区 牵拉、触摸双侧外耳、耳前及耳后区,注意有无皮损、结节、畸形和疼痛。通常疼痛提示有炎症。

31. 触诊双侧颞下颌关节 颞下颌关节位于外耳道前面,于耳前触诊有无压痛,肿胀等。

32. 检查颞下颌关节的运动 用 1 个或 2 个手指指尖同时压住两侧耳屏前区域,嘱被检者张口及闭口,可触及该关节的运动。也可用示指轻轻插入耳道内(不可太深),指腹稍向前用力触及前壁,同时请被检者张口和闭口,可触及颞下颌关节的运动。

(四)耳镜检查

33. 选择适当耳镜镜头,消毒装好,检查光源,适当解释该器械检查为无创性以取得合作。请被检者把头偏向对侧,检查者用一手将耳郭向后、向上牵拉,使耳郭稍稍远离头颅,另一手持镜轻轻向前下方向插入外耳道,仔细观察外耳道和鼓膜。

34. 持镜手的小指或小指和环指固定于被检者头部作为支点,以便操作更加稳当,这在儿童尤为重要。镜柄可朝上也可朝下。插入耳镜,配合头位的调整做上、下、左、右移动,以观察耳道和鼓膜全貌,但切不可以耳镜镜头尖端为支点移动耳镜,以防引起疼痛或损伤耳道。观察双侧耳道有无红肿、出血、耵聍、新生物、狭窄及鼓膜有无穿孔等(图3-1-9)。

35. 检查听力,尽量保证环境安静。

36. 分别检查双耳听力　请被检者一手掩耳、闭目,检查者用两手指摩擦,从离受检耳外约1m处逐渐移近,直到被检者做出听见声音的反应。同样方法检查对侧。两侧手指摩擦的声音应尽量相等。检查者可比较其两耳听力或比较检查者自己的听力而粗略判断有无听力障碍。亦可用跑表检查。

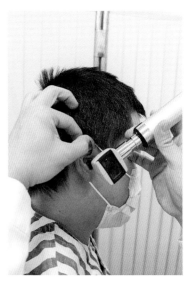

图3-1-9　耳镜检查

(五)鼻

37. 观察与触诊外鼻　面对被检者,注意鼻部皮肤颜色与外形。外鼻触诊应从鼻根部(两眼内眦之间)逐渐向下至鼻尖、鼻翼,检查有无压痛、畸形。

38. 观察鼻前庭(不用鼻镜,可用电筒)　请被检者头稍后仰,检查者用拇指将鼻尖轻轻上推,用电筒照射,观察鼻前庭皮肤、鼻毛分布,有无毛囊炎、疖子及鼻中隔偏曲(图3-1-10)。

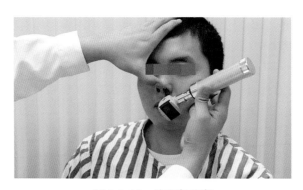

图3-1-10　检查鼻前庭

39. 鼻镜检查　选择适当鼻镜镜头(比耳镜镜头短而粗),消毒装好鼻镜,检查光源。适当解释该器械检查为无创性。右手持镜,先后检查双侧鼻孔。左手置于被检者头顶,协助被检者头部随着检查逐渐后仰时稳定头部,此为检查顺利进行的关键之一。右手持镜经鼻孔轻轻放进鼻前庭约1cm,先视诊鼻下部和下鼻甲,随头部逐渐后仰而得以观察上部,正常鼻黏膜为红色、光滑、湿润,鼻腔无明显分泌物(注意有无肿胀、增厚、干燥、萎缩、分泌物、息肉或穿孔存在)。因鼻中隔极敏感、易损伤,切勿让鼻镜尖触及。如需进行器械操作,也可左手持镜,右手持器械。

40. 检查鼻道通气状态　检查者用手指压闭一侧鼻翼,请被检者用另一侧吸气,以判断通气状态。用同样方法检查另一侧。正常者通气良好。

41. 检查上颌窦 鼻窦的检查是一种间接的检查,检查者无法看清窦腔。检查者双手固定于被检者的两侧耳后,将拇指分别置于左右颧部,同时按压检查有无压痛,并请被检者判断两侧压痛有无差别。也可用手指叩击颧部以判断上颌窦有无叩击痛(图3-1-11)。

42. 检查额窦 一手扶被检者头部顶枕部,以另一手拇指或示指置于眼眶上缘内侧用力向后、向上朝窦底按压;或以两手固定于头部,双拇指置于眼眶上缘内侧同时向后、向上朝窦底按压(图3-1-12),因肿瘤或分泌物潴留引起的肿胀,易使额窦底部受累。检查有无压痛,两侧压痛有无差别。也可用手指叩击该区,检查有无叩击痛。

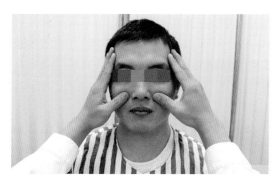

图 3-1-11 检查上颌窦

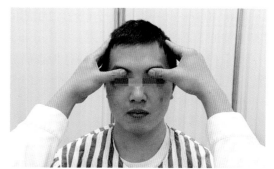

图 3-1-12 检查额窦

43. 检查筛窦 一手扶被检者头部顶枕部,以另一手拇指、示指分别置于双侧鼻梁和内眦之间向后内按压;或双手固定被检者两侧耳后,双侧拇指分别置于鼻根部与眼内眦之间向后内按压,询问有无压痛。

(六)口腔、唇、咽

44. 检查口唇、颊黏膜、牙、牙龈、舌 请被检者张口,检查者左手持电筒以适当角度照明口腔(或用自然光线照明),依次检查口唇、两侧颊黏膜、牙、牙龈和舌,也可借助压舌板进行。

口唇:注意唇色及湿度改变,正常人因毛细血管丰富而呈湿润红色。

颊黏膜:正常颊黏膜光滑、粉红色,注意检查有无糜烂、溃疡与出血。腮腺导管开口于正对上颌第二磨牙的颊黏膜。

牙:成人有32颗牙,注意有无缺齿、龋齿、残根等。

牙龈:正常牙龈呈粉红色,注意有无肿胀、出血、色素沉着等。

舌:注意舌的形状、运动,有无溃疡,舌质的色泽及舌苔的颜色与分布。

45. 检查口底 请被检者张口,舌尖上抬至硬腭,观察口底,有无色素沉着、出血或肿块(一般不做触诊,如发现肿块,最好同时触诊。有时只有触诊法才能触及新生物的存在。颌下腺导管结石最好也用触诊法检查。双手触诊法:用戴指套的手指置于口腔内触诊,另一手在口外配合)。

46. 检查口咽部 请被检者头略后仰,张口,检查者右手持压舌板于舌中后1/3交界处迅速下压,此时软腭上抬,在照明的配合下,即可见软腭、悬雍垂、腭舌弓、腭咽弓、扁桃体及咽后壁,有无充血、水肿、化脓。当被检者发"啊"音时,可观察软腭上抬并注意有无声嘶,注意勿使清醒者作呕。

47. 检查舌下神经(第Ⅻ对脑神经) 请被检者张口、伸舌,观察伸舌有无偏斜,检查有无舌萎缩、舌震颤。

48. 检查面神经(第Ⅶ对脑神经)核下的运动功能　观察两侧面部是否对称,有无鼻唇沟变浅及口角偏向一侧。请被检者露齿、鼓腮、吹口哨,正常应两侧对称。当一侧有周围性(核下)面神经下支损害时,病侧鼻唇沟变浅,鼓腮时该侧漏气,张口时口角偏向健侧。中枢性(核上)面神经下支损害时,面肌无力发生在病损的对侧。

49. 检查三叉神经(第Ⅴ对脑神经)运动支　双手分别置于被检者左右下颌角咬肌隆起处,或颞侧颞肌处,请被检者咬紧牙齿,此时可检查双侧咬肌收缩力。也可在被检者张口时,用一手置于被检者颏下并向上用力,请被检者抵抗此力保持张口状态,以判断其肌力。

50. 检查三叉神经感觉支(至少2/3部位)　三叉神经分为3支:上支分布于前额和角膜(神志清醒者不必检查角膜反射);中支分布于面中部及鼻部;下支分布于下颌区。请被检者闭眼,自内向外对称地用针尖轻刺(检查痛觉)或棉签轻触两侧(检查触觉)并对感觉做出反应。检查者的用力应均匀,注意两侧及上下比较。

(七) 颈部

51. 暴露和观察颈部　被检者端坐,充分暴露颈部,衣服可移至腋前线,以便看清颈胸关系,并能进行锁骨上窝的视诊和触诊。观察颈部外形和皮肤,注意其对称性,有无异常肿块(如甲状腺、淋巴结)和搏动。甲状软骨在男性较女性突出。检查皮肤有无红肿、溃疡与瘢痕。

(八) 面颈部淋巴结

检查者站于被检者前面或后面,用示指、中指的腹侧慢慢地、仔细地、由浅入深进行滑动触诊,检查面部和颈部淋巴结,确定有无异常。滑动触诊要点:滑动是指皮肤与其皮下结构之间滑动,而不是手指与皮肤之间滑动。淋巴结触诊的原则是使该处皮肤和肌肉尽量松弛以便检查。如当检查锁骨上淋巴结时,请被检者稍耸肩再放松,可用双手进行触诊,左手触诊右侧,右手触诊左侧,由浅部逐渐触摸至锁骨后深部。应检查双侧浅表淋巴结,如发现淋巴结肿大,注意其部位、大小、数量、质地、活动度、有无压痛、粘连、肿胀或瘢痕(图3-1-13)。

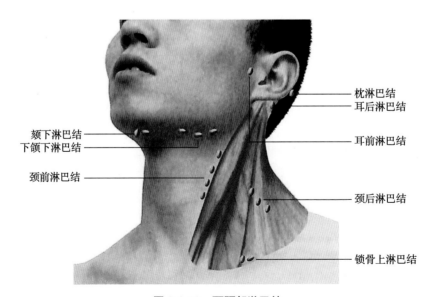

枕淋巴结

耳后淋巴结

耳前淋巴结

颏下淋巴结

下颌下淋巴结

颈前淋巴结

颈后淋巴结

锁骨上淋巴结

图 3-1-13　面颈部淋巴结

52. 触诊耳前淋巴结　双侧耳前区。

53. 触诊耳后淋巴结　双侧耳后区。

54. 触诊枕后淋巴结　枕外隆凸下方。

55. 触诊下颌下淋巴结　屈曲手指于下颌骨内侧触诊。

56. 触诊颏下淋巴结　屈曲手指于颏下中线处触诊。

57. 触诊颈前淋巴结浅组　位于乳突下,胸锁乳突肌前缘浅表处。

58. 触诊颈后淋巴结　位于胸锁乳突肌后缘浅表处。

59. 触诊锁骨上淋巴结　屈曲手指在锁骨与胸锁乳突肌之间的交角处触诊。

(九) 甲状腺

60. 触诊甲状软骨　用拇指、示指触诊甲状软骨有无压痛,并检查其移动度。正常有一定程度移动且无疼痛。

61. 在正确部位触诊甲状腺　甲状腺位于甲状软骨下方,紧贴气管两侧。甲状腺的侧叶向后绕于气管和食管旁,有部分被胸锁乳突肌覆盖(图 3-1-14)。触摸甲状腺时,检查者可以站于被检者前面或后面。触诊时,可请被检者头稍前屈,在检查侧叶时,颏部偏向检查侧以松弛皮肤和肌肉。

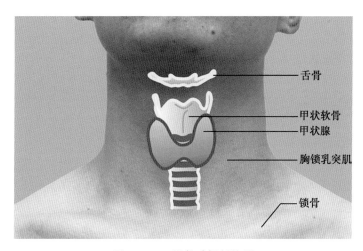

图 3-1-14　甲状腺解剖位置

62. 触诊甲状腺峡　甲状腺峡位于环状软骨下方第 2~4 气管环前面。站于被检者前面用拇指或站于被检者后面用示指从胸骨上切迹往上触摸,可感到气管前软组织,判断有无增厚,请被检者吞咽,可感此软组织在手指下滑动,判断有无增大、肿块。

63. 触诊甲状腺侧叶　前面触诊或后面触诊任选其一。

前面触诊:一手拇指施压于一侧甲状软骨,推移对侧甲状腺。另一手拇指在对侧胸锁乳突肌前缘,示、中指在对侧胸锁乳突肌后缘之间可触及被推挤的甲状腺。再配合吞咽动作,重复检查。用同样方法检查另一侧甲状腺(图 3-1-15)。

后面触诊:类似前面触诊。一手示、中指施压于一侧甲状软骨;另一手拇指在对侧胸锁乳突肌后缘;示、中指在其前缘触诊甲状腺。再配合吞咽动作,重复检查。用同样方法检查另一侧甲状腺(图 3-1-16)。

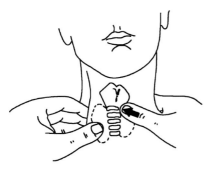

图 3-1-15 从前方触诊甲状腺侧叶

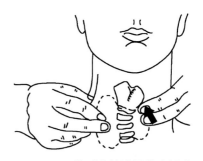

图 3-1-16 从后方触诊甲状腺侧叶

如果发现甲状腺肿大,应注意其大小、对称性、质地、表面情况、有无压痛、结节、震颤,并用听诊器听诊有无杂音。

(十)颈动脉

64. 触诊颈动脉(双侧) 用手指腹侧,在被检者颈部的下半部分胸锁乳突肌内侧轻轻触摸颈动脉搏动。不可两侧同时触摸,以免引起晕厥(此检查也可延至心血管检查时进行)。

(十一)气管

65. 检查气管位置 请被检者头部摆正、两眼平视前方,两肩等高。检查者示指和环指置于胸锁关节上,中指触摸气管或气管与两侧胸锁乳突肌之间的间隙,如此判断气管有无偏移。

(十二)颈椎的运动

嘱被检者主动进行以下动作,如不能完成,则协助其进行被动运动以判断颈椎的活动度(其他四肢关节、腰椎的运动检查均如此)。

66. 颈椎的前屈运动 嘱被检者头向前屈曲,尽量使颏部接近胸骨,估计其从直立位到屈曲的度数。正常可屈曲 35°~45°。

67. 颈椎的后伸运动 嘱被检者头部尽量后仰或朝上看天花板。正常可后伸 35°~45°。

68. 颈椎的侧屈运动 嘱被检者头部向一侧偏屈,即尽量使右耳接近右肩、左耳接近左肩。正常可侧屈约 45°。

69. 颈椎的旋转运动 嘱被检者水平方向旋转头部,即使下颌分别尽量接近左、右肩部,注意被检者固定肩部,不可上抬。正常每侧能旋转 60°~80°。

70. 检查副神经(第Ⅺ对脑神经)的运动功能 包括斜方肌和胸锁乳突肌肌力检查。可双手置于被检者双肩并向下用力,嘱其抵抗此阻力向上耸肩,以检查斜方肌肌力。也可一手置于被检者一侧面颊部,嘱其抵抗阻力向该侧旋转头部,以检查胸锁乳突肌肌力;同样方法检查另一侧,注意对比两侧肌力。

三、上肢

71. 正确暴露双上肢 暴露应从肩至指尖,检查两侧是否对称,有无畸形、皮损、肌萎缩、水肿、红斑及瘀斑等。

(一)手

手关节包括腕掌关节、掌指关节、近指间关节和远指间关节。手指关节均为单轴关节,只有两个方向的运动,即掌屈和背伸。拇指只由一个指间关节组成。

72. 观察和触诊双手掌面和背面 检查掌指关节时,掌心向下,用拇指按压该关节的背面,示指和中指按压其掌面,适当用力,检查有无疼痛、肿胀等。

检查指间关节时,应用拇指和示指逐个按捏各关节侧面、掌面和背面。

73. 检查双手及指甲,有无发绀和杵状指(图 3-1-17)。

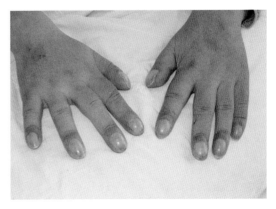

图 3-1-17 杵状指

(二)手关节运动

拇指腕掌关节和其余各掌指关节除有掌屈和背伸之外尚有内收外展运动,这些手关节的运动范围可通过以下简单的过筛手法得到,若发现有异常就应逐个检查这些关节,注意双侧对比。

74. 伸展手指。

75. 弯曲近和远指间关节呈爪状。

76. 握拳。

77. 拇指对掌运动 嘱被检者拇指靠向手掌尺侧缘(小指侧),其余四指平伸。

78. 检查远端肌力 肌力是指肌肉收缩力。肌力的分级:0 级,完全瘫痪;1 级,肌肉可收缩,但不能产生关节运动;2 级,肢体能在床面上移动,但不能对抗地心引力;3 级,肢体能对抗地心引力抬高而离开床面,但不能抵抗阻力;4 级,肢体能做抗阻力动作,但较正常人为差;5 级,正常肌力。嘱被检者克服检查者所给予的阻力做各种运动,必须做双侧对比。检查手指屈曲肌力(远端肌力)时,嘱被检者双手尽力紧握检查者示指和中指,检查者用力对抗力图回抽。

(三)腕

79. 触诊双手腕 检查者站在前方,用双手检查每一侧手腕,受检侧手腕放松,掌心向下,检查者双拇指按住手腕背面,示指和中指按住手腕掌面,拇指及示指、中指以适当压力在腕部逐点移动,注意有无发热、水肿、畸形、肿块、压痛和结节。

(四)腕关节运动

80. 腕关节的背伸运动 被检者伸出双手,掌心向下,呈中立位,即第三掌骨与前臂纵轴成一直线,无背伸和掌屈(0°),让被检者手腕尽量主动背伸。正常可背伸约 70°,如被检者不能完成主动运动,检查者可用一手固定被检者前臂,另一手轻轻地使被检者手腕背伸,做被动背伸检查。

81. 腕关节的掌屈运动 被检者伸出双手,掌心向下,呈中立位,其手腕尽量主动向下屈曲,应观察屈曲程度,正常约 80°。检查者也可一手固定被检者前臂,另一手轻轻地将被检者手腕向下屈曲,做被动掌屈检查。

(五)肘

82. 触诊鹰嘴和肱骨髁 检查者一手握住前臂,请被检者屈肘,另一手拇指和其余四指按压肱骨内上、外上髁(位于肘部肱骨上两个圆形骨性隆起)和尺骨鹰嘴及周围区域。

正常肘关节伸直时,肱骨内、外上髁与尺骨鹰嘴在一条直线上。屈肘 90° 时,此三点组成一个以内、外上髁连线为底边的等腰三角形,称为肘后三角。

83. 触诊滑车上淋巴结　检查者右手扶托被检者右前臂,并嘱被检者屈肘约90°,看清肱二头肌、肱三头肌之间的肌沟,然后放松,用左手示指、中指、环指从上臂后方伸至肌沟内触摸,滑车上淋巴结位于肱骨内上髁上2~3cm处。检查左侧时则用右手触摸,也可用其他方法检查(图3-1-18)。

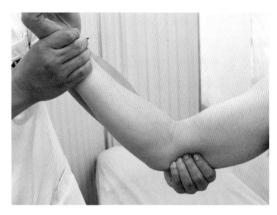

图 3-1-18　触诊滑车上淋巴结

(六)肘关节运动

84. 屈肘　嘱被检者尽量主动屈曲肘关节,使前臂紧靠上臂。检查者也可用手心托住被检者肘部,另一手抓住其手腕,然后将其前臂尽可能地屈向上臂,正常可达150°。如运动受限,应注意其程度,并将前臂返回到伸直状态再重复一次。

85. 检查上臂肌力　嘱被检者抵抗检查者的阻力做屈肘运动,以检查屈肘肌力。再令其抵抗阻力做伸肘运动,以检查伸肘肌力。

86. 伸肘　嘱被检者尽量主动伸直双臂,当前臂伸直时,肘部则完全伸展(0°~15°)。不能完全伸展的为屈曲挛缩,并应测量其挛缩程度(如伸肘差5°或挛缩5°)。

87. 旋前和旋后　嘱被检者屈肘呈90°,双上臂紧靠胸侧,拇指向上,也可手握短棒以示标志,双前臂尽量主动向内旋转(旋前)、向外旋转(旋后),正常情况下,旋前、旋后最大活动度分别为80°、100°,如有疼痛或运动受限,检查者也可一手托住被检者屈曲呈90°的肘部,另一手握住其手,使其手掌朝下(旋前)、朝上(旋后)。此外,应注意骨摩擦音和手感,如旋转时出现疼痛,应比较其主动和被动运动的范围。

(七)肩

88. 触诊双肩及周围　充分暴露肩部,观察和触摸双肩及周围,注意双侧是否对称,有无肿胀、萎缩、畸形。系统检查包括三角肌下囊和肱二头肌腱触诊。检查者站在前方,用3~4个手指适当按压三角肌下囊和肱二头肌腱处有无肿胀、压痛和发热。

滑膜囊为机体易摩擦部位的封闭囊腔(即在关节旁或肌肉和肌腱穿行的骨上),内含少量液体起润滑作用,除非因发炎或积液肿胀,一般不易察觉。三角肌下囊位于覆盖在肩外侧、上臂上段的三角肌下方。肱二头肌腱位于肱骨上端前面结间沟处,检查者可用两个手指轻轻按压此处,若用手指撥动肌腱疼痛可加剧。检查者适当按压双侧肌腱和肌沟,并注意双侧对比。

(八)肩关节运动

89. 检查肩关节功能　检查者可通过被检者日常生活(如梳头、穿衣)的能力来估计被检者肩关节的功能,以下3个简单的动作可作为过筛检查。

1)让被检者一手上举,越过头顶触及对侧耳朵。

2)让被检者双手上举,置于枕后。

3)让被检者一手沿后背尽量伸至最高点,正常可触及对侧肩胛骨。

90. 检查上肢近端肌力　嘱被检者双臂向两侧或向前平举,检查者用力下压被检者上臂,测试其对抗力。

（九）上肢神经系统

91. 检查触觉或痛觉 嘱被检者闭眼,用棉签轻划或针尖轻刺双上臂、前臂、手背,令被检者做出反应,注意双侧及上下对比,至少 2/3 部位。

92. 上肢轻瘫试验 嘱被检者双上肢前伸,掌心向上,闭目,维持该姿势 20~30 秒,观察比较双上肢,如一侧肌力低下,手臂将向下坠落和内旋,也可以在做龙贝格征（Romberg 征）时进行。

（十）腱反射（腱反射应检查双侧并注意对比）

93. 肱二头肌反射 左手托住被检者前臂,掌心向上,屈肘约 90°,拇指置于被检者肘横纹上方肱二头肌腱上,用叩诊锤敲击拇指,观察其前臂屈曲,并可感到肱二头肌收缩。反射中枢在 C_5~C_6 平面（图 3-1-19）。

94. 肱三头肌反射 用手托住被检者前臂,或者托住其上臂,使其肘关节屈曲前臂自然下垂,用叩诊锤敲击鹰嘴上方的肱三头肌肌腱,可见前臂伸展运动。反射中枢在 C_7~C_8 平面（图 3-1-20）。

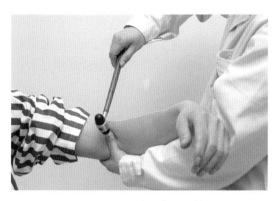

图 3-1-19 肱二头肌反射

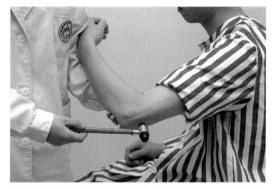

图 3-1-20 肱三头肌反射

95. 桡骨膜反射 用手托住被检者前臂,或嘱被检者前臂置于大腿上,掌心向下,用叩诊锤敲击桡骨茎突上方 4~5cm 处,可见屈肘和前臂旋前运动。反射中枢在 C_5~C_6（图 3-1-21）。

（十一）病理反射

96. 霍夫曼征（Hoffmann sign） 检查者左手持被检者腕部,右手中指与示指夹住被检者中指,并稍向上提,使腕部处于轻度过

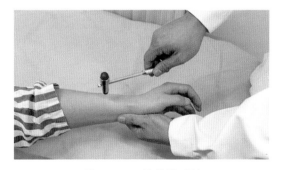

图 3-1-21 桡骨膜反射

伸位。以拇指迅速弹刮被检者的中指指甲,引起其余四指掌屈反应则为阳性。

（十二）共济运动

97. 快速轮替动作 嘱被检者放松上肢,双手逐渐增速做快速旋前、旋后动作,也可做其他动作,观察拮抗肌群的协调情况。

98. 指鼻试验（睁眼、闭眼） 嘱被检者上肢伸直平举,从不同方向用示指反复指鼻,先

慢后快,注意动作是否协调,双侧对比。闭眼后重复上述动作。

四、背部

99. 正确暴露背部　检查者站于被检者背后,暴露颈部至髋部,观察脊柱有无畸形,胸廓的外形和呼吸运动(熟悉后正中线、肩胛下角线和肋脊角的部位)。

100. 逐个触诊脊柱棘突,检查有无畸形、压痛　用示指和中指沿脊柱棘突,自上而下逐一划过,在皮肤上清楚地留下一条红线,观察脊柱有无侧凸畸形,并注意有无压痛。正常为一条直线,无压痛。

101. 逐个叩击脊椎棘突(或用间接叩击法)　自上而下叩击,用手指或叩诊锤直接逐个叩击脊椎,检查有无叩击痛(直接叩击法)。主要用于检查胸、腰椎,正常无叩击痛。也可用左手掌置于被检者颅顶,右手握拳叩击左手背,检查有无叩击痛(间接叩击法)。

102. 检查肾区压痛和叩击痛　双拇指置于被检者左、右肋脊角(第 12 肋与脊柱间夹角处),先后用力按压,检查有无压痛;如无压痛,直接叩击左、右肋脊角,或将左手掌先后置于左、右肋脊角,右手握拳,叩击左手背,先轻后重,注意有无肾区叩击痛以及被检者反应。

103. 检查胸廓活动度和对称性　双拇指在第 10 肋水平,平行、对称地放于被检者的脊柱两侧数厘米处,向脊柱方向推挤皮肤起皱,其余手指对称地置于胸廓两侧的肋间,嘱被检者用力深呼吸,注意观察双拇指间距的变化和前臂活动度的感觉来判断两侧活动度是否对称(图 3-1-22)。

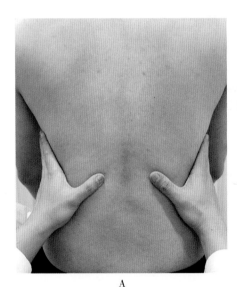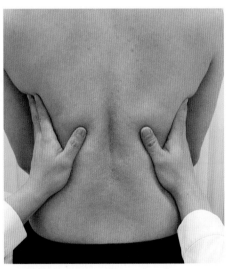

A　　　　　　　　　　　　　B

图 3-1-22　检查胸廓活动度和对称性

A. 后胸部吸气相;B. 后胸部呼气相。

104. 嘱被检者稍前倾,双上肢交叉,双手分别置于对侧肩部,尽量扩大肩胛间区。

105. 叩诊背部　叩诊时左手中指第二指节紧贴肋间隙,其他手指稍微抬起,勿与体表接触,右手指自然弯曲,以中指指端叩击左中指第二指骨的前端,叩击方向应与叩诊部位的体表垂直,以腕关节和掌指关节的活动为主,动作要灵活、短促、富有弹性。每一个叩诊部位每次只需连续叩击 2~3 次,如未获得明确印象,可再连续叩击 2~3 次。

106. 自上而下,由外向内,左右对称地叩诊背部,肩胛间区叩诊时板指(通常为左手中指)与脊柱平行,肩胛下区叩诊时板指与肋间平行。注意双侧对比叩诊音的改变和板指的震动感。

107. 叩诊肺下界移动度　通常在两侧锁骨中线、腋中线和肩胛线上叩诊肺下界;在背部检查时,请被检者双上肢放松置于躯干两侧,在肩胛线上叩诊肺下界移动度。在被检者平静呼吸时先叩出由清变浊的肺下界,嘱被检者在深吸气后屏住呼吸,继续向下叩诊,当由清音变为浊音时,即为肺下界最低点,用笔标记;再次请被检者平静呼吸叩出肺下界,嘱被检者深呼气后屏住呼吸,自下而上(当浊音变为清音处)叩出肺下界,再用笔做标记。两个标记间的距离为肺下界的移动范围。正常人肺下界的移动范围为 6~8cm。用同样方法分别检查左右两侧。

108. 嘱被检者轻微张口稍做深呼吸。

109. 听诊背部。

110. 双侧对比听诊背部　听诊器膜型胸件置于胸壁肋间隙处,适当加压,贴紧胸壁,以取开胸件皮肤上留下印痕为宜。听诊顺序同叩诊,对比双侧呼吸音的改变,增强、减弱或消失,有无异常呼吸音,包括在正常肺泡呼吸音的部位听到支气管或支气管肺泡呼吸音、啰音和胸膜摩擦音。注意每一点至少听诊 1~2 个呼吸周期。

111. 听觉语音(耳语音)　用听诊器听取发音后声音传导到胸壁的强度和性质,称为听觉语音。检查时嘱被检者用耳语的声调重复发"yi"长音,检查者将膜型胸件放在胸壁上,此时可听到柔和而含糊的字音,需进行两侧对称部位的对比,并比较其强弱与性质的改变。

五、乳房和腋窝淋巴结

(一)乳房检查

女性全部检查,男性检查 116~121。

112. 充分暴露双侧乳房　检查前要告诉被检者该检查的意义,能发现早期无症状的癌肿和内分泌紊乱。同时暴露双侧乳房、前胸、颈部和双上臂。注意双肩要在同一水平上。

坐位(或站立位)观察乳房:被检者取坐位(或站立位),双臂自然下垂。检查者应站在被检者对面,眼睛高于乳头水平约 10cm。视诊时应注意双乳的位置、大小、形态及对称性,还应注意有无溃疡、瘢痕、色素沉着和过度角化等。乳头位置虽个体差异很大,但一般在第 4 肋间锁骨中线处。注意双乳头的对称性、有无移位和回缩。妊娠期乳头颜色变深,乳晕上可有小结节。正常女性乳房大小、形状、质地差异较大,如乳房较大并下垂,可用手将乳房托起便于观察乳房下部。为检查和记录方便,通常用通过乳头的水平线和垂直线将乳房划为内上、外上、内下、外下象限 4 个部分,从外上象限有部分乳腺组织伸向腋窝称为尾部(图 3-1-23)。

113. 前倾位观察乳房　嘱被检者身体稍

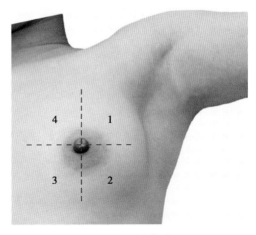

图 3-1-23　乳房分区

1. 外上;2. 外下;3. 内下;4. 内上。

向前倾斜,此时乳房下垂,如有乳房病变并与胸肌粘连,则可出现局部凹陷。

114. 双臂高举过头观察乳房　此时,双乳房应均匀地向上移动,双乳头的移动也应对称。

115. 双手叉腰并用力向内挤压观察乳房　如乳房内有病变则可能因胸肌紧张而突向表面。注意双乳移动有无不对称及表面有无异常突起。

触诊右乳房

116. 触诊乳房　用右手检查被检者右乳房,可取坐位或卧位,但卧位时小的肿块会陷入肋间隙而易漏诊。

117. 从外上按逆时针方向(外上方—外下方—内下方—内上方—尾部)顺序触诊右侧乳房。

触诊的手指平置,压力适当,一般以能触及肋骨而不引起疼痛为宜,柔和的触诊更易发现病变。用手指掌面以圆周运动或来回触诊方式进行。不要捏挤乳房,如乳房较大,也可用双手合诊检查。为防止漏查,检查乳房上部时可逐厘米移动,在象限交界区需重叠触诊。注意有无压痛、包块、质地和弹性的改变。

118. 触诊右乳晕及乳头　检查者用拇指和示指触诊乳晕和乳头,然后用两手指同时轻压乳头两侧对应部位,注意有无乳头溢液。如有溢液,注意其性质,并用单指逐点挤压。确定导管开口、溢液来源,并做细胞学涂片检查。不能用力捏挤压乳头。

触诊左乳房

119. 用左手检查被检者左乳房,方法同右乳房。

120. 检查者用左手手指的掌面触诊左乳房,从外上按顺时针方向(外上方—外下方—内下方—内上方—尾部)顺序触诊左侧乳房。

121. 触诊左乳晕及乳头,注意乳头溢液。

122. 教授被检者做乳房自我检查　乳房检查结束前应教会被检者如何做乳房自我检查。通常在月经后1周进行,因为此时乳房充血最轻。视诊可站立于一镜子前如上述4步进行,然后触诊乳房和腋窝。

(二)腋窝检查

腋窝淋巴结分为5群:尖群位于腋窝顶部并引流其他4组的淋巴结,因位置较深,通常不易触及;前群位于腋窝前壁,胸大肌后面;后群位于腋窝后壁,背阔肌外上部前面;内侧群位于腋窝中间,最易被触及;外侧群沿肱骨上段内侧分布。

123. 检查被检者右侧腋窝　用右手握住被检者右手腕并抬高观察并用左手触诊右侧腋窝。

124. 触诊右侧腋窝5群淋巴结　检查者用左手置入被检者右腋窝顶部,再将被检者右手放下,嘱其放松肌肉,首先触诊尖群,然后手指掌面转向腋前壁,触诊前群,再转向胸壁轻轻向下滑动,触诊内侧群。再次将被检者右上肢举起,左手重新置于腋窝顶部,然后手指掌面转向后方,触诊后群;最后转向肱骨,沿肱骨内侧面向下滑动触诊外侧群,至少触诊4组(图3-1-24)。

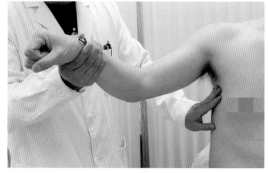

图 3-1-24　触诊右侧腋窝淋巴结

125. 检查被检者左侧腋窝 方法同上述。

126. 触诊左侧腋窝 5 群淋巴结 方法同上,用左手提起被检者左手,右手检查被检者左腋窝淋巴群,至少触诊 4 群。

六、前胸和肺

127. 视触胸廓 熟悉胸部的体表标志,如胸骨角、胸骨上窝、锁骨上窝、锁骨下窝、剑突、胸骨下角(又称腹上角)等骨骼标志。人工划线有前正中线(又称胸骨中线),锁骨中线,后正中线,肩胛线,腋前、中、后线等(图 3-1-25)。

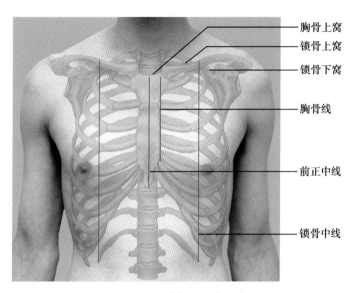

胸骨上窝
锁骨上窝
锁骨下窝
胸骨线
前正中线
锁骨中线

图 3-1-25 胸部的体表标志

视诊:胸廓形态、对称性、肋骨走行方向,肋间隙宽度,腹上角大小,呼吸时有无锁骨上窝、肋间隙、腹上角膨隆或凹陷等。同时观察呼吸运动、注意呼吸类型、频率、节律、深度、呼吸辅助肌运动情况。

触诊胸壁弹性时,双手置于胸廓前、外、下方对称部位,手指位于肋间隙,向后内挤压后放开。注意胸壁弹性,有无压痛。

128. 双侧对称地叩诊肺尖 嘱被检者放松肌肉、双上肢自然下垂,双手置于大腿外侧,检查时双侧对称地叩诊肺尖。

129. 叩诊前胸和侧胸 自上而下,由外向内,先右后左叩诊。检查侧胸时,双手上抬,置于枕后,从腋窝开始,由上而下,沿每一肋间隙,按对称部位进行双侧对比叩诊,注意叩诊音的改变及板指的震动感(在单独进行胸部叩诊时常按前胸、侧胸、后背的顺序进行)。

130. 双侧对称地听诊肺尖 如锁骨上窝较窄或是女性被检者可用钟型胸件适当加压进行听诊。

131. 听诊前、侧胸部 被检者微张口,稍深呼吸,用膜型胸件听诊前、侧胸部,其体位与顺序同叩诊,注意双侧对比,呼吸音的改变、有无呼吸附加音,如啰音、胸膜摩擦音等。

七、心脏

132. 检查颈静脉　嘱被检者半卧（上身与水平面呈 45°），观察右侧颈外静脉充盈情况。正常人平卧时充盈水平仅限于锁骨上缘至下颌角距离的 2/3 处，坐位或立位时常不显露，如卧位时充盈度超过正常水平，坐位或立位时明显充盈，提示静脉压升高。

133. 观察心前区　检查者应观察被检者卧位时心前区有无隆起、异常搏动，在呼气末取切线方向观察心尖搏动为最好。正常人心尖搏动的中央，位于左侧第 5 肋间隙锁骨中线内侧 0.5~1.0cm 处，搏动范围的直径为 2.0~2.5cm。在相当一部分正常人，可见不到心尖搏动。

134. 用两步法（手掌、手指）触诊心尖搏动　心脏触诊检查，除可验证视诊检查的结果外，还可发现视诊未能察觉的搏动、震颤或摩擦感等体征。检查者可先用手掌触诊心尖搏动，然后再用 1 个或 2 个手指指腹触诊心尖搏动，以便确定心尖搏动的准确位置和范围。手掌易发现震颤，手指易触及和分析搏动情况，由于心脏搏动的凸起冲动标志着收缩期的开始，故可利用心尖搏动的触诊来判断震颤、心音及杂音出现的时期。必要时请被检者左侧卧位，使心尖靠近胸壁易于触及，但也使心尖左移 2~3cm，故在估计心尖搏动的位置和时限时以仰卧位为准。

135. 用手掌触诊心前区　包括胸骨下部、胸骨左缘 3、4、5 肋间隙。胸骨右缘第 2 肋间隙、胸骨左缘第 2 肋间隙和胸骨下部稍偏右。注意有无异常搏动、震颤、震荡和心包摩擦感。

136. 叩诊心脏相对浊音界并记录　叩诊心脏采用间接叩诊法，卧位下板指与肋间平行。叩诊顺序为先左后右、自下而上、从外向内，用力要均匀，轻叩，发现叩诊音由清音变为相对浊音时，即为心脏相对浊音界。首先从心尖搏动外 2~3cm 处开始，自外而内叩诊心脏相对浊音界。

137. 叩诊心脏左界（相对浊音界）　叩诊左侧心脏相对浊音界。从心尖开始，从下至上逐一叩诊肋间隙，直至第 2 肋间。

138. 叩诊肝上界　在右锁骨中线上叩出肝浊音上界。

139. 叩诊心脏右界（相对浊音界）从肝上界的上一肋间开始，逐肋间向上由外而内叩诊，直至第 2 肋间。

逐一标记各肋间叩得的浊音界，并测量其与前正中线间的垂直距离。正常位于左锁骨中线上或内侧，若超过锁骨中线，常提示心脏增大；若心脏浊音界明显缩小或消失，常提示肺气肿。

140. 听诊心脏　听诊时，需将听诊器膜型胸件贴紧胸壁，适当加压。频率较高的杂音用膜型胸件听诊较清楚。听诊顺序：二尖瓣区、肺动脉瓣区、主动脉瓣区、主动脉瓣第二听诊区、三尖瓣区（图 3-1-26）。

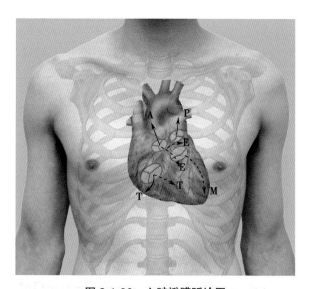

图 3-1-26　心脏瓣膜听诊区

M. 二尖瓣区；P. 肺动脉瓣区；A. 主动脉瓣区；
E. 主动脉瓣第二听诊区；T. 三尖瓣区。

听诊内容包括心率、心律、心音、杂音和心包摩擦音。各瓣膜区听诊 15 秒 ~1 分钟,注意第一、二心音的区别,心音强度和性质的改变,心音分裂和额外心音,心脏杂音最响部位、出现时期、性质、传导方向、强度及音调,杂音与体位、呼吸及运动的关系。鉴别第一、二心音有困难时,应根据其本身特点,即正常情况下,第一心音音调较低、柔和,时间较第二心音长,在正常节律第一心音与第二心音的间隔比第二心音与下一心动周期第一心音的间隔短,配合心尖搏动或颈动脉搏动触诊及寸移法等 3 种手法明确病因(详见器官系统体格检查方法)。

141. 二尖瓣区(心尖部)。

142. 肺动脉瓣区(胸骨左缘第 2 肋间隙)。

143. 主动脉瓣区(胸骨右缘第 2 肋间隙)。

144. 主动脉瓣第二听诊区(胸骨左缘第 3、4 肋间隙)。

145. 三尖瓣区(胸骨左缘第 4、5 肋间隙或胸骨体下端稍偏左)。

146. 用钟型胸件听诊,顺序同上。

频率较低的杂音,用钟型胸件听诊较清楚。应轻贴胸壁,不要重压,勿使胸壁上留下印痕,否则低频的杂音可能被滤去。

八、腹部

147. 正确暴露腹部　正确而充分地暴露腹部,上至乳头,下至耻骨联合上缘。女性盖住乳房。

148. 头下置一小枕,嘱被检者屈膝,尽量放松腹肌,双上肢置于躯干两侧,平静呼吸。

149. 视诊腹部　腹部分区多用四分法:经脐分别画一假想的,互相垂直的水平线与垂直线,如此将腹部划分为四区:右上腹、左上腹、右下腹、左下腹。

观察腹部外形、对称性、腹壁皮肤色素沉着、紫纹(可能由于腹壁的扩张、收缩,如妊娠引起)、瘢痕及阴毛分布,腹壁静脉,脐的位置和形态,腹式呼吸的情况。对腹部外形及蠕动波,应从切线方向进行观察。勿忘记观察腹股沟区有无疝。

150. 听诊肠鸣　用听诊器膜型胸件置于脐附近,听诊至少 1 分钟,注意肠鸣次数、强度、音调,如未听到则应延长至听到肠鸣或直至 5 分钟。

151. 腹部叩诊　用间接叩诊方法。一般自左下开始,逆时针方向叩诊 4 个象限,获得叩诊一般印象,正常多为鼓音。应注意叩诊音的改变。

152. 叩诊肝浊音界　平静呼吸时,在右锁骨中线上,从肺部清音区(一般为第 2~3 肋间)开始向下叩诊至出现浊音时,即为肝上界;从右锁骨中线脐平面开始向上叩诊至浊音时,即为肝下界。估计或测量肝上、下界间距离,即右锁骨中线上肝浊音界,正常为 9~11cm。

153. 叩诊移动性浊音　自腹中部脐平面开始向被检者左侧叩诊,发现浊音时,板指固定不动,嘱被检者右侧卧位,再度叩诊原处,如呈鼓音,表明浊音移动。同样方法叩诊右侧。这种因体位不同而出现浊音区变动的现象,称移动性浊音。这是发现有无腹水的重要检查方法。当腹腔内游离腹水在 1 000ml 以上时,即可查出阳性。

154. 浅触诊　右手四指并拢,平置于腹壁,前臂松弛,手指压下腹壁约 1cm 深度。一般从左下腹开始逆时针方向检查全腹,以了解压痛、腹肌紧张度、抵抗感、肿块和脏器肿大(图 3-1-27)。触诊时应注意被检者面部表情及退缩反应,因其可能提示不适或疼痛。

155. 深触诊　右手手指及掌面的前半部分深压腹壁,同时前后或弧形滑动。与浅触诊同样顺序检查全腹。本法用于检查腹内深部病变及脏器情况。更深的触诊或对手指力量较弱的检查者,常需用双手重叠触诊法,即左手指尖加压于右手远指间关节处。触诊时应注意压痛、包块等(图 3-1-28)。

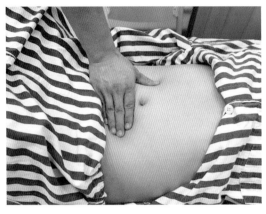

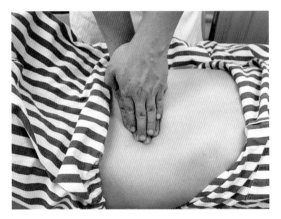

图 3-1-27　腹部浅触诊　　　　　　　　　图 3-1-28　腹部深触诊

156. 教授被检者腹式呼吸配合检查,单手触诊肝脏　教授被检者做张口缓慢腹式呼吸,吸气时横膈向下而腹部上抬隆起,呼气时腹部自然下陷,可使膈下脏器随呼吸上下移动。在右锁骨中线上,右手掌平放于被检者右侧腹壁,腕关节自然伸直,手指并拢,使示指和中指的指端指向肋缘,也可使示指的桡侧缘对着肋缘,自右髂前上棘水平开始,逐渐向上移动触诊。被检者注意触诊与呼吸的配合,吸气时腹部隆起,右手加压向右季肋部,并延后上抬,如有肝脏肿大可能撞击手指尖,呼气时则右手提前下压,以便再次触及肝脏边缘。故在一个呼吸周期有两次机会触及肝脏。如未触及,向肋缘方向上移 1~2cm,重复触诊。如触及肝脏,应注意其大小、硬度、形态、压痛、边缘(锐或钝)和表面情况等,并向两侧触诊以确定肝脏轮廓。如有肝脏包块,除描述上述特征外,并应听诊该区杂音。正常人深吸气时肝脏肋下不超过1cm,未触及肝脏并不表明肝脏正常。

157. 双手触诊肝脏　左手置于前胸下部或托住被检者右后胸部,相当于第 11、12 肋骨与其稍下的部位,大拇指张开,置于季肋区上以限制胸部扩张,使腹式呼吸加强膈肌下降有利于触诊肝脏下缘。右手的触诊方法同上,自肝浊音界下缘数厘米向上触诊肝脏(图 3-1-29)。

158. 在前正中线触诊肝脏　用单手法在前正中线上,自脐平面开始逐渐向上,触诊肝脏左叶下缘。

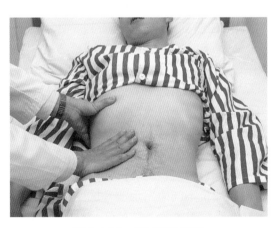

图 3-1-29　双手触诊肝脏

159. 检查肝颈静脉回流征、墨菲征（Murphy sign）

检查肝颈静脉回流征：当右心衰竭引起肝淤血肿大时，用手压迫肿大肝脏可使颈静脉怒张更明显，称为肝颈静脉回流征阳性。嘱被检者卧床，头垫一枕，张口平静呼吸。如有颈静脉怒张者，应将床头抬高 30°~45°，使颈静脉怒张水平位于颈根部。检查者右手掌紧贴于右上腹肝区，逐渐加压持续至少 10 秒。正常人颈静脉不扩张，或施压之初可有轻度扩张，但可迅速下降至正常水平。右心衰竭病人颈静脉则持续而明显怒张，停止压迫肝脏后下降至少 4cm H_2O，为肝颈静脉回流征阳性。

探测胆囊触痛：检查者用左手掌平放于被检者右胸下部，以左拇指指腹勾压于右肋下胆囊点处，然后嘱被检者缓慢深吸气，在吸气过程中发炎的胆囊下移时碰到用力按压的拇指，即可引起疼痛，此为胆囊触痛，如因剧烈疼痛而致吸气中止，则称墨菲征（Murphy sign）阳性。

160. 双手法 / 双手触诊法触诊脾脏　被检者取仰卧位，两腿稍屈曲，检查者左手手掌置于其左胸下部第 9~11 肋处，将脾脏从后向前托起，并限制了胸廓运动，右手掌平放于脐部，与左肋弓大致呈垂直方向，自脐平面配合呼吸开始触诊。手法类似前述肝脏的触诊，迎触脾尖，直至触及脾缘或左肋缘为止。

161. 右侧卧位触诊脾脏　脾脏轻度肿大而仰卧位不易触及，可嘱被检者右侧卧位，左下肢屈曲，用双手触诊更易触及。

162. 双手触诊法检查双侧肾脏　左手在左、右后腰部托起肋脊角处，右手随着被检者呼吸运动在左、右锁骨中线上从脐平面逐步向上做深触诊，双手配合分别触诊左、右肾脏。

163. 检查腹部的触觉和痛觉　请被检者闭目，用棉签轻触或大头针轻刺腹壁上、中、下各部皮肤，令被检者做出反应，注意双侧、上下对比。

九、下肢

（一）下肢的视诊和触诊

检查下肢关节运动时，如被检者不能主动运动，可做被动运动检查其关节活动度。

164. 正确暴露及视诊双下肢　遮盖腹部和会阴部，充分暴露双下肢。观察其腹股沟区，下肢长度、周径、对称性，足和趾的形状，趾甲床，皮肤颜色和性状，毛发分布，有无色素沉着、皮疹、溃疡、瘢痕、静脉曲张和水肿。

165. 触诊双侧腹股沟浅表淋巴结（横组）　检查者应触摸腹股沟区软组织及淋巴结。腹股沟淋巴结位于腹股沟区及大腿上部，分浅、深两群。浅群在触诊时易于触及，分上、下两组，上组（横组）沿腹股沟韧带排列，包括腹股沟上内侧和上外侧淋巴结。检查者应用滑动触诊法进行触诊。

166. 触摸双侧腹股沟浅表淋巴结（纵组）　腹股沟浅表淋巴结纵组位于大腿前内侧沿大隐静脉排列。检查者可沿大隐静脉走行方向进行滑动触诊。

对称触摸双下肢动脉搏动

167. 触诊双侧股动脉　股动脉通过髂前上棘至耻骨联合连线中点处，检查者可在此处触诊股动脉搏动，注意双侧对比。

168. 触诊双侧足背动脉　足背动脉经过踝关节前方，走行于足背第 1、2 跖骨之间，在跖骨基底部易于扪及其搏动。

169. 检查双下肢水肿　在内踝后方、足背或胫前、踝关节前或内侧，用大拇指深压皮肤至少5秒,移去拇指后,观察有无凹陷性水肿。

170. 双侧对称地检查下肢触觉或痛觉 手法同上肢检查。在双下肢上、中、下各部,用棉签轻触或大头针轻刺,令被检者做出反应,至少2/3部位。

（二）髋

171. 屈髋运动 嘱被检者尽可能向胸部屈膝以检查髋关节屈曲运动。正常屈髋最大角度约为120°（图3-1-30）。

172. 髋关节内旋和外旋运动 嘱被检者屈膝屈髋（约各90°）或检查者将被检者膝髋各屈大约90°,然后向内旋转其足与小腿,表现为髋关节外旋运动;向外旋转其足与小腿,表现为髋关节内旋运动。正常情况下,髋关节内、外旋最大角度分别为40°、60°（图3-1-31）。

173. 检查下肢近端肌力 检查者双手掌向下按压被检者两大腿中部,嘱被检者对抗阻力屈髋,检查下肢近端（屈肌）肌力,注意双侧对比。

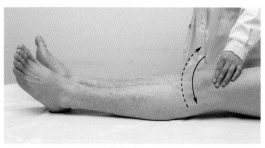

伸直位测量

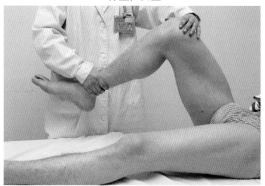

屈曲位测量

图 3-1-30 屈髋运动

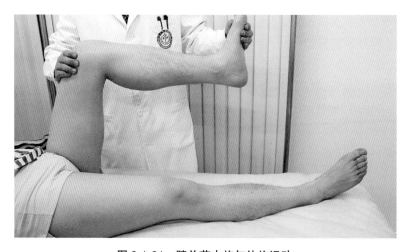

图 3-1-31 髋关节内旋与外旋运动

（三）膝

174. 检查髌骨运动 嘱被检者平卧、放松膝关节,检查者用手触摸髌骨并上下来回推动,观察髌骨滑动,注意有无疼痛、触痛和擦响。

175. 屈膝 嘱被检者主动屈曲膝关节。正常情况下,可屈曲130°。

176. 检查膝周肌力 被检者屈膝后,检查者双手分别置于被检者胫前下方,并施加压力,请被检者对抗阻力主动伸膝,检查伸肌肌力。

177. 触诊膝关节及周围　嘱被检者稍屈膝,检查者用双手触摸,拇指置于"膝眼"即膝部髌腱两侧之凹陷,其余手指放于腘窝,触诊膝关节前、后方和两侧,包括前正中髌韧带、两侧胫骨坪(胫骨上端关节面边缘)和后面的腘窝及其周围的软组织。注意有无触痛和不规则突起。

178. 检查膝反射及髌阵挛　检查者用手托住被检者双膝后方,请被检者放松双下肢,另一手用叩诊锤敲击髌骨下方股四头肌肌腱,注意伸膝运动及强度。如未见伸膝运动,可请被检者坐起,检查者左手平放在大腿前面,右手叩击股四头肌肌腱,通过左手感觉有无肌肉收缩来判断腱反射是否存在。反射中枢在 L_2~L_4(图 3-1-32)。髌阵挛:被检者仰卧,下肢伸直,检查者以拇指与示指控住其髌骨上缘,用力向远端快速连续推动数次后维持推力。阳性反应为股四头肌发生节律性收缩使髌骨上下移动,系腱反射极度亢进。

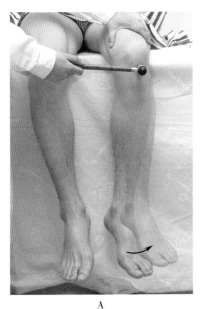
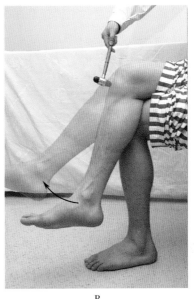

A

B

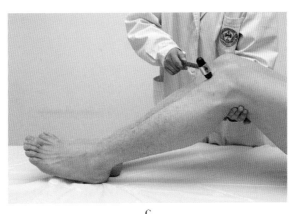

C

图 3-1-32　检查膝反射

A、B. 坐位;C. 卧位。

（四）踝和足

179. 触诊踝关节和跟腱 触摸踝关节前、后、两侧以及跟腱,注意有无触痛。

180. 背屈和跖屈、内翻和外翻 嘱被检者做主动背屈和跖屈运动。检查者也可一手握住被检者足跟,另一手将足上、下移动,即表现为足背屈和跖屈,正常时,背屈大约20°,跖屈约45°。嘱被检者做主动内翻和外翻运动。内翻是足底翻向人体中线的运动,外翻是离开人体中线的运动。检查者也可一手握住被检者踝部,另一手握住足底,将踝关节向内、外做内翻或外翻运动。

181. 屈趾和伸趾 请被检者主动屈趾、伸趾,注意活动范围。

182. 检查双下肢远端肌力 检查者双手置于被检者足背施加压力,嘱被检者对抗阻力主动背屈,检查肌力;检查者双手置于被检者足底施加压力,嘱被检者对抗阻力主动跖屈,检查肌力。

183. 检查双足位置觉 检查者首先给被检者示范什么是足趾向上(伸趾)、向下(屈趾),然后嘱被检者闭目,检查者用拇指和示指夹住足趾两侧,向上或向下运动足趾,请被检者说出足趾位置。

184. 检查跟腱反射、踝阵挛 嘱被检者稍屈膝、大腿外旋、足背屈,检查者一手扶住被检者足前部,另一手用叩诊锤敲击跟腱,反射引出表现为踝关节跖屈。如未见踝关节跖屈,检查者将手置于小腿后方,通过感觉腓肠肌收缩来判断。反射中枢在 $L_5 \sim S_2$(图 3-1-33)。踝阵挛:被检者仰卧,髋与膝关节稍屈,检查者一手持被检者小腿,一手持被检者足掌前端,突然用力使踝关节背屈并维持。阳性表现为腓肠肌与比目鱼肌发生连续性节律性收缩,而致足部呈现交替性屈伸动作,系腱反射极度亢进。

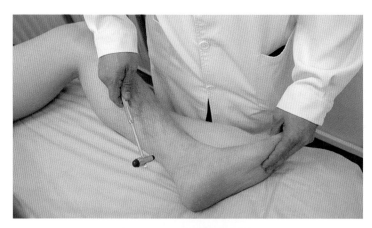

图 3-1-33 检查跟腱反射

185. 检查跖反射 髋和膝关节伸直,检查者用竹签或叩诊锤柄沿被检者足底外侧缘由后向前划(由足跟至小趾),然后转向踇趾侧。正常反应为足趾跖屈。如踇趾缓缓背伸,其他四趾呈扇形展开,则为巴宾斯基征(Babinski sign)阳性(图 3-1-34)。

186. 检查凯尔尼格征(Kernig sign)、布鲁津斯基征(Brudzinski sign)、拉塞格征(Lasègue sign)。

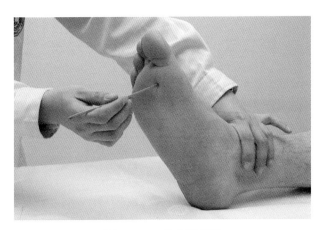

图 3-1-34　检查跖反射

凯尔尼格征（Kernig sign）：被检者仰卧，一侧下肢髋、膝关节屈曲成直角，检查者将被检者小腿抬高伸膝。正常人膝关节可伸达 135° 以上。如伸膝受阻且伴疼痛与屈肌痉挛，则为阳性。

布鲁津斯基征（Brudzinski sign）：被检者仰卧，下肢伸直，检查者一手托起被检者枕部，另一手按于其胸前。当头部前屈时，双髋与膝关节同时屈曲则为阳性。

拉塞格征（Lasègue sign）：被检者仰卧，双下肢平伸，检查者一手握被检者踝部，一手置于大腿伸侧，分别做双侧直腿抬高动作，腰与大腿正常可达 80°~90°。若抬高不足 70°，且伴有下肢后侧的放射性疼痛，则为阳性。见于腰椎间盘突出症，也可见于单纯性坐骨神经痛。

（五）被检者站立

187. 龙贝格征（Romberg sign）　即闭目难立征。嘱被检者站立，双足并拢，两臂向前伸平，先睁眼站立数秒后闭眼。检查者站在被检者身旁，注意保护，观察其身体有无左右摇晃或倾斜。

188. 步态观察　嘱被检者在室内走动，双臂自然摆动，观察其行走姿态，上、下肢的运动是否协调。不允许其双臂交叉或紧贴身体两侧。

（六）腰椎运动

189. 腰椎的前屈运动　嘱被检者主动弯腰，双膝伸直，双手尽量触及足趾，观察屈腰程度。正常可弯曲 75°~90°，注意脊柱有无异常弯曲。

190. 腰椎的后伸运动　嘱被检者主动伸腰，尽量后仰，如果需要，检查者站在其背后，固定被检者两侧髋部和骨盆，观察后伸程度，正常约为 30°。

191. 腰椎的侧屈运动　按上述方法固定被检者的髋部让其主动向左、右两侧弯腰，观察其侧弯程度，正常腰椎可向左右各侧弯 20°~35°。

192. 腰椎的旋转运动　检查者站在被检者身后，按上述方法固定其两侧髋部和骨盆，嘱被检者双肩转向左右两侧，观察胸、腰椎旋转程度，正常情况下，可向两侧旋转各 30°。

（吕晓君　何霄）

第二节　全身体格检查评分表

全身体格检查评分表见表 3-2-1。

表 3-2-1　全身体格检查评分表

被检者姓名：　　　　性别： 检查者姓名：　　　　学号： 检查时间： 检查日期： 学生得分：			

A　一般检查 / 生命体征	否	部分合格	合格
-1 自我介绍,准备和清点器械(包括进行简短交谈,以消除被检者紧张情绪,融洽医患关系,并了解被检者精神状态)	○	○	○
-2 检查者当被检者之面洗手	○	○	○
-3 被检者取坐位	○	○	○
-4 触诊桡动脉	○	○	○
-5 同时触诊双侧桡动脉,检查其对称性	○	○	○
-6 测呼吸频率至少 30 秒(注意节律及深度),并予以记录	○	○	○
-7 触诊肱动脉	○	○	○
-8 将袖带缚于上臂正确部位	○	○	○
-9 将膜型胸件置于肱动脉上	○	○	○
-10 测量右上臂血压两次,记录平均值	○	○	○
得分：　　　　　　　满分：			

B　头和颈			
B-1　头颅	否	部分合格	合格
-11 观察和触诊头部(注意头发分布、密度、颜色和光泽,分开头发,观察各部分头皮)	○	○	○
-12 用近视力表或印刷材料置于眼前约 30cm,令被检者阅读,以粗略检查近视力	○	○	○
-13 观察下睑结膜、巩膜、角膜和泪囊开口,用拇指在内眦部压迫泪囊,观察有无分泌物	○	○	○
-14 嘱被检者向下看,观察上方巩膜及结膜	○	○	○
-15 嘱被检者皱额,闭紧双目,检查者用双拇指向上分开眼睑,以检查第Ⅶ对脑神经功能	○	○	○

续表

B　头和颈			
B-1　头颅			
	否	部分合格	合格
-16 检查眼外肌 6 个方位的运动功能(左中、左上、左下、右中、右上、右下)	○	○	○
-17 检查瞳孔直接对光反射	○	○	○
-18 检查瞳孔间接对光反射	○	○	○
-19 检查调节和辐辏反射	○	○	○
得分：		满分：	
B-2　检眼镜检查			
	否	部分合格	合格
-20 被检者座椅高度适当	○	○	○
-21 关闭暗室内电灯	○	○	○
-22 掌握持镜要点,用示指拨动转盘	○	○	○
-23 右手持检眼镜站在右前方,用右眼检查被检者右眼	○	○	○
-24 左手持检眼镜站在左前方,用左眼检查被检者左眼	○	○	○
-25 用检眼镜观察晶状体的透明度	○	○	○
-26 用检眼镜观察角膜和玻璃体的透明度	○	○	○
-27 用检眼镜观察视神经盘(颜色、边缘)	○	○	○
-28 追踪血管观察 4 个象限	○	○	○
-29 观察黄斑(嘱被检者注视光源)	○	○	○
得分：		满分：	
B-3　耳			
	否	部分合格	合格
-30 观察和触诊双侧耳郭及周围	○	○	○
-31 触诊双侧颞颌关节,注意有无肿胀及触痛	○	○	○
-32 双手指置于耳屏前或稍插入外耳道,请被检者做咀嚼动作,检查颞颌关节运动	○	○	○
-33 用手稍向后上方牵拉耳郭,使外耳道变直,以便插入耳镜	○	○	○
-34 插入耳镜观察鼓膜,使被检者不感疼痛	○	○	○
-35 检查听力	○	○	○
-36 用适当方法分别检查每耳听力	○	○	○
得分：		满分：	

续表

B　头和颈			
B-4　鼻			
	否	部分合格	合格
-37　观察及触诊外鼻有无畸形、压痛等	○	○	○
-38　观察鼻前庭（可用电筒）	○	○	○
-39　插入鼻镜观察鼻前庭、中隔、鼻甲及鼻黏膜。检查过程中,被检者头部逐渐后仰	○	○	○
-40　分别压闭一侧鼻孔,令被检者吸气,检查其通气情况	○	○	○
-41　按压双侧上颌窦区,有无肿痛	○	○	○
-42　按压双侧额窦区,有无肿痛	○	○	○
-43　检查筛窦,注意有无肿痛	○	○	○
得分:		满分:	
B-5　口、唇、咽			
	否	部分合格	合格
-44　观察口唇、颊黏膜、牙龈和舌质、舌苔	○	○	○
-45　嘱被检者舌尖顶住上腭,观察口底有无色素沉着、出血或肿块	○	○	○
-46　用压舌板轻压舌背,观察扁桃体、腭舌弓及咽后壁有无充血、肿胀及溢脓,请受检者发"啊"音,观察悬雍垂的位置	○	○	○
-47　嘱被检者向前伸舌,观察有无偏斜以检查第Ⅻ对脑神经功能	○	○	○
-48　嘱被检者露齿、鼓腮或吹口哨,以检查第Ⅶ对脑神经功能	○	○	○
-49　嘱被检者咬紧牙齿,触诊双侧咀嚼肌,或嘱被检者对抗阻力张口,以检查第Ⅴ对脑神经的功能	○	○	○
-50　嘱被检者闭目,检查第Ⅴ对脑神经的触觉或痛觉(上、中、下3支),至少检查2/3部位	○	○	○
得分:		满分:	
B-6　颈			
	否	部分合格	合格
-51　正确暴露并观察颈部皮肤和外形	○	○	○
-52　触诊耳前淋巴结	○	○	○
-53　触诊耳后淋巴结	○	○	○
-54　触诊枕后淋巴结	○	○	○
-55　触诊颌下淋巴结	○	○	○
-56　触诊颏下淋巴结	○	○	○

B 头和颈			
B-6 颈			
	否	部分合格	合格
-57 触诊颈前淋巴结	○	○	○
-58 触诊颈后淋巴结	○	○	○
-59 触诊锁骨上淋巴结	○	○	○
-60 用双指触摸甲状软骨,检查其移动度及有无疼痛	○	○	○
-61 用双手从被检者前面或后面在正确部位触诊甲状腺	○	○	○
-62 触诊甲状腺峡部、配合吞咽动作	○	○	○
-63 触诊甲状腺侧叶、配合吞咽动作	○	○	○
-64 分别轻触双侧颈动脉	○	○	○
-65 触诊气管位置	○	○	○
-66 颈前屈	○	○	○
-67 颈后伸	○	○	○
-68 颈侧屈(耳 - 肩运动)	○	○	○
-69 颈旋转(颏 - 肩运动)	○	○	○
-70 嘱被检者对抗阻力做头部旋转或耸肩以检查第Ⅺ对脑神经功能	○	○	○
得分:	满分:		

C 上肢			
C-1 手			
	否	部分合格	合格
-71 正确暴露双上肢	○	○	○
-72 观察和触诊双手掌面和背面	○	○	○
-73 检查双手指甲有无杵状指及发绀	○	○	○
-74 伸展手指	○	○	○
-75 弯曲近端和远端指间关节呈爪状	○	○	○
-76 握拳	○	○	○
-77 做拇指对掌运动	○	○	○
-78 检查远端肌力	○	○	○
得分:	满分:		

续表

C 上肢			
C-2 腕			
	否	部分合格	合格
-79 触诊双手腕	○	○	○
-80 腕背伸	○	○	○
-81 腕掌屈	○	○	○
得分：		满分：	
C-3 肘			
	否	部分合格	合格
-82 触诊肱骨髁状突和鹰嘴	○	○	○
-83 触诊滑车上淋巴结	○	○	○
-84 屈肘	○	○	○
-85 检查上臂肌力	○	○	○
-86 伸肘	○	○	○
-87 旋前和旋后	○	○	○
得分：		满分：	
C-4 肩			
	否	部分合格	合格
-88 触诊双肩及周围	○	○	○
-89 功能检查（3个过筛试验：一手越过头顶触摸对侧耳，双臂上举，双手置于后枕，一手从后下触及对侧肩胛下角）	○	○	○
-90 检查上肢近端肌力	○	○	○
得分：		满分：	
C-5 上肢神经系统检查			
	否	部分合格	合格
-91 双侧对称地检查双上肢触觉或痛觉，至少2/3部位	○	○	○
-92 上肢轻瘫试验	○	○	○
-93 肱二头肌反射	○	○	○
-94 肱三头肌反射	○	○	○
-95 桡骨膜反射	○	○	○
-96 霍夫曼征	○	○	○
-97 快速轮替动作	○	○	○
-98 指鼻试验（睁眼、闭眼）	○	○	○
得分：		满分：	

续表

D　背部	否	部分合格	合格
-99　正确暴露背部	○	○	○
-100　逐个触诊脊柱棘突以检查有无畸形、压痛	○	○	○
-101　逐个叩击脊柱棘突以检查叩击痛(或用间接法)	○	○	○
-102　检查肾区压痛和叩击痛	○	○	○
-103　检查胸廓活动度和对称性	○	○	○
-104　嘱被检者双上肢交叉,双手分别置于对侧肩部或肘部	○	○	○
-105　叩诊背部(后胸)	○	○	○
-106　分别对称地叩诊背部	○	○	○
-107　叩诊肺下界移动范围(双侧)	○	○	○
-108　嘱被检者轻微张口做深呼吸	○	○	○
-109　听诊背部	○	○	○
-110　双侧对称地听诊背部	○	○	○
-111　听觉语音	○	○	○
得分:　　　　　　　　　满分:			

E　乳房和腋窝淋巴结(女性,★为男性)	否	部分合格	合格
-112　充分暴露双乳房(注意双肩同高),取坐位观察乳房	○	○	○
-113　取前倾位观察乳房	○	○	○
-114　双臂高举过头观察乳房	○	○	○
-115　双手叉腰观察乳房	○	○	○
-116　★用右手手指掌面以适当的压力触诊右乳房	○	○	○
-117　★触诊右乳房:从外上象限开始按逆时针方向检查,外上方—外下方—内下方—内上方—尾部	○	○	○
-118　★触诊右乳头、乳晕,挤压乳头观察有无溢液	○	○	○
-119　★用左手手指掌面以适当压力触诊左乳房	○	○	○
-120　★触诊左乳房:从外上象限开始按顺时针方向检查,外上方—外下方—内下方—内上方—尾部	○	○	○
-121　★触诊左乳头、乳晕,挤压乳头观察有无溢液	○	○	○
-122　教授被检者做乳房自我检查	○	○	○
-123　★用左手触诊右侧腋窝	○	○	○
-124　★至少触诊右侧腋窝5组淋巴结中的4组:尖群—前群—内侧群—后群—外侧群	○	○	○

续表

E 乳房和腋窝淋巴结(女性,★为男性)	否	部分合格	合格
-125 ★用右手触诊左侧腋窝	○	○	○
-126 ★至少触诊左侧腋窝5组淋巴结中的4组:尖群—前群—内侧群—后群—外侧群	○	○	○
得分:		满分:	

F 前胸和肺	否	部分合格	合格
-127 观察胸廓外形和体表标志,触诊胸壁弹性及对称性	○	○	○
-128 双侧对称地叩诊肺尖	○	○	○
-129 叩诊前胸和侧胸	○	○	○
-130 双侧对称地听诊肺尖	○	○	○
-131 听诊前胸和侧胸(自上而下,由外向内,双侧对比)	○	○	○
得分:		满分:	

G 心脏	否	部分合格	合格
-132 嘱被检者30°~45°半卧,观察右颈静脉充盈情况	○	○	○
-133 取切线方向观察心前区(有无隆起、心尖搏动和异常搏动)	○	○	○
-134 用两步法触诊心尖搏动	○	○	○
-135 用手掌触诊心前区	○	○	○
-136 在左侧第5肋间隙叩诊心脏相对浊音界	○	○	○
-137 从下至上逐一肋间隙叩诊心脏左界(相对浊音界)	○	○	○
-138 在右锁骨中线上叩诊肝上界	○	○	○
-139 从下至上逐一肋间隙叩诊心脏右界(相对浊音界)	○	○	○
-140 听诊心脏(心率、心律、心音、杂音和心包摩擦音),各瓣膜区用膜型和钟型胸件逐一听诊,按二尖瓣区、肺动脉瓣区、主动脉瓣区、主动脉瓣第二听诊区、三尖瓣区的顺序,每个瓣膜区至少听诊15秒(强调听诊顺序、时间、听诊器用法)	○	○	○
-141 二尖瓣区(心尖部)	○	○	○
-142 肺动脉瓣区(胸骨左缘第2肋间隙)	○	○	○
-143 主动脉瓣区(胸骨右缘第2肋间隙)	○	○	○
-144 主动脉瓣第二听诊区(胸骨左缘第3肋间隙)	○	○	○
-145 三尖瓣区(胸骨左缘第4、5肋间隙)	○	○	○
-146 用钟型胸件再次逐一听诊各瓣膜区	○	○	○
得分:		满分:	

H　腹部			
	否	部分合格	合格
-147　正确暴露腹部	○	○	○
-148　被检者头下置一低枕,屈膝、放松腹肌,双上肢置于躯干两侧、平静呼吸	○	○	○
-149　观察腹部外形、对称性。脐的位置及外形、腹式呼吸情况,阴毛分布及有无皮肤损害	○	○	○
-150　听诊肠鸣,用膜型胸件置脐附近听诊肠鸣至少1分钟,如无肠鸣则听5分钟或直至听见为止	○	○	○
-151　腹部叩诊:叩诊4个象限(从左下腹开始,逆时针方向叩诊)	○	○	○
-152　叩诊肝浊音界:在右锁骨中线上叩诊肝上、下界,估计肝界大小	○	○	○
-153　叩诊移动性浊音	○	○	○
-154　浅触诊腹部4个象限	○	○	○
-155　深触诊腹部4个象限	○	○	○
-156　教授被检者腹式呼吸配合检查。在右锁骨中线上单手法触诊肝脏	○	○	○
-157　在右锁骨中线上双手法触诊肝脏	○	○	○
-158　在前正中线上触诊肝脏	○	○	○
-159　检查肝颈静脉回流征、墨菲征	○	○	○
-160　用双手法触诊脾脏	○	○	○
-161　如仰卧位未能触及,应嘱被检者右侧卧位,再触诊脾脏	○	○	○
-162　用双手法触诊两侧肾脏	○	○	○
-163　检查腹部的触觉或痛觉	○	○	○
得分:　　　　　　　　　　　　　　　满分:			

I　下肢			
I-1　整体检查			
	否	部分合格	合格
-164　充分暴露双下肢,观察其长度、周径、对称性、毛发分布和皮肤情况	○	○	○
-165　触诊双侧腹股沟浅表淋巴结(横组)	○	○	○
-166　触诊双侧腹股沟浅表淋巴结(纵组)	○	○	○
-167　触诊双侧股动脉	○	○	○
-168　触诊双侧足背动脉	○	○	○
-169　检查双下肢水肿,按压足背、内踝后方、胫前至少5秒	○	○	○
-170　双侧对称地检查双下肢的触觉或痛觉,至少2/3部位	○	○	○

续表

I 下肢			
I-2 髋和膝			
	否	部分合格	合格
-171 屈髋	○	○	○
-172 髋关节内旋、外旋	○	○	○
-173 检查下肢近端肌力	○	○	○
-174 检查膝关节和髌骨运动	○	○	○
-175 屈膝、伸膝	○	○	○
-176 检查膝周肌力	○	○	○
-177 触诊膝关节及周围	○	○	○
-178 检查膝跳反射,检查髌阵挛	○	○	○
I-3 踝和足			
	否	部分合格	合格
-179 触诊踝关节和跟腱	○	○	○
-180 背屈和跖屈、内翻和外翻	○	○	○
-181 屈趾、伸趾	○	○	○
-182 检查双下肢远端肌力	○	○	○
-183 检查双足位置觉	○	○	○
-184 检查跟腱反射,检查踝阵挛	○	○	○
-185 检查跖反射	○	○	○
-186 检查凯尔尼格征、布鲁津斯基征、拉塞格征	○	○	○
I-4 其他			
	否	部分合格	合格
-187 龙贝格征(闭目难立征)检查(先睁眼、后闭眼)	○	○	○
-188 观察步态	○	○	○
-189 腰前屈	○	○	○
-190 腰后伸	○	○	○
-191 腰侧屈	○	○	○
-192 腰旋转(检查者双手固定被检者髋部)	○	○	○
得分:		满分:	

以下用于体格检查技巧评定

请根据查体中学生展现出来的查体技巧的实际情况选择最符合的项:1→5表示非常不满意→非常满意
1 整体检查过程试图增进医患关系(包括是否做自我介绍)
2 检查过程对被检者表示关切,尊重隐私
3 良好的职业道德风尚(包括语言及非语言)
4 用器械检查时先予以解释、取得理解
5 检查系统而全面,无重复、颠倒、遗漏
6 检查中时刻注意对比
7 检查部分暴露适当,未检查到的部位适当遮盖
8 检查动作轻柔,不使痛苦增加
9 触诊技巧
10 叩诊技巧
器官系统部分评价:请根据您的实际情况选择最符合的项:1→5表示非常不满意→非常满意
11 一般检查和生命体征
12 头部
13 颈部
14 上肢
15 背部
16 乳房和腋窝
17 前胸和肺
18 心脏
19 腹部
20 下肢

(左川 何霄)

第四章　器官系统体格检查

第一节　眼部检查方法

一、视功能的检查

1. 远视力检查　视力是眼睛对于物体两点间最小距离的辨别能力,也称为视敏度。视力检查不仅是眼科被检者,而且是所有被检者常规检查的一部分。我国通用的《国际标准视力表》于1952年开始使用,该表删除《国际视力表》2.0一行,加入1.2一行。

选用《国际标准视力表》时方法为:检查距离为5m,检查环境的光线充足,照明度稳定。两眼分别检查,一般先检查右眼,检查时用干净的卡片或遮眼板盖住左眼,但勿使眼球受压。嘱被检者用右眼从上至下指出"E"字形视标开口的方向,记录所能看清的最小一行视力读数,即为该眼的远视力。正常标准视力定为1.0,即能看清视力表第10行,用同样的方法检查左眼。如远视力未达到正常者可用针孔镜放在被检眼前测针孔视力,这样,倘能改善视力,则说明视力较差系屈光不正所致,通常需佩戴眼镜矫正。戴眼镜者必须测裸眼视力和戴眼镜的矫正视力,矫正视力远比裸眼视力更加重要。

如在5m处不能辨认0.1行视标者,应让被检者逐步走近视力表,直至认出0.1视标为止,其实测距离(m)/50,即为其视力。

在1m处不能辨认0.1视标者,则改为"数手指",其方法为:让被检者背光而立,检查者任意伸出几个手指,嘱其说出手指的数目。记录为数指/距离(CF/cm)。

手指近到眼前5cm仍数不清者,则改为用手在被检者眼前左右摆动,并问其能否看到手动,如能看到,连同距离记录为手动/距离(HM/cm)。

不能看到眼前手动者,到暗室中用手电筒照射被检眼,如能准确地看到光亮,记录视力为光感(LP)。确定有光感后,重要的是还需分别检查视网膜各个部位的视敏度,即光定位。方法是:嘱被检者坐于暗室内,用一只手轻轻地盖住一眼,另一眼注视前方不动,将小手电筒光线从左、左上、左下、上、中、下、右、右上、右下9个方向投射到被检眼,咨询并记录各方向有(+)、无(−)光感。当各方位光感均消失时记录为无光感(NLP)。

良好的光定位通常提示视网膜和视神经的功能是正常的,反之,则多提示视网膜和视神经的疾病。

2. 近视力检查　近视力用于了解阅读距离下的视力。近视力表由大小不同的"E"字视标组成,检查时应注意近视力表的亮度和照明。一般使用Jaeger近视力表,检查的标准距离为33cm,正常视力能看清第10行的"E"字,即记录近视力为J1。平时戴眼镜者,可让其戴上眼镜检查。并可让其改变检查距离,将近视力表拿近或离远至清晰辨认,以便测得其最佳视力和估计其屈光性质和度数。

3. 色觉检查　正常人色觉为正常三色视,而异常三色视、二色视和单色视均为色觉异常。色觉的检查应用假同色图,又称为色盲本,在自然光线下进行,检查的标准距离为 0.5m,让被检者在 5 秒内读出,一般双眼同时检查,如果单眼色觉异常或双眼间色觉不一致,应采取单眼检查。

色觉正常者可辨认色盲表的所有图形。色盲者则不能辨认色盲表上的图形,可按表内所附说明书,判断为何种色盲或色弱。

4. 对比视野检查 视野检查是视功能检查的重要组成部分,周边视野检查可以测定周边视网膜的功能。对比法仅能粗略地测定视野,检查方法为:检查时,被检者与检查者面对面而坐,距离约 1m,照明良好,两眼分开检查。如检查右眼,则嘱其手遮住左眼,右眼注视检查者的左眼,此时检查者亦应将自己的右眼遮盖;然后,检查者将手指(1 个、2 个或 3 个)置于自己与被检者中间等距离处,分别自上、下、左、右等不同的方位从外周逐渐向眼的中央部移动,嘱被检者在发现手指出现时,立即说出。如被检者能在各方向与检查者同时看到手指,则大体属正常视野。即使对比法测得结果正常,也可以用更敏感的一些检查方法检查出可能存在的视野缺陷。

二、外眼检查

5. 视诊眼睑 系统的眼部检查是从眼睑的皮肤开始逐渐向内进行的。检查者首先观察眼睑有无缺损、瘀血、红肿、瘢痕或异物,睑缘的位置有无内翻或外翻及其他异常,睑裂的对称性及宽度。通常,自然睁眼平视前方时上睑遮盖 11~1 点方位的角巩膜缘,甲亢性的突眼或上睑退缩常首先表现为上方角巩膜缘的暴露。

同时,还应观察睫毛的情况:睫毛是否整齐,方向是否正常,有无变色、脱落,睫毛根部有无充血、鳞屑、脓痂或溃疡等。

6. 泪囊的检查 请被检者向上看,检查者用双手拇指轻压被检者双下睑内眦处,骨性眶缘下内侧,即挤压泪囊,同时观察有无分泌物或泪液自上、下泪点溢出。有急性炎症时应避免做此项检查。

7. 眼球的位置及运动检查 检查时,应注意眼球高低位置是否相同,大小(有无小眼或眼球内陷)、突出度(突眼)和位置(有无眼眶瘤或斜视)是否正常。触诊对确定眼眶肿瘤的大小、位置、硬度及搏动性是有益的。

检查眼球运动时,检查者置一手指(或铅笔)于被检者眼前 30~40cm 处,请被检者头部固定,双眼注视手指(或铅笔),并随手指(或铅笔)运动,分别检查左、右、上、下、左上、左下、右上、右下 8 个方向的双眼眼球运动。

8. 下睑、下穹窿及下球结膜、下方巩膜的检查 请被检者向上看,检查者用双手拇指分别置于双眼下睑中部,同时向下按下睑缘,此时可观察下球结膜和下方巩膜、下睑和下穹窿结膜。注意结膜和巩膜的颜色,血管形态,有无异常。

除沙眼、春季卡他性结膜炎外,几乎所有结膜炎症在下穹窿结膜的表现比上穹窿结膜更为明显。

9. 上球结膜和上方巩膜的检查 请被检者向下看,检查者置双手拇指于上睑中部,轻轻向上牵拉上睑,此时可观察上球结膜和上方巩膜。

10. 翻转上睑检查上睑结膜 检查上睑结膜需要翻转上睑。嘱被检者向下看,检查者用左手示指在上方,拇指在下方夹住上睑缘处皮肤,先轻轻拉上睑向前下方,使其离开眼球,并以示指稍向下压迫上睑,拇指稍往上推上睑,轻轻捻转,翻转上睑,暴露上睑结膜,然后用拇指固定上睑缘,即可进行观察。通过透明的上睑结膜可见垂直于睑缘排列的睑板腺。有时还可见到泪腺的一小部分暴露于外眦部。

11. 眼前节的检查　观察眼前部的疾病可无需借助特殊的仪器。检查者面对被检者,用右手持装有聚光灯泡的手电筒,以45°角将集中的光线投照于被检查眼上。然后以左手拇指和示指持10倍放大镜,以中指撑开上睑,并以环指固定于被检者的眼前外上方,随时调整放大镜的焦点,仔细地观察角膜、前房和虹膜。

正常的角膜表面应是光滑、规则、无血管、透明,颇似镜面,透过角膜可清晰地见到虹膜的各个部分。角膜水肿时呈毛玻璃样外观;明显的角膜混浊容易识别;角膜出现的新生血管可位于表面,亦可在深部,可侵及全角膜或者一部分;角膜上皮缺损难以发现,角膜的荧光素染色可显示上皮缺损的区域。

前房深度是指角膜的后表面与虹膜的前表面之间的距离。正常的前房深度约为3mm。

正常时,虹膜的纹理应清晰可见,倘不能见到则提示角膜混浊、房水中有细胞漂浮或虹膜炎症等。

12. 角膜知觉检查　角膜的感觉神经是来自于三叉神经眼支的鼻睫支中的睫状长神经。临床上,角膜的知觉检查方法为:令被检者平视前方,检查者从消毒棉签中抽出一束棉花纤维,用其尖端从被检者的侧面触及角膜(注意:勿触及眼睑及睫毛,不允许被检者注视棉签),如能立即引起反射性的瞬目运动,则说明角膜知觉正常。更换棉签检查另一眼。

单纯疱疹病毒性角膜炎、三叉神经眼支的鼻睫支感染带状疱疹时角膜的知觉减退;在腺病毒感染、先天性干眼症、角膜营养不良时,角膜的知觉亦减退;角膜知觉下降亦可出现在与眼的运动神经相关的眶顶受损时。角膜麻痹是小脑脑桥角肿瘤的一个重要体征。

13. 瞳孔的直接光反射检查　应检查瞳孔是否等大、形圆,位置是否居中,边缘是否整齐,以及对光线刺激的反应。正常成人瞳孔在弥散自然光线下直径为2.5~4.0mm,幼儿及老年人稍小。

在暗室内,请被检者双眼平视前方,检查者手持电筒从眼外侧迅速将光线移向一侧瞳孔部位,同时观察该侧瞳孔的缩小,移开光线,瞳孔扩大,此为瞳孔的直接光反射。两眼分别检查,用同样的方法检查另一眼。检查对光线的反应,最好在暗室中进行,检查者位于被检者一侧。注意勿使光线同时照射双眼,并嘱被检者不能注视光源。

14. 瞳孔的间接光反射检查　在暗室内,请被检者双眼平视前方,检查者手持电筒从眼外侧迅速将光线移向一侧瞳孔部位,同时观察对侧瞳孔的缩小,移开光线,瞳孔扩大,此为瞳孔的间接光反射。两眼分别检查,用同样的方法检查另一眼。检查对光线的反应,最好在暗室中进行,检查者位于被检者一侧。注意勿使光线同时照射双眼,并嘱被检者不能注视光源。

15. 检查调节和辐辏反射　检查者置一手指于被检者眼前约1m处(指尖向上,与双眼同一高度),请被检者注视指尖,然后迅速向被检者鼻梁移近手指,同时观察双侧瞳孔由大缩小的变化及双眼辐辏。辐辏的意思是当被检者注视近物时,两眼内聚的能力。

检查时先令被检者向远方注视,然后令其注视近处15cm的物体,可见被检者双眼向内集合,瞳孔同时缩小,此即近反射。其实是调节、集合和瞳孔缩小的联合动作,又称集合联动。

16. 眼压的检查 眼压测量是评估眼球生理状态的基本参数指标之一,其变化对临床有重要指导作用。检查眼压可采用触诊法和眼压计检查法。触诊法:凭手指的感觉判断眼球的硬度,该法虽不够精确,但简便易行,有临床应用价值。检查时令被检者双眼向下注视(不能闭眼),检查者用双手示指放在上睑的眉弓与睑板上缘之间的地方,其他手指放在额部及颊部,然后两手示指交替地轻压眼球的赤道部,便可借助指尖感觉眼球波动的抗力,确定其软硬度。记录方法:Tn 表示眼压正常,T+1 表示眼压稍高,T+2 表示中等度增高,T+3 表示极高;T-1 表示眼压稍低,T-2 表示中度降低,T-3 表示极低。

三、直接检眼镜的检查

17. 调整被检者座位于适当高度。

18. 关暗室内光线 关暗室内光线以便于观察眼内结构。

19. 打开检眼镜的光源并调节光线 打开检眼镜的光源,调节光线为大圆白色光束。一些临床医师惯于用大圆光束检查散大瞳孔时的眼底,用小圆光束检查小瞳孔状态的眼底。

20. 正确握持检眼镜 示指始终置于转盘上调节焦距,拇指及其余3指握住镜柄。检查者另一手置于被检者眉弓部。

21. 检查者的位置 检查右眼时,检查者站在被检者右侧,用右手持镜、右眼观察;检查左眼时则站于被检者左侧,左手持镜、左眼观察。

22. 检查时检查者的姿势(一) 检查者用左手固定被检者头部,拇指置于其眉弓附近。检查过程中,应保持检眼镜的顶端紧靠检查者的骨性眶缘上内侧(眉弓内侧),其纵轴与头部纵轴平行,有利于稳定检查视野。

23. 检查时检查者的姿势(二) 如被检者佩戴眼镜,嘱其去除;嘱被检者目光越过检查者肩部,注视前上方墙上一固定点。检查者右眼置于检眼镜的窥视孔前,并以与被检者视轴呈15°角接近受检眼进行观察。用同样的方法检查被检者的左眼。

24. 眼的屈光间质的检查 将检眼镜的转盘置于 +8~+10 屈光度,从大约20cm 远处将检眼镜光线投射入眼。瞳孔区呈现均匀一致的红色反光时,代表屈光间质无混浊。在红色的反光中出现黑影时,代表屈光间质有浑浊或者屈光力存在局部异常。

25. 视神经盘及 4 个象限血管的检查 继续注视眼底反射的红光,逐渐靠近被检眼,同时拨动检眼镜的转盘减少屈光度(如拨动到"0"或越过"0"到负数)当看清眼底血管时,则沿视网膜血管分支由细到粗的方向追踪找到视神经盘,系统的眼底检查通常自视神经盘的检查开始。

除生理凹陷为近白色外,视神经盘为淡红色的圆形或椭圆形结构,边界清晰,鼻侧稍模糊,颞侧可见有色素沉着。色素沉着有时可呈弧或环形,有时为与视盘成同心圆的线样条纹,称之为脉络膜弧(环),无病理意义。

视神经盘直径约 1.5mm,系丈量眼底的标准长度单位。大多数人的视神经盘直径是大致相等的。眼底检查时发现视神经盘明显增大,提示可能存在圆锥角膜、近视眼或后葡萄肿。

视神经盘中央的漏斗形凹陷,色泽稍淡,称为生理凹陷。有的凹陷底部隐约可见暗灰色区域,即巩膜筛板。有的生理凹陷呈斜坡状,看不见底部。在青光眼的诊断中,生理凹陷的水平径与视神经盘水平径之比是尤为重要的。

检查视神经盘时,应注意其色泽、大小、边界是否清楚,有无隆起、出血、渗出、水肿等。

检查视网膜血管时,应注意区分动、静脉。动脉色鲜红、细、反光强,静脉色暗红、较粗,两者直径之比为(2∶3)~(3∶4)。应沿4个方向(即上方、下方、鼻侧到颞侧)追踪血管,依次观察。检查动脉静脉直径之比例,动静脉交叉压迹情况。并观察周围视网膜情况,注意有无出血、渗出、色素改变、脱离及变性等,同时观察这些病损的大小、形状、颜色及分布等具体情况。

26. 检查黄斑 黄斑位于视网膜中央,是视网膜感光最敏锐的部分。请被检者短暂注视检眼镜光源,即可见到黄斑。黄斑中央凹位于距视神经盘颞侧约2PD偏下方处,年轻人黄斑中央凹常见一针尖大的反光点称中央凹光反射。检查者(尤其是初学者)通常应扩大被检者瞳孔(药物性)方能仔细地检查黄斑,因为当黄斑区接受光线刺激时,瞳孔将明显地缩小。

检查黄斑区时,应注意黄斑中央凹光反射是否存在,黄斑部颜色是否均匀,以及是否有水肿、渗出、出血、新生血管及裂孔等。

附录：眼部检查纲要

一、视功能的检查

1. 远视力检查。

2. 近视力检查。

3. 色觉检查。

4. 对比视野检查。

二、外眼检查

5. 视诊眼睑。

6. 泪囊的检查。

7. 眼球的位置及运动检查。

8. 下睑、下穹窿及下球结膜、下方巩膜的检查。

9. 上球结膜和上方巩膜的检查。

10. 翻转上睑检查上睑结膜。

11. 眼前节的检查。

12. 角膜知觉检查。

13. 瞳孔的直接光反射检查。

14. 瞳孔的间接光反射检查。

15. 检查调节和辐辏反射。

16. 眼压的检查。

三、直接检眼镜的检查

17. 调整被检者座位于适当高度。

18. 关暗室内光线。

19. 打开检眼镜的光源并调节光线。

20. 正确握持检眼镜。

21. 检查者的位置。

22. 检查时检查者的姿势（一）。

23. 检查时检查者的姿势（二）。

24. 眼的屈光间质的检查。

25. 视神经盘及 4 个象限血管的检查。

26. 检查黄斑。

（高瑜珠　熊茂琦）

第二节　耳、鼻、口腔及咽喉部检查方法

一、耳部

耳部检查常采用被检者侧坐位,受检耳向检查者的体位进行视诊、触诊及电耳镜检查。

1. 视触两侧耳郭及周围有无畸形、炎症　外耳的视诊虽仅需数秒钟,但常易被忽视。视诊时注意耳郭的外形、大小及位置、两侧的对称性,有无畸形、肿胀、肥厚等。观察耳周有无附耳,红、肿、瘘口、瘢痕、新生物及皮肤损害,并予以记录。耳后区的肿胀、充血、瘘管及瘢痕提示乳突炎。乳突感染可使耳郭向前方、侧方移位。牵拉和触诊双侧耳郭及耳后区,触痛提示炎症。

2. 触诊颞下颌关节有无触痛及肿胀　颞下颌关节位于外耳道之前,该处肿胀常不易察觉。触诊时,检查者将一指或两指指尖同时按压于两侧颞下颌关节上,或将两示指分别放入被检者外耳道内并向前轻推,同时嘱被检者张口及闭口,感受关节的运动并询问有无触痛。如关节肿胀明显,可在该区域触及一圆形肿块。年幼的颞下颌关节炎可导致下颌变短。

3. 仔细清除外耳道耵聍和脓液以利鼓膜检查　检查耳部时,最重要的步骤是耳道和鼓膜的准备,保证其清洁。必须仔细清除耵聍和分泌物。最简单的办法是用耵聍钩或棉拭子在耳镜直视下取出耵聍或清除脓液。耵聍钩应轻轻插入嵌顿耵聍之上将之移除。因耳道壁覆盖的上皮非常敏感,操作时应特别小心以免引起疼痛和出血。耳道深部的耵聍可借助耳内窥镜取出。

4. 徒手或耳镜检查外耳道及鼓膜

（1）徒手检查法:检查用光源置于被检者头部左上方,受检耳朝正面,调整额镜反光焦点投照于外耳道口。由于外耳道呈弯曲状应用单手或双手将耳郭向后、上、外方轻轻牵拉,使外耳道变直,同时将耳屏向前推压,使外耳道口扩大,以便看清外耳道及鼓膜。被检查者如需要行取耵聍或清除脓液等操作,检查者可单手牵拉耳郭及推压耳屏,另一只手进行操作。婴幼儿检查时应向下牵拉耳郭,能使外耳道变直（图 4-2-1、图 4-2-2）。

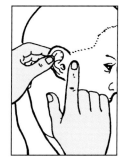

图 4-2-1　徒手,双手检耳法

引自:孙虹,张罗.耳鼻咽喉头颈外科学.9 版.北京:人民卫生出版社,2018.

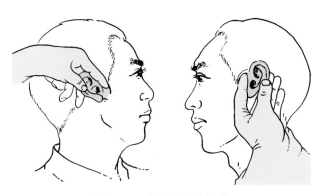

图 4-2-2　徒手单手检耳法

引自：孙虹，张罗.耳鼻咽喉头颈外科学.9版.北京：人民卫生出版社，2018.

（2）耳镜检查法：耳镜呈漏斗状，为一基本检查器械。向上牵拉耳郭，轻轻插入耳镜检查外耳道和鼓膜，插入耳镜时，不应引起被检者的疼痛和不适。为方便检查可使被检者头部稍偏向对侧，并将耳郭轻轻向上、后外方向牵拉，向前下方向插入耳镜，检查外耳道和鼓膜。被检查者如需要行取盯聍或清除脓液等操作，检查者可单手放置耳镜。稳定耳镜对儿童和不合作的被检者尤为重要，可使其手柄朝上，将握镜手的环指和小指顶住头部，也可手柄朝下（图 4-2-3、图 4-2-4）。

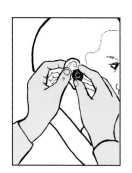

图 4-2-3　双手耳镜检查法

引自：孙虹，张罗.耳鼻咽喉头颈外科学.9版.
北京：人民卫生出版社，2018.

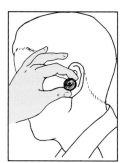

图 4-2-4　单手耳镜检查法

引自：孙虹，张罗.耳鼻咽喉头颈外科学.9版.
北京：人民卫生出版社，2018.

检查时注意外耳道有无肿胀、充血、疖肿、新生物、瘘管及狭窄。当外耳道内有分泌物时，应观察分泌物的性质，如脓性、黏液脓性、黏液性、浆液性等。纯脓性时，说明系外耳道炎症或腮腺脓肿破溃至外耳道；黏液脓性，常提示中耳的炎症。还应注意分泌物的气味、颜色，并将脓液彻底拭净，以便窥清鼓膜。当耳道内分泌物臭，特别是奇臭时，说明中耳内炎症病变严重，需尽快手术，以避免发生颅内外并发症。

检查鼓膜时应注意有无红肿、内陷、增厚、穿孔、瘢痕及积液等。充血肿胀的鼓膜可以呈条纹状、放射状或者弥漫性，这提示中耳有炎症。如鼓膜穿孔，应说明其部位（紧张部或松弛部）、大小（大、中、小穿孔）和形状（圆形、椭圆形或不规则形）。如光锥缩短、变形或消失，锤骨短突明显外突则提示鼓膜内陷，常见于中耳的非化脓性炎症（图 4-2-5、图 4-2-6）。

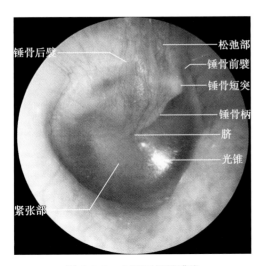

图 4-2-5　右耳正常鼓膜像

引自:孙虹,张罗.耳鼻咽喉头颈外科学.9 版.北京:人民卫生出版社,2018.

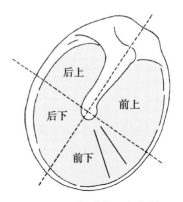

图 4-2-6　鼓膜的 4 个象限

引自:孙虹,张罗.耳鼻咽喉头颈外科学.9 版.北京:人民卫生出版社,2018.

5. 摩擦手指或用耳语和秒表分别粗略测试两耳听力　听力检查应在安静的房中,两耳分别进行。嘱被检者闭目,以手指堵塞一耳,检查对侧耳。检查者用两手指摩擦,自受检耳 1m 处逐渐移近,直至被检者能鉴别声音。同样方法检查另一耳。有些检查者喜欢用耳语或秒表来测试。比较两耳的测试结果并与检查者的听力进行对照。

6. 音叉试验　如有听力障碍,可采用下列方法来区分是传导性耳聋还是感觉神经性耳聋。

(1)韦伯试验(Weber test):又名骨导偏向试验,用以比较被检者两耳的骨导听力。检查时,取 C256 或 C512 音叉,将敲响音叉之柄底部紧压于颅面中线上任何一点(如前额或颏部)。请被检者辨别声音偏向何侧。听力正常或两耳骨导听力相等时,声音居中。传导性耳聋的病人,声音偏于病耳,这是因为周围环境的噪音失去了对传音功能障碍耳的干扰作用,病耳的骨导听力不受干扰之故。反之,感觉神经性耳聋的病人,声音偏向健侧(图 4-2-7)。

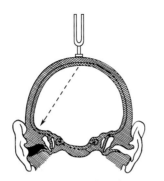
骨导偏向试验偏患侧

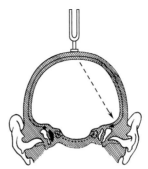
骨导偏向试验偏健侧

图 4-2-7　韦伯试验

引自:孙虹,张罗.耳鼻咽喉头颈外科学.9 版.北京:人民卫生出版社,2018.

测试结果可用下列方法记录:声音在中间无偏移,记录为"↑";偏右记录为"↖";偏左记录为"↗"。

(2)林纳试验(Rinne test,RT):亦称气导骨导听力比较试验,测试单耳气、骨导听力。检查时,将低频振动的音叉(C256 或 C512)置于被检者乳突上(耳后的骨突),直到被检者听不到声音为止,然后迅速将振动的音叉移近外耳道口(相距 1cm),检查被检者能否听到声音。测试时,应将敲响之音叉反复交替置于乳突区及外耳道口进行比较,直到气、骨导均消失为止,并记录两者时间(图4-2-8)。

气导时程长于骨导时程时,称为"阳性",记录为"+",正常时气导时程约为骨导时程的 2 倍。中耳病变时,气导和骨导时程之比发生变化,如中度传导性耳聋,气导和骨导时程相

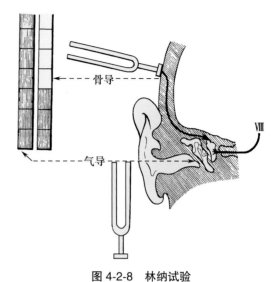

图 4-2-8 林纳试验

引自:孙虹,张罗.耳鼻咽喉头颈外科学.9 版.北京:人民卫生出版社,2018.

等,记录为"±";重度传导性耳聋时,骨导时程长于气导时程,称为"阴性",记录为"一"。感觉神经性耳聋的被检者,气导时程比骨导长,虽然测试结果也是"阳性",但气导和骨导均有障碍。换句话说,因两条途径传导均下降,所以气导和骨导之比仍可为"阳性"。

(3)施瓦巴赫试验(Schwabach test,ST):又称骨导对比试验,用以比较受检耳与正常耳的骨听力。测试方法是将敲响的音叉交替置于被检者及检查者的乳突区。传导性耳聋病人的骨导长于检查者(正常)的骨导,记录为"↑";感觉神经性耳聋的被检者则相反,其骨导短于检查者的骨导,记录为"↓";如果被检者与检查者的骨导时程一样,记录为"="。其原因与韦伯试验一样。

二、鼻部

7. 视触外鼻有无畸形和炎症 检查外鼻时,检查者取站立位或坐位,面对被检者。观察和触诊外鼻的皮肤和支撑结构的改变。鞍鼻可见于梅毒和麻风。鼻骨骨折是除腕骨和锁骨骨折外最常见的骨折,任何鼻外伤引起出血都可能表明鼻骨或软骨骨折或移位。

8. 检查鼻前庭和鼻腔前部有无溃疡和结痂 抬起被检者鼻尖以检查鼻前庭和鼻腔前部有无溃疡和结痂。嘱被检者头微后仰,用拇指抬起鼻尖,可以较好地观察鼻腔。鼻前底内衬皮肤,长有鼻毛,毛囊炎和皲裂是该处最常见的病变。

9. 检查鼻通气状态 嘱被检者分别堵塞对侧鼻孔用单侧鼻孔呼吸以检查鼻通气状态。检查者用手指压闭一侧鼻翼,请被检者吸气,以判断通气状态,正常者通气良好。用同样方法检查另一侧。

10. 前鼻镜检查 先将前鼻镜的两叶合拢,与鼻腔平行伸入鼻前庭,勿超过鼻域,然后将前鼻镜的两叶轻轻上下张开,抬起鼻翼,扩大前鼻孔。观察鼻前庭皮肤有无红肿、糜烂、皲裂、结痂,鼻毛脱落情况,有无局限性隆起(见于鼻前庭囊肿或疖肿),有无赘生物、乳头状瘤等(图4-2-9)。

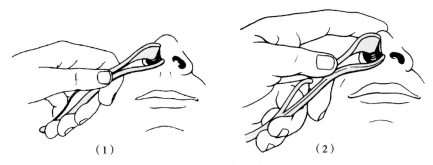

（1）　　　　　　　　　　　　　　（2）

图 4-2-9　前鼻镜使用方法

引自:孙虹,张罗.耳鼻咽喉头颈外科学.9 版.北京:人民卫生出版社,2018.

（1）前鼻镜两叶闭合的情况下,与鼻腔平行伸入鼻前庭;（2）前鼻镜两叶打开,观察鼻腔情况。

按下述 3 种头位顺序检查鼻腔:被检者头呈立位时,检查者可以看清鼻底和下鼻甲;头后仰 30°,可以见到中鼻甲、中鼻道和嗅裂的一部分;头后仰 60°,则可观察到中鼻甲前份、嗅裂、中鼻道前下部分和中隔上部。检查时不主张使用头靠,因为头靠固定了被检者的头部,妨碍右手调整头部的位置。鼻黏膜呈红色,光滑而湿润,以棉拭子轻触下鼻甲,觉黏膜柔软而具弹性。正常时,各鼻道无分泌物积聚。检查鼻腔时,注意鼻甲有无充血、肿胀、肥厚、干燥、萎缩,各鼻道内有无分泌物（描述其部位和量）、息肉、新生物,鼻中隔有无穿孔等（图 4-2-10）。

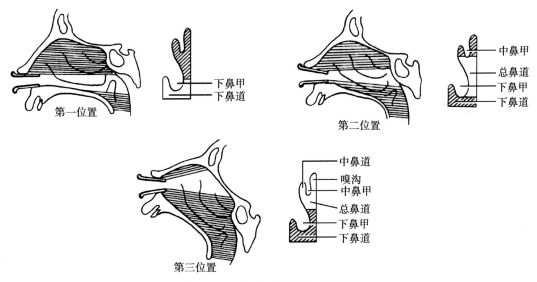

图 4-2-10　前鼻镜检查的 3 种位置

引自:孙虹,张罗.耳鼻咽喉头颈外科学.9 版.北京:人民卫生出版社,2018.

11. 触诊和叩诊上颌窦、筛窦和额窦有无肿胀和触痛　鼻窦采用的是一种间接的检查方法,检查者不能直接观察鼻窦。上颌窦和额窦检查可用触诊和叩诊两种方法。同时按压两侧上颌骨可以比较两侧压痛的不同,而触诊上颌窦上部可以检查出视诊无法发现的上颌窦肿胀。额窦的触诊可用手指直接按压额窦的底部（眉根附近）,该处壁较薄,容易引出触痛。额窦肿瘤或分泌物潴留常导致其向下隆起。筛窦的触痛可在鼻梁和内眦之间检查,也可叩诊该部位(图4-2-11)。蝶窦除做鼻内检查以外,不能在体表进行检查。鼻窦检查时,应观察各鼻窦表面区有无红肿及隆起;观察眼睛的位置非常重要,很多疾病如炎症、囊肿、新生物可以压迫眼球并使其突出、移位或产生复视。

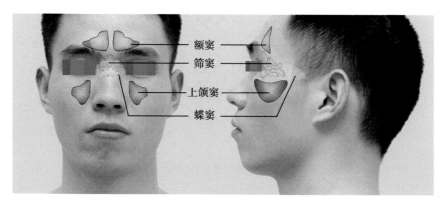

额窦
筛窦
上颌窦
蝶窦

图4-2-11 鼻窦的面部投影

三、口腔及咽喉部

12. 口腔检查 嘱被检者张口,借助光线观察唇、舌的表面、牙龈及口腔顶部、颊黏膜,可用压舌板以助观察,若欲观察口底和舌底部,可令被检者舌尖上翘触及口顶。

(1)唇:健康人口唇润泽而呈红色,因其富含毛细血管。唇色苍白见于贫血或虚脱病人,发绀可由心肺功能衰竭引起,唇干裂见于脱水,唇厚见于肢端肥大症等。

(2)颊黏膜:可利用自然光线或电筒检查。正常颊黏膜粉红而光滑,应注意有无溃疡及出血。色素沉着、蓝黑斑块见于艾迪生病(Addison disease),腮腺开口于上颌第二磨牙正对的颊黏膜上。

(3)牙:正常成人有32颗牙,观察有无龋齿、错位。

(4)牙龈:观察有无肿胀、出血或色素沉着。

(5)舌:观察舌的外形、溃疡和运动。

13. 口底检查 触诊在口底检查中很重要。由于口底组织比较松软,有时只有触诊法才能触及新生物的存在。颌下腺导管结石最好也用触诊法检查。双手触诊法:用戴指套的手指,置于口腔内触诊,另一手在口腔外配合。

14. 观察腭的抬高 令被检者发"啊"音,观察双侧软腭的抬高情况,是否对称,并注意有无声嘶。

15. 视诊腭扁桃体、腭咽弓、腭舌弓、咽侧索和咽后壁 用压舌板压住被检者舌部以检查腭扁桃体、腭咽弓、腭舌弓、咽侧索和咽后壁,注意有无充血、肿胀和脓液。

咽部检查时,令被检者张口,但勿伸舌。左手持压舌板,右手可握持其他器械。压舌板最好压在舌的中1/3,如果压舌靠前,舌后部会隆起,非但不能暴露咽部,反而遮蔽视线;如压舌靠后1/3,多数被检者易于呕吐。咽后壁是用压舌板时可观察到咽部的一部分。当学生观察到咽后壁血管时,常常倾向于认为是咽部充血,事实上,这些血管是正常的并无炎症改变,同样也见于腭咽弓、腭舌弓和软腭。咽后壁可见细小不规则的淋巴组织滤泡,呈红色或淡红色。咽侧索位于腭咽弓之后,从鼻咽部向舌根,亦有淋巴组织滤泡。检查时应注意有无充血、肿胀、脓性假膜和突起等。

扁桃体检查时让被检者发"啊"音,同时用压舌板压住被检者舌部。为了充分暴露扁桃体,以判断其是否正常、健康或肿大、罹病,最好的办法是用一压舌板压住舌部,再用另一压舌板轻压腭舌弓,使扁桃体显现,如增加压力可以使扁桃体隐窝的内容物流出。脓液(黄色)提示炎症,白色分泌物可能为正常。至青春期时,淋巴组织减少,扁桃体变小。如新近发作扁桃体炎,扁桃体淋巴结常可触及。扁桃体增大不一定都有感染,舌的过度突出或对扁桃体的过度压迫可以使扁桃体看起来增大。单侧肿大可能为扁桃体癌肿或淋巴肉瘤。

传统的扁桃体肿大分三度:扁桃体位于腭舌弓与腭咽弓之间的扁桃体窝内,为Ⅰ度肿大;扁桃体超过腭咽弓,但没有达到咽后壁中线,为Ⅱ度肿大;扁桃体达到或超过咽后壁中线者,为Ⅲ度肿大。

临床上另外一种常用的分度方法 Brodsky 分度,将扁桃体肿大分为四度:扁桃体未超过腭咽弓者为Ⅰ度;扁桃体内侧面超过腭咽弓,但未超过腭咽弓与口咽中线之间的中点线为Ⅱ度;扁桃体内侧面超过腭咽弓与口咽中线之间的中点线,但未达口咽中线为Ⅲ度;达到或超过口咽中线者为Ⅳ度。

16. 检查甲状软骨及触诊颈部　用两手指触诊和移动甲状软骨,注意其活动度,有无畸形。吞咽或发高音时,喉向上运动。喉狭窄的被检者吸气时,喉向下运动。气管狭窄的被检者,喉的运动受限。完整的喉检查应包括颈部的触诊。应观察甲状软骨的外形,触诊甲状软骨和舌骨间的间隙,这是甲状舌管囊肿的好发部位。甲状软骨和环状软骨之间的环甲间隙也应触诊,喉癌的被检者有时可在此触及淋巴结。环甲间隙常作紧急气管切开的部位,因为在此处切开出血量最少。

用一手的拇指和示指捏住甲状软骨两侧,并将其向两侧摇动,可以引出喉的摩擦感,可在任何一侧触及。如不能引出,可能是新生物影响了喉关节的运动所致。

附录:耳、鼻、口腔及咽喉部检查纲要

一、耳部

1. 视触两侧耳郭及周围有无畸形、炎症。
2. 触诊颞下颌关节有无触痛及肿胀。
3. 仔细清除外耳道耵聍和脓液以利鼓膜检查。
4. 徒手或耳镜检查外耳道及鼓膜。
5. 摩擦手指或用耳语和秒表分别粗略测试两耳听力。
6. 音叉试验。

二、鼻部

7. 视触外鼻有无畸形和炎症。
8. 抬起被检者鼻尖以检查鼻前庭和鼻腔前部有无溃疡和结痂。
9. 嘱被检者分别堵塞对侧鼻孔用单侧鼻孔呼吸以检查鼻通气状态。
10. 前鼻镜检查。
11. 触诊和叩诊上颌窦、筛窦和额窦有无肿胀和触痛。

三、口腔、咽、喉

12. 口腔检查。

13. 口底检查。

14. 观察腭的抬高。

15. 视诊腭扁桃体、腭咽弓、腭舌弓、咽侧索和咽后壁。

16. 检查甲状软骨及触诊颈部。

（王晶　熊茂琦）

第三节　胸部检查方法

复习体表标志，熟悉胸部的解剖和体表标志，以便正确描述胸部查体发现。

前胸壁的骨骼标志：胸骨角、胸骨上切迹、锁骨上窝、锁骨下窝、腹上角、胸骨、剑突、肋间隙、肩胛骨内缘、肋脊角（图 4-3-1）。

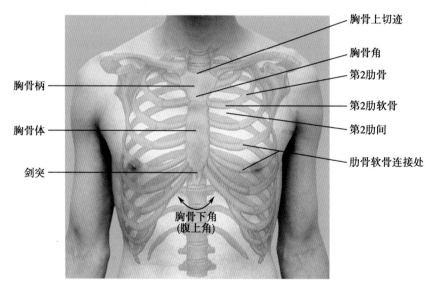

图 4-3-1　前胸壁的骨骼标志

后胸壁的分区和人工划线：前正中线、左右锁骨中线、腋前线、腋中线、腋后线、后正中线、肩胛线（图 3-1-25、图 4-3-2）。

胸部查体包含视、触、叩、听 4 个部分。需正确描述查体内容及部位，包括正常和异常。最好采用先水平位、后垂直位的记录方式，以便准确定位。如"心尖搏动最强点在第 5 肋间隙左锁骨中线内 1cm"；又如"左侧胸第 5 肋间隙以下，左后胸第 7 肋间隙以下叩诊浊音"。

一、视诊

1. 观察胸廓外形　检查者面对被检者站立，观察胸廓外形及对称性，估计被检者胸廓前后径与左右径之比（正常约为 1∶1.5）。同时需注意胸壁静脉血管有无充盈或曲张。

常见的胸廓畸形有桶状胸、扁平胸、漏斗胸、鸡胸、脊柱后凸（图 4-3-3）。

桶状胸（barrel chest）：前后径变长，前后径约等于甚至超过左右径，使胸廓呈圆桶状。多见于肺气肿病人。

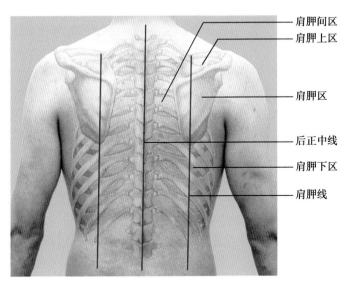

肩胛间区
肩胛上区

肩胛区

后正中线
肩胛下区

肩胛线

图 4-3-2　后胸壁的分区和人工划线

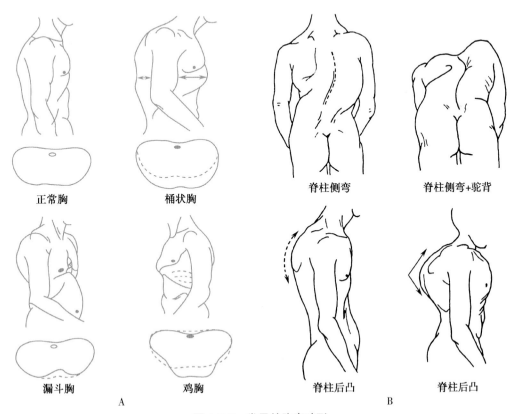

正常胸　　　　桶状胸　　　　脊柱侧弯　　　　脊柱侧弯+驼背

漏斗胸　　　　鸡胸　　　　脊柱后凸　　　　脊柱后凸

A　　　　　　　　　　　B

图 4-3-3　常见的胸廓畸形

扁平胸(flat chest):前后径变短,前后径小于左右径的一半,呈扁平状。多见于瘦长体型者,或肺结核等慢性消耗性疾病病人。

漏斗胸(funnel chest):胸骨向下凹陷形成的胸廓畸形,通常内陷最深部位为剑突处,严重时限制心肺活动。是一种先天畸形。

鸡胸(pigeon chest):胸骨向前隆起、突出,像鸡的胸脯,一般不影响肺通气。

串珠肋(rachitic rosary):在前胸壁,因各肋骨和肋软骨交界处骨化不良而形成圆形隆起,似串珠状。多见于佝偻病。

脊柱后凸(kyphosis):俗称驼背,指脊柱凸向后方,使后背隆起,造成躯干向前倾斜。

2. 测量呼吸频率和观察呼吸运动节律　当检查者将计数呼吸频率时,绝不要告诉被检者。因为当一个人注意自己的呼吸时,他可能会不自觉地改变其呼吸深度和频率。较好的方法是,触诊脉搏后,继续将手指置于被检者手腕部,并将视线移至被检者胸部,观察和计数呼吸频率。这样被检者未注意到检查者已完成脉搏触诊,就不会自主改变呼吸。计数30秒的呼吸次数,乘以2可得每分钟呼吸次数,正常成人呼吸频率为12~20次/分。呼吸频率超过20次/分为呼吸过快或呼吸急促;呼吸频率小于12次/分为呼吸过慢。

健康人在静息状态下的呼吸运动节律是均匀整齐的。但在一些疾病状态或者特殊生理情况下,呼吸运动节律变得异常。常见的异常呼吸运动节律包括呼吸暂停[如比奥呼吸(Biot respiration)、陈-施呼吸(Cheyne-Stokes respiration)]、抑制性呼吸、叹息样呼吸、库斯莫尔呼吸(Kussmaul respiration)等。

(1)呼吸暂停:暂时的或自限性的自主呼吸停止(如比奥呼吸、陈-施呼吸)。

1)比奥呼吸:又称间停呼吸,表现为有规律的几次呼吸后,突然出现呼吸暂停,然后又开始有规律的几次呼吸,如此周而复始。该周期性呼吸中有呼吸暂停。

2)陈-施呼吸:又称潮式呼吸,表现为呼吸由浅慢逐渐变为深快,又逐渐变为浅慢,随后呼吸暂停,然后又开始浅慢呼吸,如此周而复始。该周期性呼吸中也有呼吸暂停。

(2)抑制性呼吸:多因被检者感胸部剧烈疼痛(如胸部严重外伤),吸气相时为减轻疼痛抑制呼吸使得呼吸突然中断,随后代之浅快呼吸。

(3)叹息样呼吸:表现为在正常呼吸节律中插入一次深大呼吸,时常伴随叹息声。

(4)库斯莫尔呼吸:又称过度通气,表现为呼吸过快过深,通常与代谢性酸中毒有关。

呼吸频率增快且呼吸费力称为呼吸困难,正常吸呼时相比约为2:1,根据吸呼时相划分为吸气性呼吸困难(呼吸费力主要是在吸气相)、呼气性呼吸困难(呼吸费力主要是在呼气相)。吸气性呼吸困难者注意观察有无"三凹征",即胸骨上窝、锁骨上窝及肋间隙向内凹陷,此征常提示上气道阻塞。部分呼吸困难病人喜特殊体位,例如:充血性心力衰竭被检者喜端坐呼吸,而平卧位时呼吸困难加重;肝硬化伴肺内分流被检者喜平卧位,而坐位或站立位呼吸困难加重;单侧大量胸腔积液被检者喜患侧卧位。

此外,从呼吸运动进行的过程来看,正常呼吸运动主要由膈肌、肋间肌的收缩和舒张引起,表现为胸、腹两个部位的起伏运动。以肋间肌运动为主的称为胸式呼吸,多见于女性;以膈肌运动为主,胸廓下部及上腹部运动幅度较大,胸廓上部运动幅度小,称为腹式呼吸,多见于儿童和成年男性。正常人呼吸时该两种呼吸运动均不同程度地同时存在。某些病理或生理状态时,如大叶性肺炎、大量胸腔积液、肋骨骨折等胸部疾病可使胸式呼吸减弱,而腹式呼吸增强;大量腹水、腹腔肿物、妊娠晚期等情况造成横膈向下运动受限,使得腹式呼吸减弱,而胸式呼吸增强。但需注意,其中妊娠晚期以胸式呼吸为主的呼吸运动类型改变为正常,切勿视为异常。

二、触诊

3. 触诊气管,确定气管的位置 嘱被检者端坐,两眼平视正前方,双肩在水平位且两侧等高。方法一:检查者以一手示指和环指分别置于被检者两侧胸锁关节上,用中指触诊气管或气管与胸锁关节之间的间隙,从而确定气管的位置。正常人,气管与两侧胸锁关节的间隙相等,即气管居中。方法二:检查者置示指于胸骨切迹处轻轻往一侧移动手指,感觉气管的位置,然后再从胸骨切迹往另一侧移动手指,如此判断气管是否在中线上。一些肺部疾病、胸膜疾病和纵隔的移位会推挤或牵拉气管而使气管偏移中线,例如肺不张、胸腔积液、气胸、纵隔肿瘤等。

4. 触诊胸壁有无压痛 胸壁的所有部位都应触诊有无疼痛。无论被检者是否以"胸痛"为主诉,都需仔细检查胸壁所有部位有无压痛,尤其外伤被检者。以肋骨骨折病人为例,检查者置一手于被检者背部,同时置另一手于胸骨上并向后加压,若被检者感疼痛,则最明显的疼痛点可能是肋骨骨折部位。触诊时还应注意胸壁的弹性(需结合年龄因素考虑)、肋骨是否走行水平、肋间隙的宽度是否增宽或缩窄。"捻发感"是触诊胸壁皮肤的一种特殊感觉,类似手握雪团的感觉,也称"握雪感",提示皮下积气。

5. 触诊乳房 女性乳房检查见本章第九节"女性乳房及盆腔检查方法"。

6. 检查呼吸动度(前胸、后胸部) 呼吸动度,即呼吸时胸廓的扩张度。检查方法有以下两种。

在前胸部检查呼吸动度。检查者站于被检者前面,在被检者呼气相时,将双手掌置于被检者两侧肋缘处,拇指平行于两侧肋缘并指向剑突,左右拇指距离前正中线距离相等,其余四指沿肋缘张开,然后嘱被检者深吸气,同时观察检查者双手的动度范围,判断前胸部的呼吸动度和对称性。侧胸前下部呼吸动度最大,于此处检查判断最佳。

在后胸部检查呼吸动度。与前胸壁检查手法类似,检查者站于被检者后面,在被检者呼气相时,双手掌置于被检者背部脊柱两侧约第10肋水平,左右拇指竖直与后正中线平行,并用拇指轻轻将两侧皮肤向后正中线推挤,嘱被检者深吸气,同时观察检查者双手的动度范围,判断后胸部的呼吸动度和对称性。

单侧的肺部疾病(如严重毁损肺)、胸膜疾病(如大量胸腔积液、气胸)等可引起一侧呼吸动度弱于另一侧。

7. 触诊胸膜摩擦感 通常在急性胸膜炎早期(也称干性胸膜炎期),脏胸膜和壁胸膜接触面变得粗糙、不光滑,相互摩擦时如同两层皮革相互摩擦,这种摩擦感可传导至体表,由检查者的手感觉到,称为胸膜摩擦感。因此,可根据胸膜摩擦感判断是否有胸膜炎症。检查时,双手置于被检者呼吸动度最大的侧胸前下部,同时嘱被检者深呼吸,感受两层胸膜相互摩擦的感觉。胸膜摩擦感可出现在吸气相和呼气相,也可仅出现在吸气相,屏住呼吸时,摩擦感消失,咳嗽不会影响胸膜摩擦感。

8. 检查触觉语颤 被检者说话时,声音通过喉、气道、肺组织、胸壁等结构传导,即为语音震颤;检查者通过触诊其胸壁来感知这种震颤,称为触觉语颤。震颤的强弱取决于上述传导系统是否完好及各组织密度是否改变。比如,肺炎引起肺实变时,肺组织密度增加,变得更致密,对语言声波的传导增强,而使触觉语颤增强;而皮下脂肪较厚、气胸或胸腔积液、肺气肿、支气管阻塞时,对语言声波的传导减弱,则使触觉语颤减弱。因此,临床上可借助语音震颤的强弱判断该部位肺部或胸腔病变的大致性质。

触觉语颤检查方法有双手法、单手法。双手法是检查者双手掌或尺侧缘置于双侧胸壁的对称部位进行触诊（图 4-3-4）。单手法又分两种：第一种是检查者将右手尺侧缘置于被检者胸壁；另一种是用手指尖置于胸壁上进行触诊语颤。每次触诊时嘱被检者发长"E"音（由于发"E"音时引起的震动较明显，所以常选择发"E"音），此时检查者可感觉和判断其语颤强弱，检查者将手移至另一侧胸壁的对称部位，做同样检查。嘱被检者大声发音调更低的音，则可使触觉语颤增强。检查时注意从上到下、两侧对比检查胸部不同部位的触觉语颤，通常前胸部、后胸部选择 4~6 个部位进行检查，如图 4-3-5 所示。初学时可对比以上不同手法，选择自己认为更敏感的方法。

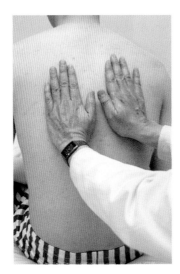
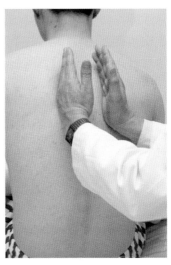

图 4-3-4　用手尺侧缘检查触觉语颤

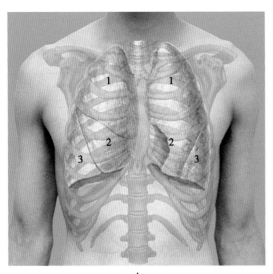
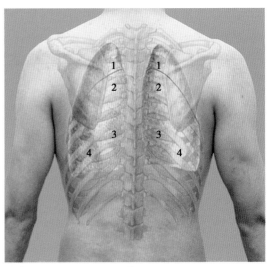

图 4-3-5　在前胸部和后胸部检查触觉语颤的部位

A. 前胸部；B. 后胸部。

三、叩诊

叩诊是指通过叩击机体表面来了解其深部结构的一种检查方法,在胸壁的叩击传到其深层的组织,再反射回来使检查者的触觉和听觉能感受到,如雷达或回声探测系统。通过胸部的叩诊引起的震动只能判断5~6cm深度的组织。

检查者听到的声音的性质或触到震动感的差异取决于空气、液体与组织之比例,因此可有不同的叩诊音。胸部叩诊音包括清音、过清音、实音、浊音和鼓音。

清音:在含气组织结构表面叩诊产生清音,其振幅较高、音调较低,如正常胸部(肺野)的叩诊音。

过清音:在过度充气的含气组织结构表面叩诊产生过清音,为一种低调、介于清音和鼓音之间的声音,如肺气肿(肺泡过度充气)病人胸部叩诊音。

鼓音:在含气空腔的表面叩诊产生鼓音,其具有高调空响性质,如气胸区域、临近胸壁有巨大肺大泡者叩诊为鼓音,此外,胃表面及严重肠胀气的腹部叩诊也为鼓音。

实音:在实质脏器表面叩诊产生实音,其音调较高,如严重肺实变区域、心脏及肝脏表面的叩诊音。

浊音:在含气组织与实质器官重叠区域,或腔隙积液区域叩诊产生浊音,其振幅低、持续时间短而无回响,如肝脏被肺所覆盖区域、心脏被肺所覆盖区域、肺实变区域、胸腔积液及腹水区域的叩诊音。此外,上胸部肌肉较厚者,前上胸叩诊音相对下胸稍偏浊。

注意,机体疾病状态下病理改变千变万化,不同密度组织构成比随疾病变化而变化,需灵活判断叩诊音。例如:当炎性渗出而实变时,根据其渗出、实变程度和范围不同,局部肺组织密度改变不同,可能产生浊音、实音等不同叩诊音;局部脂肪层厚、皮肤水肿等可使叩诊音变浊。

正常肺野叩诊音的分布见图4-3-6。

在胸部叩诊主要有两种方法:间接叩诊法(指指叩诊法)和直接叩诊法。前者更常用。

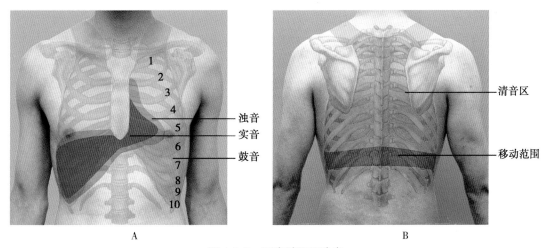

图 4-3-6　正常肺野叩诊音

A. 前胸部,数字 1~10 表示第一至第十肋间隙;B. 后胸部。

间接叩诊法:将左手中指远指间关节紧贴于胸壁,并与肋间隙平行(但在肩胛间区,则手指与后正中线平行),手掌和其余四指离开胸壁。右手中指指尖短促而灵活地垂直叩击胸壁上左手中指的远指间关节(因为该处易与被检查部位紧密接触)。叩诊时右手的力量应来源于手腕而不是肘关节。指指叩诊法如图 4-3-7 所示。

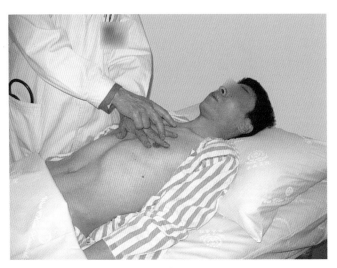

图 4-3-7　指指叩诊法

直接叩诊法:用中指或并拢中间三指的掌面或指尖,轻轻叩打或拍胸壁。叩击动作要短促、灵活富有弹性,同一位置叩诊可连续叩击 2~3 下,但不要不间断地连续或快速叩击,叩诊时需注意手指的感觉和辨别叩诊音,若叩诊未获得明确印象,可重复再连续叩击 2~3 下。

9. 叩诊锁骨上窝,确定肺尖宽度　锁骨上窝是肺尖区域。用指指叩诊法自斜方肌前缘的中点开始向外叩诊,直至清音变为浊音,标记该点为肺上界外侧终点。然后再从上述中点向颈部方向叩诊,至清音变为浊音,再标记该点为肺上界内侧终点。两点间距离即为肺尖之宽度,正常宽度为 4~6cm,右侧较左侧稍窄。如若肺尖宽度变宽,且叩诊偏过清音,提示肺气肿;如若肺尖宽度变窄,且叩诊音偏浊音,提示肺尖可能有实变、不张或纤维化等。

10. 叩诊后胸部　被检者取坐位。后胸部叩诊部位包括肩胛上区、肩胛间区和肩胛下区,同触觉语颤的部位,避免在肩胛骨上叩诊。叩诊顺序一般为:肺尖、肩胛间区、沿肩胛下角线在各肋间隙叩诊。叩诊原则为从上至下,内外、左右对比,每侧每一肋间隙至少应叩 2 个部位。

11. 叩诊前、侧胸部　被检者取坐位或仰卧位。叩诊原则同前胸部。前胸部叩诊顺序一般为:自第 1 肋间隙,沿着锁骨中线、腋前线,从上至下逐一在各肋间隙叩诊。叩诊前胸部同时可叩诊侧胸部,也可叩诊完前胸部,再单独叩诊侧胸部。

12. 叩诊肺下界　通常在两侧锁骨中线、腋中线和肩胛线上叩诊肺下界。嘱被检者平静呼吸,从肺野的清音区(一般前胸从第 2 或第 3 肋间隙,后胸从肩胛线上第 8 肋间隙)开始叩诊,向下叩至浊音点。正常人肺下界,在锁骨中线、腋中线和肩胛下线上分别是第 6、第 8 和第 10 肋间隙。肺下界上升可见于矮胖体型者、肺不张、肺叶切除术后、腹腔内压力增高等情况;肺下界下降可见于瘦长体型者、肺气肿等。

13. 叩诊肺下界移动度 在两侧肩胛线、腋中线或腋后线上叩诊来了解肺下界移动度，即膈肌移动范围。以肩胛线为例，从上述平静呼吸时叩出的肺下界处开始，嘱被检者深呼气后屏住呼吸，沿肩胛线继续往上叩，浊音变为清音处即为肺下界上限水平，也代表膈肌最高水平。再回到平静呼吸叩出的肺下界处，嘱被检者深吸气后屏住呼吸，沿肩胛线继续往下叩，清音变为浊音处即为肺下界下限水平，也代表膈肌最高水平。肺下界上限水平与下限水平之间的距离即表示肺下界移动度和膈肌移动范围，正常为6~8cm。用同样方法分别检查左右两侧。肺下界移动度减弱可见于肺气肿、肺间质纤维化、肺不张、肺水肿等情况；膈神经瘫痪的被检者，肺下界移动度甚至消失；大量胸腔积液及严重气胸时，无法叩诊肺下界移动度。

四、听诊

胸部听诊是检查者借助听诊器，根据被检者胸部（主要是肺部）发出的声音来判断正常与否、病变性质等。听诊器有2种胸件：钟型和膜型。钟型适用于听取低调声音，而膜型适用于听取高调声音。因为大多数呼吸音是高调的，故应用膜型胸件来检查双肺。钟型胸件必须轻轻置于皮肤上，若压得太紧，皮肤犹如隔膜，使低调声音滤掉。相反，膜型胸件需紧贴胸壁皮肤。瘦弱者因肋间隙太窄，难以放置膜型胸件，可将钟型胸件紧压皮肤而相当于变成膜型胸件。胸件正确使用方法如图4-3-8所示。

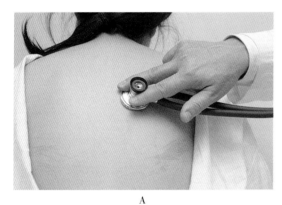 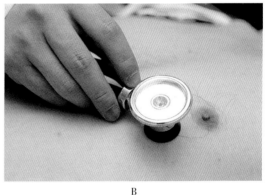

A   B

图 4-3-8 听诊器胸件的使用方法
A. 膜型胸件；B. 钟型胸件。

听诊环境必须安静，钟型或膜型胸件都必须直接置于皮肤上听诊，绝不能隔着衣服听诊，为防止听诊胸件太凉引起被检者不适，接触皮肤前应用手捂热胸件。听诊时，嘱被检者经口微微深呼吸以获得更好的听诊效果。听诊肺时，需注意吸气相与呼气相呼吸音强度和性质的变化，顺序同胸部叩诊顺序。

通常呼吸音分为正常呼吸音、异常呼吸音和附加呼吸音。正常呼吸音包括气管呼吸音、支气管呼吸音、支气管肺泡呼吸音和肺泡呼吸音4种，其各自特点如表4-3-1、图4-3-9所示。正常呼吸音减弱通常见于肺过度充气的被检者，如肺气肿。区别正常呼吸音和异常呼吸音（在正常时听到肺泡呼吸音的任何肺野内，如听到管样呼吸音或支气管肺泡呼吸音均为异常呼吸音。另外，呼吸音增强、减弱或消失都是异常呼吸音）。

表 4-3-1 正常呼吸音分类及特点

特点	气管呼吸音	支气管呼吸音	支气管肺泡呼吸音	肺泡呼吸音
性质	粗糙、很响亮、很高调	"ha"声,管样、响亮、高调	介于支气管呼吸音与肺泡呼吸音之间	柔和吹风样"fu-fu"声
吸呼时长比	1:1	1:3	1:1	3:1
正常听诊区	胸外气管	胸骨柄、背部第1~2胸椎旁	胸骨柄两侧第1~2肋间,肩胛间区第3~4胸椎旁	大部分肺野

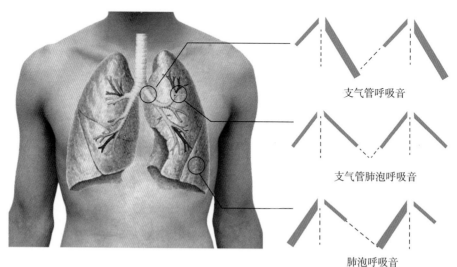

图 4-3-9 正常呼吸音示意图

附加呼吸音有湿啰音、干啰音、胸膜摩擦音。

注意区别湿啰音和干啰音。

(1)湿啰音:包括细湿啰音和粗湿啰音。

细湿啰音:细小的水泡破裂的声音或捻发音。

粗湿啰音:一种粗糙和低调的湿啰音。

(2)干啰音:包括哨笛音和鼾音。

哨笛音:是气流通过狭窄的气道产生的一种高调声音,常在呼气相听到。

鼾音:是气流通过气管或主支气管产生的一种低调声音,像睡觉时打鼾的声音。

14. 听诊锁骨上窝 儿童、瘦弱者或女性被检者,因锁骨上窝较窄,使用钟型胸件紧压于皮肤上(即声学上已相当于膜型)来听诊肺尖更理想。

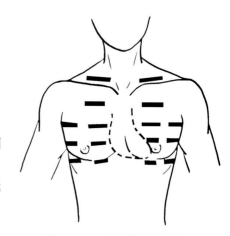

图 4-3-10 听诊前胸部的部位

15. 听诊前、侧胸部 从上至下,左、右两侧对比听诊,每侧每一肋间隙至少听诊2~3个部位。听诊部位如图4-3-10所示。

16. 听诊后胸部 从上至下,左、右两侧对比听诊。听诊部位同后胸部触诊部位。

17. 听诊胸膜摩擦音 听诊胸膜摩擦音最通常的部位是腋中线下胸部。一般在吸气末或呼气初容易听到,是一种像两层砂纸摩擦时产生的粗糙声音。其产生原理及临床意义同触诊胸膜摩擦感。

18. 听诊语音共振　其产生原理及增强、减弱的临床意义与触觉语颤相同,但更为敏感。被检者发声时,喉部的声音振动通过气管、支气管肺泡和胸壁传导到胸件。仍然是嘱被检者发长"E"音或说"1、2、3",同时检查者用膜型胸件听诊前胸和后胸肺野。注意声音的强度和性质,并两侧对比。语音共振增强可见于肺组织炎性实变(如大叶性肺炎实变期、肺梗死)或靠近胸壁的肺内巨大空洞;语音共振减弱可见于支气管阻塞、肺气肿、胸腔积液、胸膜增厚、胸壁水肿或肥胖者。

病理情况下,语音共振可因不同病理改变使语音性质发生变化,通常有以下几种异常语音共振。

（1）支气管语音(bronchophony):因肺脏变得致密(如肺实变、肺不张)或巨大空洞,声波传导增强且响亮,可听及清晰语音。

（2）胸语音(pectoriloquy):是一种比支气管语音更响亮、更清晰的声音,可清晰地听到并辨出字音,可出现于大范围的肺实变区。

（3）羊鸣音(egophony):语音强度较前两种进一步增加,且性质发生改变,有鼻音或"咩咩"声的特征。当被检者发"E"音时,听起来像是发"啊"音。常见于中等量胸腔积液的上部,或肺实变伴少量液体的地方。

（4）胸耳语音(whispered pectoriloquy):嘱被检者用耳语音讲"1、2、3",在正常人,在胸壁只能听到非常微弱的声音。在肺实变被检者,则声音变得非常清晰,是一种高调的声音。

注:a. 本章对胸部查体的教学采用以下顺序逐步进行:视诊、触诊、叩诊和听诊。由于胸部包括前胸部、侧胸部和后胸部,而查体需遵循尽量减少被检者体位变动的原则,因此,对仰卧位被检者,先进行前、侧胸部的视诊、触诊、叩诊和听诊,然后让被检者坐起(对不能坐起的虚弱者取侧卧位),检查者移至被检者背面,再进行后胸部的视诊、触诊、叩诊和听诊;对坐位被检者,则相反,即先检查后胸部,再检查前、侧胸部。

b. 本章主要强调胸部查体手法,在临床实际工作中,胸部查体常需结合一般情况查体和其他系统的查体进行。如被检者有急性病容吗?有鼻翼扇动、张口呼吸吗?有能听见的呼吸声音,如喘鸣声吗?被检者发绀吗?有呼吸费力的表现,如上肢、肩部、颈部肌肉运动辅助呼吸吗?其他系统的检查如有无杵状指、水肿等。

c. 对肺脏的检查,最理想的体位是坐位。检查后肺野时,让被检者稍前倾,双手在前面交叉置于对侧肢体的肩关节或肘关节,充分暴露肩胛间区。对心脏的检查,让被检者取仰卧位、半卧位,甚至左侧卧位。若被检者一般情况差,则不要让被检者坐起或频繁变动体位。

d. 检查男性被检者时,胸部的暴露应下至腰部。检查女性被检者时,应用盖单在不必要暴露的时候盖住乳房。但绝不能隔着衣服检查胸部。

附录:胸部体格检查纲要

一、视诊

1. 观察胸廓外形。
2. 测量呼吸频率和观察呼吸运动节律。

二、触诊

3. 触诊气管,确定气管的位置。

4. 触诊胸壁有无压痛。

5. 触诊乳房。

6. 检查呼吸动度(前胸、后胸部)。

7. 触诊胸膜摩擦感。

8. 检查触觉语颤。

三、叩诊

9. 叩诊锁骨上窝,确定肺尖宽度。

10. 叩诊后胸部。

11. 叩诊前、侧胸部。

12. 叩诊肺下界。

13. 叩诊肺下界移动度。

四、听诊

14. 听诊锁骨上窝。

15. 听诊前、侧胸部。

16. 听诊后胸部。

17. 听诊胸膜摩擦音。

18. 听诊语音共振。

（万春　熊茂琦）

第四节　心血管体格检查方法

一、心脏

(一) 被检者仰卧位

视诊

被检者取仰卧位。

1. 观察一般状况　观察体位、呼吸、皮肤、面容、眼、口、胸廓外形、四肢和指甲,做一般检查。

2. 观察心前区　注意心尖搏动、心前区隆起和异常搏动。具体如位置、范围、强度。如搏动较弱则呼气时易见。其他部位有无搏动,如有应注意特征和部位。

3. 斜照光或取切线方向观察　发现异常时,检查者站在床尾,取切线方向观察有助于发现搏动最强处。

触诊

心脏触诊,除可验证视诊检查的结果外,还可发现视诊未能察觉的搏动,心脏病特有的震颤或心包摩擦感。

4. 用二步法(手掌、手指)触诊心尖搏动　手掌易发现震颤,手指易触及和分析搏动情况。先用手掌或多个手指指腹触诊心尖搏动,然后用 2 个手指探出其范围。正常人心尖搏动的最强点位于左侧第 4 或第 5 肋间,一般不超过 1 个肋间,持续不到半个收缩期,不越过左锁骨中线至胸廓外侧的一半。左心室肥大时,可呈抬举性搏动,并向左下移位。若平卧位未能触及心尖搏动,请被检者左侧卧位再触诊(详见本节第 20 条)。

5. 触诊肺动脉瓣区(胸骨左缘第 2 肋间)　检查有无搏动、震颤、震荡。

6. 触诊主动脉瓣区(胸骨右缘第 2 肋间)　检查有无搏动、震颤、震荡。

7. 触诊心前区(胸骨左缘 3、4、5 肋间,胸骨体下部左、右两旁)　检查有无搏动、震颤和心包摩擦感。右心室肥大和扩张时,沿胸骨左缘可触及弥散搏动。如疑有心包摩擦感,请被检者取坐位再触诊(详见本节第 22 条)。

8. 触诊剑突下,注意有无搏动　将手置于剑突下,如触及异位搏动,来源可以是因右室容量或压力负荷增加所致的右心室搏动,吸气时明显;也可以是腹主动脉搏动。为鉴别两者,可将手掌置于上腹部,指尖朝向剑突压向后上方,如搏动由背部向前冲击手指掌面,则为腹主动脉搏动;如搏动自胸部向下冲击手指指尖,则为右心室搏动。

触诊震颤,通常以掌指关节近侧的灵敏区为好。

震颤的临床意义:震颤的发生机制与血流涡流导致的振动有关,常伴有响亮、粗糙的杂音,如出现在主动脉瓣狭窄、动脉导管未闭、室间隔缺损和二尖瓣狭窄时的杂音。触诊发现震颤后,应首先确定部位及来源,其次确定其处于心动周期的时相。

为确定异常搏动和震颤出现的时期与心动周期的关系,可采用以下两种方法。

(1)同时用听诊器听诊二尖瓣区。因听诊二尖瓣区时,有时可观察到左室收缩时听诊器胸件的搏动,得知其与第一心音和第二心音的关系。对于视诊或触诊发现的任何心前区异常,也可同时听诊二尖瓣区以确定搏动与心动周期的关系。

(2)观察或触诊胸壁的同时用左手示指和中指触诊颈动脉搏动,因为颈动脉搏动出现在心脏收缩期。

叩诊

9. 叩诊心脏相对浊音界并记录　叩诊心脏采用间接叩诊法,卧位下板指与肋间平行,如被检者取坐位时板指可与肋间垂直。

叩诊顺序为先左后右,自下而上,从外向内。左侧心界从心尖搏动外 2~3cm 处开始,由外向内,以听到声音由清变浊来确定相对心浊音界。逐个肋间向上,直至第 2 肋间。右侧心界叩诊需先在右锁骨中线上叩出肝浊音上界,然后于其上一肋间开始,逐肋间向上由外而内叩诊,直至第 2 肋间。逐一标记各肋间叩得的浊音界,并测量其与前正中线间的垂直距离。当心脏相对浊音区的左界超过左锁骨中线时提示心脏增大;相反,心浊音区缩小或消失是肺气肿的体征。如大量心包积液时,无法触及心尖搏动,叩诊成为判别心浊音界的唯一方法,此时需要分别进行坐、卧位叩诊,并注意两种体位时心浊音界的不同改变。

听诊

听诊内容包括心率、心律、心音、额外心音、杂音和心包摩擦音。

　　钟型和膜型两种胸件的应用不同,膜型胸件可滤去低调声音,更宜听取高调声音,如第二心音高调杂音。使用钟型胸件时,皮肤犹如隔膜,如想听低调声音和杂音应尽可能轻地扣在胸壁上。

　　通常用膜型胸件和钟型胸件依次听诊二尖瓣区(心尖区)、肺动脉瓣区、主动脉瓣区、主动脉瓣第二听诊区和三尖瓣区,对应条目的10-19项。

　　用膜型胸件听诊部分。

　　10. 听诊二尖瓣区　用膜型胸件紧贴胸壁听诊二尖瓣区至少1分钟,如疑有心房颤动,宜同时触诊桡动脉,注意有无脉搏短绌。

　　用膜型胸件紧贴胸壁听诊二尖瓣区至少1分钟,注意心率和心律,正常成人安静、清醒时心率为60~100次/分钟,与心尖搏动和桡动脉脉搏一样,节律规则,也可随呼吸略有不齐。吸气时心率增快,呼气时心率减慢,称为窦性心律不齐。

　　安静清醒时,心率低于60次/分钟,称为心动过缓;心率超过100次/分钟,称为心动过速。

　　许多心律失常可通过床旁仔细听诊及同时触诊桡动脉而发现,某些常见心律失常和有关体征如表4-4-1。注意听诊有关窦性心律不齐、期前收缩、室上性心动过速、心房颤动等的特点。

表 4-4-1　常见心律失常的特点

心律失常	动脉搏动	心脏检查发现
期前收缩	不规则	期前收缩的第一心音响亮、提早出现,伴或不伴代偿间歇
室上性心动过速	快而弱	心前区有快速搏动,心率150~240次/分钟
心房颤动	绝对不规则(快慢不一),脉搏短绌	第一心音强弱不等和节律不齐

　　鉴别第一心音(S_1)和第二心音(S_2)极为重要,由此可区分心室的收缩期和舒张期,并应分别听取 S_1 和 S_2。

　　在肺动脉瓣区用膜型胸件听诊时,S_1 比 S_2 音调低、声音弱、时间长;S_1 和 S_2 的间隔比 S_2 和下一心动周期 S_1 的间隔短。

　　在 S_1 和/或 S_2 有异常改变区别较困难时,不妨试用以下3种方法。

　　(1)心尖搏动触诊法:心尖搏动发生在收缩期,与心尖搏动同步的是 S_1(由于机械搏动传导需要时间,故 S_1 刚好在颈动脉或心尖搏动前一点,几乎是同时出现)。

　　(2)颈动脉搏动触诊法:同时触诊颈动脉,颈动脉搏动发生在收缩期,与搏动同步的是 S_1。

　　(3)寸移法:先在肺动脉瓣区找准 S_2,此处 S_2 总是响亮的,然后按心跳节律记住 S_2 音调和节律,同时将胸件一寸一寸地移向二尖瓣区。

　　听诊心音强度、性质的改变和有无分裂。

　　S_1 增强常见于高热、心动过速和甲状腺功能亢进症。S_2 增强常见于主、肺动脉高压。

　　心音分裂可能提示心脏有病变,但也可发生在健康人。S_2 分裂:由于主、肺动脉瓣关闭不同步形成 S_2 轻度分裂成2个音,常在吸气时听诊肺动脉瓣区明显。S_1 分裂:听诊二尖瓣区,若二尖瓣关闭与三尖瓣关闭不同步可引起 S_1 分裂。

如发现有额外心音,应注意其出现在收缩期还是舒张期以及它的强度和音调。

奔马律:当第三心音(S_3)病理性增强时,与原有的 S_1、S_2 共同组成的三音律,犹如马奔驰时的蹄声;常伴有心动过速,是心肌严重损害的体征(图 4-4-1)。

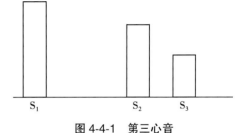

图 4-4-1　第三心音

二尖瓣开瓣音:又称为二尖瓣开放拍击音:二尖瓣狭窄时,紧跟在 S_2 后出现一个音调较高,短促清脆的附加音,在心尖内侧最易听到。它出现在舒张早期、快速充盈相之前(图 4-4-2)。

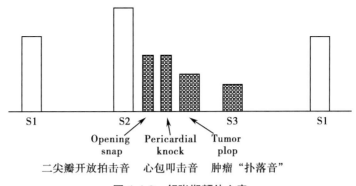

图 4-4-2　舒张期额外心音

每个瓣膜区应用膜型和钟型两种胸件听诊,听诊过程中若发现心脏杂音,应仔细辨别杂音出现的部位和时期,区别是在收缩期还是舒张期。

杂音持续时间比心音长,来自心脏或大血管,产生机制包括瓣膜口狭窄、瓣膜关闭不全、血流加速、异常分流、血管腔扩大、心腔内漂浮物如瓣膜或腱索断裂等。

听诊杂音的要点:出现时期,最响部位,持续时间、性质、传导方向、强度、音调。

时期:收缩期、舒张期、连续性。

部位:指杂音最响部位。以解剖标记术语准确定位,如二尖瓣区,胸骨左(右)缘、第几肋间隙以及离前正中线、锁骨中线、腋前线、腋中线、腋后线之一的距离。

时限:按持续时间的长短分。如表 4-4-2 和图 4-4-3。

性质:吹风样、隆隆样或雷鸣样、叹气样、乐音样。

传导方向:判断杂音分布和传导方向。例如:主动脉瓣区杂音可向上传到颈部或沿胸骨左缘向下传至心尖部。二尖瓣区杂音可传至腋下。

表 4-4-2　心脏杂音的时期和时限

时期	短时间	长时间	中等时间
收缩期	早或晚	全期	中期
舒张期	早或晚	全期	中期
收缩期和舒张期		连续或双期	

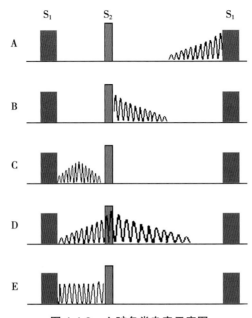

图 4-4-3 心脏各类杂音示意图

A. 递增型;B. 递减型;C. 递增递减型;D. 连续型;E. 一贯型。

强度:收缩期杂音的强度一般可分为 6 级。

Ⅰ级:杂音很弱,需仔细听诊才能听到。

Ⅱ级:杂音较轻,但放好胸件后较易听到。

Ⅲ级:中等强度,但不伴震颤。

Ⅳ级:响亮,可伴有震颤。

Ⅴ级:非常响亮,胸件部分接触胸壁即可听到,均伴有震颤。

Ⅵ级:极响,即使胸件稍离开胸壁一点距离,亦能听到,并伴有震颤。

音调:分高、中、低调。

11. 听诊肺动脉瓣区(胸骨左缘第 2 肋间) 仔细听诊有无心音分裂以及与肺动脉瓣、肺动脉病变等有关的心音改变和杂音,注意呼吸对分裂的影响,鉴别窄、宽分裂,逆分裂,固定分裂。

12. 听诊主动脉瓣区(胸骨右缘第 2 肋间) 仔细听诊与主动脉瓣、主动脉病变等有关的心音改变和杂音。

13. 听诊主动脉瓣第二听诊区(胸骨左缘第 3、4 肋间) 仔细听诊与主动脉瓣病变、室间隔缺损等有关的心音改变和杂音,是否有心包摩擦音。

14. 听诊三尖瓣区(胸骨左缘第 4、5 肋间,胸骨体下端两旁) 注意与三尖瓣、右室病变等有关的心音改变和杂音。

15~19. 用钟型胸件轻轻放在各瓣膜听诊区,按上述顺序依次听诊。

(二)被检者左侧卧位

20. 触诊二尖瓣区 左侧卧位常使心尖搏动靠近胸壁而易触及,但又使心尖搏动左移 2~3cm,虽有助于心脏听诊或观察心尖搏动范围,但在确定心尖搏动的位置和时限时仍应以仰卧位为准。

21. 听诊二尖瓣区

（1）S_3：S_3 在 S_2 后，与 S_2 类似但较弱，音调较低，难以听到。在二尖瓣区较易听到，必要时让被检者左侧卧位，用钟型胸件轻轻放在二尖瓣区，仔细听诊。S_3 常在儿童和青少年中听到，但不一定是病理性的。

（2）二尖瓣狭窄舒张期隆隆样杂音，左侧卧位时易听到或更响。

（三）被检者坐位

22. 坐位触诊心前区，包括二尖瓣区、肺动脉瓣区、主动脉瓣区、三尖瓣区。检查有无异常搏动、震颤和心包摩擦感。

心包摩擦感多在心前区或胸骨左缘第 3、4 肋间触及，常呈收缩期和舒张期双相的粗糙来回摩擦感，尤其在收缩期、前倾体位或呼气末更易触及，常由纤维素性心包炎引起。

23. 坐位听诊各瓣膜区（与卧位时相同），通常用膜型胸件，疑有心房黏液瘤时，可用钟型胸件。

（1）如怀疑主动脉瓣杂音，尤其是主动脉瓣关闭不全，让被检者取坐位，上身稍前倾，深呼气末屏住呼吸，用膜型胸件紧贴胸壁，听诊主动脉瓣区并沿胸骨左缘向下听至二尖瓣区。检查应间断暂停让被检者呼吸。坐位或站立位时，梗阻性肥厚型心肌病的杂音会更响。

（2）心包摩擦音：粗糙的心包壁层和脏层随心脏搏动摩擦发出的粗糙高调搔抓样声音，不受呼吸影响，在收缩期和舒张期均可听到。当被检者取坐位上身前倾，检查者将膜型胸件用力紧压在胸壁上更容易听到。

（3）如怀疑有心房黏液瘤而舒张期隆隆样杂音又不很清楚，可令被检者坐起，将钟型胸件轻放于二尖瓣区，杂音可能会变响而易于听到。

二、血管检查

（一）上肢

24. 测量右上肢血压（如发现血压升高，加测左上肢；如怀疑血管病变引起的继发性高血压，加测双下肢血压）。使用台式水银血压计测量右上肢血压的方法可参见全身体格检查方法第 7~10 条。正常成人血压变动范围较大，并随年龄增长而升高。采用标准测量方法，至少 3 次非同日血压值达到或超过收缩压 140mmHg 和 / 或舒张压达到或超过 90mmHg，即可诊断高血压。收缩压与舒张压之差为脉压，为 30~60mmHg。1/3 的脉压加舒张压为平均动脉压。初诊高血压至少应测双上肢血压后才能确定，健康人两上肢血压之差应 <10mmHg。当怀疑血管病变如主动脉狭窄、多发性大动脉炎、夹层动脉瘤，应测双下肢血压。让被检者取卧位，上述上肢袖带缚于小腿（气袖下缘位于内踝上 3~4cm）触诊足背动脉，当脉搏搏动初现时约为收缩压，此时健康人测得的下肢收缩压与上肢血压基本相当。一般不测下肢舒张压。如有下肢专用大袖带，则可进行下肢血压标准方法测量，此时袖带可缚于腘窝上部 3~4cm 处，听诊胫后动脉搏动出现，此方法测得的下肢收缩压比上肢血压高 20~40mmHg。

高血压常见于原发性高血压、肾脏疾病、肾上腺皮质或髓质肿瘤等。低血压（血压低于 90/60mmHg）常见于休克、恶病质、长期卧床不起、心包积液、缩窄性心包炎、肾上腺皮质功能减退症等。

25. 检查双手及指甲，注意有无发绀、杵状指　观察指端和甲床的颜色，有无指甲变宽，指端粗大;检查指甲与指背之间的角度,指甲基部有无隆起。

26. 当脉压增大时应检查有无毛细血管搏动征　用手指轻压被检者指甲床末端,或以清洁玻片轻压其口唇黏膜,如见到红、白交替的节律性改变,称为毛细血管搏动征阳性,常见于主动脉瓣关闭不全,或其他脉压增大的疾病。

27. 触诊桡动脉脉搏(至少30秒),注意脉率和脉律　触诊手法见全身体格检查方法第4条。检查时还需注意紧张度、强弱或大小、动脉壁的情况。左心衰竭或心肌损害被检者还应检查有无交替脉。

28. 检查桡动脉脉搏的对称性　双手分别置于被检者左、右桡动脉搏动处,仔细比较两侧搏动是否对称(见全身体格检查方法第5条)。

29. 当脉压增大时,检查有无水冲脉　其脉搏骤起骤降、急促有力,将被检者手臂抬高过头则更明显。常见于主动脉瓣关闭不全,或其他脉压增大的疾病。

30. 疑有心包积液时,检查有无奇脉　奇脉是心包填塞的重要体征之一,多数见于心包腔压力增高的心包积液,少数见于缩窄性心包炎,在吸气时脉搏明显减弱。"奇脉"这一术语实际上名不符实,因它只是吸气时收缩压正常下降的加剧而已,虽然可用触诊发现,但以血压计听诊血压变化更可靠,当气袖压力逐渐下降时,呼气相出现的第一音是收缩压高水平,继续下降时,呼气和吸气相均能听到收缩压低水平,如两者相差10mmHg以上则为异常。哮喘和肺气肿等肺阻塞性疾病是奇脉常见的非心源性原因。

(二)颈部

31. 观察并粗略估计颈外或颈内静脉压　颈静脉检查可参照全身体格检查方法第132条。颈外静脉和颈内静脉压均需仔细检查,前者主要用以粗略估计右房压,后者既可较准确地估计右房压又可观察静脉搏动。如被检者取坐位或头部和躯干抬高30°~45°的半卧位,颈外静脉充盈最高点超过锁骨可能有静脉压增高,5cm加颈内静脉搏动最高点和胸骨角的垂直距离即为该被检者的中心静脉压(图4-4-4)。正常人半卧位时,最高点不超过胸骨角上3cm,因大多数情况下,不论被

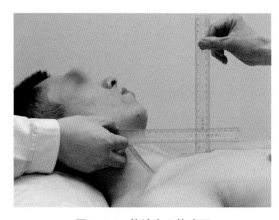

图4-4-4　估计中心静脉压

检者取坐位或卧位,胸骨角位于右心房上5~7cm,故静脉压为5~10cmH$_2$O。颈静脉压升高常见于充血性心力衰竭、缩窄性心包炎、心包积液和因机械梗阻引起的上腔静脉综合征。

32. 如颈静脉压增高,检查颈静脉搏动波　颈静脉搏动在正常状态下不易观察到,在完全房室传导阻滞、心房颤动、三尖瓣狭窄或关闭不全、肺动脉高压伴右室肥厚等情况下的特征性改变留到《内科学》中学习。因颈动脉和颈静脉都会发生搏动,而且部位相近,故应鉴别。一般静脉搏动呈波浪状、柔和、弥散,在颈部下部偏外,在胸锁乳突肌下方或稍后,触诊时无搏动感,动脉搏动比较粗大,在胸锁乳突肌上方和内侧易见,为膨胀性,与脉搏基本一致,搏动感明显。鉴别时,还可参照以下几点。

(1)呼吸的影响:颈静脉搏动的水平可随正常的吸气而降低,这是由于胸腔内的压力下降所致。而后随呼气而升高。颈动脉就看不出有这样的变化。

（2）压迫静脉的影响:在颈根部轻轻施加压力即可使静脉搏动消失。然而,要消除颈动脉搏动,则需要大得多的压力。

（3）体位改变的影响:通常颈动脉搏动受体位变动的影响少,而坐位时颈静脉搏动明显减弱或消失。

33. 检查肝颈静脉回流 检查时,被检者应平静呼吸,调整体位使颈静脉怒张水平位于颈部下部。检查者用手掌按压被检者右上腹部 30~60 秒(如右上腹壁局部有压痛,也可在腹部其他部位施加压力)。如有颈静脉明显扩张,或颈静脉搏动的水平升高 1cm 以上,称为肝颈静脉回流征阳性。说明从肝脏回流至下腔静脉与右心房的血量增加,但因右心室舒张受限,不能完全接受回流的血量,而致颈静脉充盈更明显。这是早期右心功能不全、渗出性或缩窄性心包炎的一个重要体征。

34. 检查双侧颈动脉 检查者用示指和中指指腹,在被检者胸锁乳突肌内侧轻柔触诊颈动脉,不可两侧同时触诊,以免引起昏厥。(见全身体格检查方法第 64 条)。

35. 听诊双侧颈部,注意有无血管杂音 一般用膜型胸件分别置于左、右颈动脉和颈根部听诊有无血管杂音。

（三）腹部

36. 听诊腹主动脉(腹部中线处) 用膜型胸件紧压于腹中线脐上 5cm 处,听诊有无杂音。

37. 听诊双侧肾动脉(右、左上腹部) 用膜型胸件紧压于脐上 5cm、距正中线 3~5cm 的左、右两侧,或于腰背部,听诊有无来自肾动脉的杂音。

（四）下肢

38. 触诊双侧股动脉 检查者可在髂前上棘至耻骨联合连线的中点处触诊股动脉,并注意双侧对比。

39. 听诊双侧股动脉,注意有无枪击音和 Duroziez 征 一侧股动脉搏动减弱或消失时,有必要听诊股动脉(如疑有多发性大动脉炎累及髂总动脉或腹主动脉),可将膜型胸件置于股动脉上听诊有无杂音。如闻及杂音,则可能存在导致腹主、髂、股动脉管腔狭窄的疾病。

当疑诊主动脉瓣关闭不全时,应注意有无枪击音和 Duroziez 双重杂音。将钟型胸件的远侧边缘加压于股动脉上(造成人工狭窄),听诊有无收缩期与舒张期均有的来去性双重杂音,称之为 Duroziez 双重杂音,这与脉压增大有关。通常严重贫血时,可有收缩期杂音,但仅限于钟型胸件近侧边缘加压于股动脉上时。

40. 触诊双侧足背动脉 足背动脉经过踝关节前方走行于第 1、2 跖骨之间,在跖骨基底部易于触及,注意双侧对比(见全身体格检查方法第 168 条)。

41. 检查双下肢水肿 在内踝后方、足背或胫前、踝关节前或内侧,用大拇指深压皮肤至少 5 秒,移去拇指后,观察有无凹陷性水肿(见全身体格检查方法第 169 条)。

附录:心血管体格检查纲要

一、心脏

（一）被检者仰卧位
视诊
1. 观察一般状况。

2. 观察心前区。

3. 斜照光或取切线方向观察。

触诊

4. 用二步法（手掌、手指）触诊心尖搏动，若平卧位未触及心尖搏动，请受检者左侧卧位再触诊（见 20 条）。

5. 触诊肺动脉瓣区（胸骨左缘第 2 肋间）：检查有无搏动、震颤、震荡。

6. 触诊主动脉瓣区（胸骨右缘第 2 肋间）：检查有无搏动、震颤、震荡。

7. 触诊胸骨左缘 3、4、5 肋间，胸骨体下部左、右两旁，如疑有心包摩擦感，请受检者取坐位再触诊（详见 22 条）。

8. 触诊剑突下，注意有无搏动。

叩诊

9. 叩诊心脏相对浊音界并记录。

听诊

用膜型胸件听诊

10. 听诊二尖瓣区紧贴胸壁听诊心尖区至少 1 分钟，如疑有心房颤动，宜同时触诊桡动脉，注意有无脉搏短绌。

11. 听诊肺动脉瓣区（胸骨左缘第 2 肋间）。

12. 听诊主动脉瓣区（胸骨右缘第 2 肋间）。

13. 听诊主动脉瓣第二听诊区（胸骨左缘第 3、4 肋间）。

14. 听诊三尖瓣区（胸骨左缘第 4、5 肋间，胸骨体下端两旁）。

15~19. 用钟型胸件轻轻放在各瓣膜听诊区，按上述顺序依次听诊。

（二）被检者左侧卧位

20. 触诊二尖瓣区。

21. 听诊二尖瓣区。

（三）被检者坐位

22. 触诊心前区，包括二尖瓣区、肺动脉瓣区、主动脉瓣区、三尖瓣区。

23. 听诊各瓣膜区（与卧位时相同），通常用膜型胸件，疑有心房黏液瘤时，可用钟型胸件。

二、血管

（一）上肢

24. 测量右上肢血压（如发现血压升高，加测左上肢；如怀疑血管病变引起的继发性高血压，加测双下肢血压）。

25. 检查双手及指甲，注意有无发绀、杵状指。

26. 当脉压增大时应检查有无毛细血管搏动征。

27. 触诊桡动脉脉搏（至少 30 秒），注意脉率和脉律。

28. 检查桡动脉脉搏的对称性。

29. 当脉压增大时，检查有无水冲脉。

30. 疑有心包积液时，检查有无奇脉。

（二）颈部

31. 观察并粗略估计颈外或颈内静脉压。

32. 如颈静脉压增高，检查颈静脉搏动波。

33. 检查肝颈静脉回流。

34. 检查双侧颈动脉。

35. 听诊双侧颈部，注意有无血管杂音。

（三）腹部

36. 听诊腹主动脉（腹部中线处）。

37. 听诊双侧肾动脉（右、左上腹部）。

（四）下肢

38. 触诊双侧股动脉。

39. 听诊双侧股动脉，注意有无枪击音和 Duroziez 征。

40. 触诊双侧足背动脉。

41. 检查双下肢水肿。

（曾静　熊茂琦）

第五节　腹部体格检查方法

一、腹部的体表标志与分区

（一）体表标志

认识下列解剖标志，有助于描述疼痛、压痛和其他异常发现的部位。

1. 剑突（xiphoid process）　是胸骨的下端形状不定的软骨。其上端与胸骨体相连，下端游离，约与第 9 胸椎水平。是腹部体表的上界，常作为肝脏测量的标志。

2. 肋弓下缘（costal margin）　位于胸腹交界或联合处，由第 8~10 对肋软骨连接形成的肋缘和第 11、12 浮肋构成。是腹部体表的上界，常用于腹部分区，肝、脾的测量和胆囊的定位。

3. 脐（umbilicus）　位于髂前上棘水平的腹中线上，是腹部中心、腹部四区分法的标志。

4. 髂前上棘（anterior superior iliac spine）　是髂嵴前方的凸出，是腹部九分区法的标志和骨穿刺的部位。

5. 腹股沟韧带（inguinal ligament）　是腹外斜肌腱膜在髂前上棘至耻骨结节间向后上方反折增厚的部分。是腹部体表的下界，寻找股动脉及股静脉的标志，也常是疝发生的部位。

6. 腹上角（upper abdominal angle）　为两侧肋弓与剑突根部形成的向下开放的角，又称胸骨下角，常用于判断体型及肝脏的测量。

7. 腹中线（midabdominal line）　是前正中线的延续，是腹部四区分法的垂直线，是白线疝发生的部位。

8. 腹直肌外缘（lateral border of rectus muscles）　为锁骨中线的延续，常为手术切口和胆囊点的定位。

9. 耻骨联合（pubic symphysis）　由两侧的耻骨联合面借纤维软骨连接而成，与耻骨共

· 139 ·

同组成体表下界。

10. 肋脊角（costovertebral angle） 为第 12 肋骨与脊柱（竖脊肌外侧缘）构成的夹角,为检查肾脏压痛、叩击痛的部位,是体格检查的重要骨骼标志。

（二）腹部分区

常用四区分法和九区分法。

1. 四区分法 通过脐划一水平线与一垂直线,两线相交将腹部分为四区:右上腹部、左上腹部、右下腹部、左下腹部。熟悉各个区内的脏器分布（图 4-5-1）。

2. 九区分法 两侧肋缘最低点连线和两侧髂前上棘连线划两条水平线,沿左右髂前上棘至腹中线连线的中点划两条垂直线。如此将腹部分为九区:左、右上腹部（季肋部）,左、右侧腹部（腰部）,左、右下腹部（髂部）及上、中（脐部）、下腹部（耻骨上部）。各区内脏器内容也应掌握（图 4-5-1）。

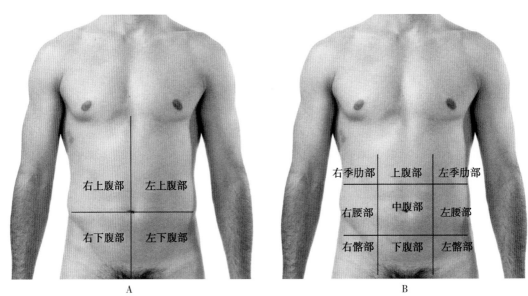

图 4-5-1 腹部分区

A. 四区分法;B. 九区分法。

二、视诊

1. 检查前准备

（1）嘱被检者解小便,排空膀胱。

（2）被检者仰卧位,置一小枕于头下,膝关节弯曲以放松腹壁肌肉,双手置于身体两侧,不能放在头后。与被检者简单交谈或重复一下病史可有助于被检者放松腹肌。

（3）正确暴露腹部,从乳房至耻骨联合,注意保暖;对女性被检者,需盖住乳头。

（4）保证光线充足柔和,检查者应站立于被检者右侧,按一定顺序自上而下地观察腹部。

2. 观察腹部外形 据肋缘与耻骨联合平面判断腹部外形是否膨隆、平坦或凹陷。

（1）腹部膨隆:指平卧时腹壁明显高于肋缘与耻骨联合的平面,呈凸起状。

1）全腹膨隆:腹部弥漫性膨隆,可呈球形或椭圆形,常见于腹水、腹内积气、腹内巨大肿块。

2）局部膨隆：常见于以下情况。

Ⅰ．脏器肿大、腹内肿瘤或炎性肿块：中上腹膨隆见于肝左叶肿大、胃癌、胃扩张、胰腺肿瘤或囊肿。右上腹膨隆常见于肝肿大、胆囊肿大及结肠右曲肿瘤。左上腹膨隆见于脾肿大、结肠脾曲肿瘤或巨结肠。腰部膨隆见于多囊肾、巨大肾上腺肿瘤、肾盂大量积水或积脓。脐部膨隆常见于脐疝、腹部炎症性肿块。下腹膨隆见于子宫增大、膀胱胀大。右下腹膨隆常见于回盲部结核或肿瘤、克罗恩病及阑尾周围脓肿等。左下腹膨隆常见于降结肠、乙状结肠肿瘤或粪块。

Ⅱ．胃肠胀气。

Ⅲ．腹壁上肿物和疝：需与腹腔内肿物鉴别。嘱被检者仰卧做屈颈抬肩动作，使腹壁肌肉紧张，如肿块更明显，说明肿块位于腹壁上，若变得不明显或消失，提示肿块位于腹腔内。

（2）腹部凹陷：指仰卧时前腹壁明显低于肋缘与耻骨联合平面，分为全腹凹陷和局部凹陷，前者意义更为重要。

1）全腹凹陷：见于消瘦和脱水者。严重时前腹壁凹陷几乎贴近脊柱，肋弓、髂嵴和耻骨联合显露，使腹外形如舟状，称舟状腹，见于恶病质，如结核、恶性肿瘤等。

2）局部凹陷：较少见，多由手术后腹壁瘢痕收缩所致。白线疝、切口疝于卧位时可见凹陷，但立位或腹压增加时，局部反而膨出。

3. 观察呼吸运动　女性呼吸以胸式呼吸为主，腹壁运动较少；男性和儿童呼吸以腹式呼吸为主。腹式呼吸减弱常见于腹膜炎、腹水、急性腹痛、腹腔内巨大肿物或妊娠等。腹式呼吸消失常见于消化道穿孔所致急性腹膜炎或膈肌麻痹等。腹式呼吸增强较少见，见于癔症性呼吸或胸腔疾病。

4. 观察腹壁静脉　腹壁静脉显露见于皮肤较薄而松弛的老年人（属正常）、腹压增加的情况（腹水、腹腔巨大肿物、妊娠等）。

腹壁静脉曲张（或扩张）常见于门静脉高压致循环障碍或上、下腔静脉回流受阻，侧支循环形成时，腹壁静脉可显而易见或迂曲变粗。

为辨别腹壁静脉曲张的来源，应检查其血流方向。选择一段没有分支的腹壁静脉，用右手示指、中指并拢压在静脉上，一只手指紧压静脉向外滑动，排空这段静脉内血液，至一定距离后（7.5~10.0cm）放松该手指，另一手指紧压不动，看静脉是否充盈，如迅速充盈，则血流方向是从放松的一端流向紧压手指的一端，同法放松另一手指，观察静脉充盈速度，即可看出血流方向。下腔静脉阻塞时腹壁浅静脉曲张，血流方向均向上；上腔静脉阻塞时，血流方向均向下；门静脉高压时曲张静脉由脐为中心向四周放射，血流流向四方（图4-5-2）。

5. 观察胃肠型及蠕动波　腹壁菲薄或松弛的老年人、经产妇或极度消瘦者即使在无疾病情况下，胃肠的轮廓及蠕动波形也可能反映在腹壁表面。胃肠道梗阻时，梗阻近端的胃或肠段饱满而隆起，可显出各自的轮廓，称为胃型或肠型，当伴有该部位的蠕动加强时，可看到蠕动波。正常蠕动波指胃蠕动波自左肋缘下开始，向右推进，至右腹直肌旁消失。幽门梗阻、十二指肠梗阻时可见到自右向左的逆蠕动波。小肠梗阻时，腹中部可见多层梯形肠型，蠕动波多见于脐部，运行方向不一，此起彼伏。结肠远端梗阻时，肠型多位于腹部周边。肠麻痹时，蠕动波消失。

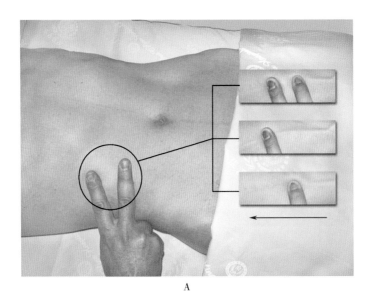

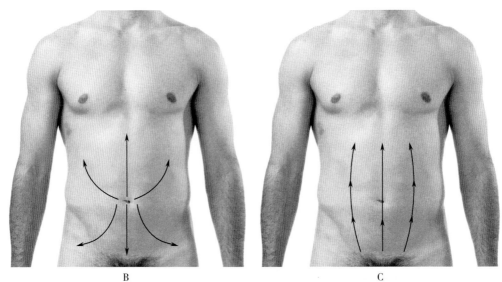

图 4-5-2 检查静脉血流方向手法示意图

A. 静脉血流方向检查方法;B. 门脉高压时腹壁静脉血流方向;C. 下腔静脉阻塞时腹壁静脉血流方向。

6. 观察腹壁其他情况

(1)皮疹:充血性或出血性皮疹常出现于发疹性高热疾病或某些传染病(麻疹、猩红热、伤寒等)。紫癜或荨麻疹可见于过敏性疾病。一侧腹部或腰部的疱疹见于带状疱疹。

(2)色素:腹部皮肤颜色较暴露部位稍淡,散在点状深褐色色素常见于血色病。皮肤皱褶处褐色素沉着可见于肾上腺皮质功能减退症。腰部、季肋部和下腹部皮肤呈蓝色,为血液自腹膜后间隙渗到侧腹壁的皮下致格雷·特纳征(Grey-Turner sign),见于重症急性胰腺炎和肠绞窄。脐周或下腹壁皮肤发蓝为腹腔内大出血的征象,即卡伦征(Cullen sign),见于重症急性胰腺炎或宫外孕破裂等。此外,需鉴别热敷留下的类似皮疹的红褐色环状或地图样痕迹。

（3）腹纹：注意识别皮质醇增多引起的紫纹，肥胖引起腹白纹及妊娠引起妊娠纹等。

（4）瘢痕：多为外伤、手术或皮肤感染的遗迹。常可通过特定部位的手术瘢痕提示被检者的手术史。如右下腹麦克伯尼点（McBurney point，简称麦氏点）处切口瘢痕提示可能曾行阑尾手术，右上腹直肌旁切口瘢痕提示可能曾行胆囊手术，左上腹弧形切口瘢痕提示可能曾行脾切除术等。

（5）疝：为腹腔内容物经腹壁或骨盆壁间隙或薄弱部分向体表凸出而形成，如脐疝、白线疝、切口疝、股疝、腹股沟疝等。熟悉各种疝的发生部位及特点。

（6）脐部：注意脐部是否有凸出、凹陷、渗液等情况。炎症可导致脐部浆液性或脓性分泌物，有臭味。水样分泌物，有尿味见于脐尿管未闭。脐部溃疡如坚硬、固定而凸出，多为癌肿所致；脐部溃烂，可能为化脓性或结核性炎症。

（7）腹部阴毛：熟悉腹部体毛增多或稀少的病因。此外，注意阴毛分布，与被检者性别是否一致。

（8）上腹部搏动：大多由腹主动脉搏动传导而来，可见于正常较瘦者、腹主动脉瘤、肝血管瘤、二尖瓣狭窄或三尖瓣关闭不全引起的右心室增大等。

（9）测量腹围：被检者平静呼吸时，经脐水平，用软尺绕腹 1 周测量腹围，以 "cm" 表示。

（10）肿大淋巴结：注意有无肿大淋巴结，特别是腹股沟区。

三、听诊

7. 肠鸣音　肠鸣音是肠蠕动时肠管内气体和液体随之流动，产生的一种断断续续的咕噜声。通常以脐周作为肠鸣音听诊点。正常情况下，肠鸣音每分钟大约 4~5 次。注意肠鸣音的频率、音调和强度。肠蠕动增强时，肠鸣音每分钟可达 10 次以上，音调不特别高亢，称肠鸣音活跃，见于急性胃肠炎、服泻药后或消化道大出血时。如次数多且肠鸣音响亮、高亢，甚至呈金属音，称肠鸣音亢进，见于机械性肠梗阻。肠梗阻持续存在，肠壁蠕动减弱，肠鸣音减少，或数分钟才听到一次，称肠鸣音减弱，也可见于老年性便秘、腹膜炎、电解质紊乱及胃肠动力低下等。如持续听诊 2 分钟以上未听到肠鸣音，用手指轻叩或搔弹腹部仍未听到肠鸣音，称为肠鸣音消失，见于急性腹膜炎或麻痹性肠梗阻。

8. 血管杂音　包括动脉性及静脉性杂音。动脉性杂音常在腹中部或腹部两侧。腹中部收缩期血管杂音常提示腹主动脉瘤或腹主动脉狭窄。左、右上腹收缩期血管杂音常见于肾动脉狭窄。如该杂音在下腹两侧，应考虑髂动脉狭窄。

连续性潺潺声由静脉产生，无收缩期与舒张期性质。常见于脐周或上腹部，尤其是静脉曲张严重处，提示门静脉高压时的侧支循环形成，称克 - 鲍综合征（Cruveilhier-Baumgarten syndrome）。

9. 摩擦音　在脾梗死致脾周围炎、肝周围炎或胆囊炎累及局部腹膜等情况下，嘱被检者深呼吸，可于肝、脾区听到摩擦音，严重者可触及摩擦感。

10. 搔刮试验　用于肝下缘触诊不清楚时，协助测定肝下缘，常用于腹壁较厚或不能满意配合触诊的被检者，有时用于鉴别右上腹肿物是否为肿大的肝脏。被检者仰卧位，检查者左手持膜型胸件置于右肋缘肝脏表面上，右手示指在上腹部沿膜型胸件半圆形等距离搔刮腹壁，由于实质性脏器对声音的传导优于空腔脏器，当搔刮未达肝缘时，只听到遥远而轻微的声音，当搔刮至肝脏表面时，声音明显增强。

四、叩诊

11. **腹部一般叩诊**　正常情况下,除了肝脾、增大的膀胱、子宫所在区域,两侧腹部近腰肌处,腹部叩诊大部分区域多为鼓音。鼓音范围缩小见于腹腔内肿瘤或大量腹水。鼓音范围明显增大或出现在不应有鼓音的部位,见于胃肠高度胀气或胃肠穿孔致气腹。叩诊可从左下腹开始逆时针方向至右下腹,最后至脐部。

12. **肝脏及胆囊叩诊肝界**　叩诊确定肝上界时,一般从右锁骨中线、右腋中线和右肩胛线,由肺区向下叩向腹部。当清音转为浊音时,为肝上界,又称肝相对浊音界。确定肝下界时,最好由腹部鼓音区沿右锁骨中线或正中线向上叩,由鼓音转为浊音处即是。但肝下界与胃、结肠重叠,很难准确叩诊,一般用触诊或搔刮试验听诊确定。匀称体型者的正常肝脏,右锁骨中线上的肝上界在第5肋间,下界位于右季肋下缘,两者距离为肝上下径,为9~11cm;在右腋中线上,肝上界为第7肋间,下界约位于第10肋骨水平;在右肩胛线上,肝上界为第10肋间。掌握导致肝浊音界扩大、缩小、消失、上移、下移的各种疾病。

肝区叩击痛常见于病毒性肝炎、肝脓肿或肝癌。肝区叩击痛:嘱被检者平卧位,然后一手置于肝浊音区上,用另一手握拳轻轻叩击该手背。同时,检查者应观察被检者面部表情和疼痛引起的退缩反应,并询问被检者有无疼痛。如果有疼痛,则同样方法叩击左侧同样部位做比较,注意疼痛的强度与部位。

胆囊区叩击痛常为胆囊炎的重要体征。

13. **胃泡鼓音区及脾脏叩诊**　胃泡鼓音区(Traube's area)位于左前胸下部,上界为横膈及肺下缘,下界为肋弓,左界为脾脏,右界为肝左缘。有数据显示,正常人胃泡鼓音区长径为5.0~13.0cm,宽径为2.7~10.0cm。胃泡鼓音区明显缩小或消失可见于中、重度脾肿大,左侧胸腔积液,心包积液,肝左叶肿大,急性胃扩张或溺水被检者。

当脾脏触诊不满意或左肋下触及脾缘很小时,宜通过叩诊进一步确定脾脏大小。脾脏叩诊应在左腋中线上进行。正常可在左腋中线第9~11肋间叩到脾脏浊音,其长度为4~7cm,前方不超过腋前线。脾脏浊音区扩大见于各种原因引起的脾肿大,其缩小见于左侧气胸、胃扩张、肠胀气等。

14. **移动性浊音**　腹腔大量积液时,被检者仰卧位,腹中部由于含气肠管漂浮,叩诊呈鼓音,两侧腹部由于液体积聚叩诊呈浊音。检查者自腹中部脐水平面开始向被检者左侧叩诊,叩诊从鼓音变为浊音时,板指固定不动,嘱被检者右侧卧位,再叩诊,如为鼓音,表明浊音移动。同样方法向右叩诊,叩诊得浊音后嘱被检者左侧卧位,再核实浊音是否移动。这种因体位不同而出现浊音区变动的现象,呈移动性浊音(图4-5-3)。当游离腹水大于1 000ml时,可查出移动性浊音。如果腹水量较少,不能检查出移动性浊音时,若病情许可,可让被检者取膝胸

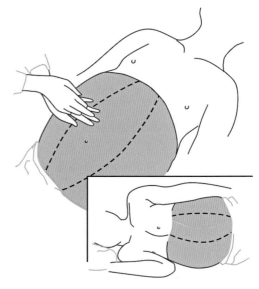

图4-5-3　移动性浊音叩诊示意图

位,由侧腹部向脐部叩诊,如由鼓音转为浊音,可能提示有120ml以上腹水,即水坑征(puddle sign)。注意鉴别易误诊为腹水的各种情况,如肠梗阻时肠管内大量液体潴留、巨大卵巢囊肿。

15. 肋脊角叩击痛　被检者取坐位或侧卧位,检查者用左手掌平放在其肋脊角处,右手握拳由轻到中等的力量叩击左手背。肋脊角叩击痛见于肾小球肾炎、肾盂肾炎、肾结石、肾结核及肾周围炎。

16. 膀胱叩诊　膀胱触诊不满意时,可用叩诊来判断膀胱膨胀程度。叩诊部位位于耻骨联合上方,通常从上往下,由鼓音转为浊音。膀胱空虚时,叩诊呈鼓音;膀胱内尿液充盈时,叩诊呈圆形浊音区。注意鉴别妊娠、子宫肌瘤、卵巢囊肿、腹水引起该区叩诊呈浊音的情况。

五、触诊

触诊时,被检者应排尿后取低枕仰卧位,两手自然置于身体两侧,两腿屈起并稍分开,使腹肌放松,张口缓慢腹式呼吸,膈下脏器随呼吸上下移动。检查肝脾时,可分别取左、右侧卧位。检查肾脏时取坐位或立位。检查腹部肿瘤时还可取膝胸位。

17. 腹部触诊顺序　一般从左下腹逆时针方向进行,最后到脐部,先触诊健康部位,逐渐移动至病变区域。

检查者应站立于被检者右侧,面对被检者,前臂应与腹部表面处于同一水平,先以全手掌置于腹壁上部,感受腹肌紧张度。然后用手掌和并拢的手指进行触诊,顺序为:自左下腹开始逆时针方向至右下腹,再至脐部,依次检查腹部各区。先触诊健康部位,逐渐移向病变区域。边触诊边观察被检者的反应与表情,必要时给予安慰和解释。

腹部触诊的方法包括浅触诊及深触诊。浅触诊需使腹壁压陷约1cm,以检查腹壁紧张度、表浅的压痛、肿块、波动和腹壁上的肿物等。检查应从轻触开始,然后稍微用力(图3-1-27)。深触诊应用手指掌面,深触诊腹部4个象限以了解腹腔内脏器情况,检查压痛、反跳痛及腹内肿物等,包括深压触诊、滑动触诊、双手触诊、浮沉触诊、钩指触诊。深触诊应使腹壁压陷至少2cm,有时可达4~5cm。当腹壁较厚或检查者力气较小时,可用左手置于右手背以增大触诊压力(图3-1-28)。

18. 检查腹壁紧张度　正常情况下,腹壁有一定张力,但触之柔软,易压陷,称腹壁柔软。如被检者因不习惯触摸或怕痒发笑而致腹肌自主性痉挛,称肌卫增强,在转移注意力后可消失,属正常。需掌握使全腹或局部腹肌紧张度增加或降低的病理情况。

全腹壁紧张见于腹腔内容物(气体、液体)增加、急性胃肠穿孔或脏器破裂(板状腹为特征)、结核等慢性炎症或腹膜转移癌(柔韧感)。局部腹壁紧张常见于腹内脏器炎症波及腹膜,如上腹或左上腹肌紧张常见于急性胰腺炎,右上腹肌紧张常见于急性胆囊炎,右下腹肌紧张常见于急性阑尾炎、胃穿孔。年老体弱、腹肌发育不良、大量腹水或肥胖人群,即使有腹膜炎,可没有明显腹壁紧张。

腹壁紧张度降低大多由于腹肌张力降低或消失。全腹紧张度降低见于慢性消耗性疾病或大量释放腹水后,经产妇或老年体弱、脱水被检者。腹壁张力消失见于脊髓损伤所致腹肌瘫痪和重症肌无力。局部紧张度降低较少见,多由于局部腹肌瘫痪或缺陷。

19. 检查压痛及反跳痛　正常情况下,触摸腹部不引起疼痛,重按时仅有压迫感。真正的压痛源于腹壁或腹腔内病变。与腹腔内病变不同,腹壁病变较表浅,抓捏腹壁或仰卧位做屈颈抬肩动作使腹壁肌肉紧张时触痛更明显。压痛的部位常提示相关腹腔内脏器的病变,包括炎症、淤血、肿瘤、破裂、扭转或腹膜刺激。阑尾炎后期可有右下腹压痛。左腰部疼痛可见于胰体尾炎症和肿瘤。胆囊病变常有右肩胛下压痛。胸部病变如下叶肺炎、胸膜炎、心肌梗死等也可有上腹或季肋部压痛。下腹压痛常见于膀胱、子宫附件等盆腔脏器病变。此外,一些位置固定的压痛点常可反映特定疾病,如胆囊点(右锁骨中线与肋缘交界处)压痛提示胆囊病变,麦氏点(脐与右髂前上棘连线中外 1/3 交界处)压痛提示阑尾病变。当检查者右手压迫左下腹降结肠区,相当于麦氏点对称部位,再用左手按压其上端,若引起右下腹疼痛,称罗夫辛征(Rovsing sign)阳性,提示右下腹炎症。当下腹痛腹部触诊无明显压痛时,被检者取左侧卧位,两腿伸直,右下肢被动向后过伸,若发生右下腹痛,称腰大肌征(Psoas sign)阳性,提示发生炎症的阑尾位于盲肠后位。

发现腹痛压痛后,于压痛点用并拢的 2~3 个手指压于压痛点处短暂停顿,然后迅速将手抬起,若此时被检者感觉腹痛骤然加剧,并伴痛苦表情或呻吟,称反跳痛,是腹内脏器病变累及临近腹膜的标志,提示局部或弥漫性腹膜炎。腹膜炎被检者常有腹肌紧张、压痛与反跳痛,称腹膜刺激征。

20. 肝脏触诊　被检者取仰卧位,两膝关节屈曲,做较深腹式呼吸,使肝脏在膈下上下移动。检查者立于被检者右侧触诊。

(1) 触诊方法

1) 单手触诊法:检查者右手四指并拢,掌指关节伸直,与肋缘大致平行地置于脐水平右侧,于右锁骨中线上,被检者呼气时,手指压向腹壁深部,吸气时,手指缓慢抬起朝肋缘向上迎触下移的肝缘。若未触及,则如此反复进行,手指逐渐向肋缘移动,直至触及肝缘或肋缘。在前正中线上,从脐水平开始,重复上述手法触诊肝脏。

触诊肝脏需注意以下内容:应以示指前外侧指腹接触肝脏;对于腹肌发达被检者,右手宜置于腹直肌外缘稍外处向上触诊,避免肝缘被腹直肌掩盖或将腹直肌腱误认为肝缘;肝脏触诊需配合被检者呼吸动作,吸气时手指上抬速度需落后于腹壁抬起,呼气时手指应在腹壁下陷前提前下压;当右手示指上移到肋缘仍未触及肝脏,且右腹部饱满,应考虑巨大肝脏,初始触诊部位应下移至髂前上棘或更低平面;腹腔大量积液时,肝脏触诊不满意,可用浮沉触诊法,即用并拢 3 个手指垂直在肝缘附近冲击式连续按压数次,还可用于脾脏和腹部肿块的触诊;鉴别易误认为肝下缘的其他脏器,如横结肠、腹直肌腱划、右肾下极。

2) 双手触诊法:检查者右手位置同单手法,左手置于被检者右背部第 12 肋与髂棘间脊柱旁肌肉外侧,触诊时左手向上推,这样吸气时下移的肝脏就更易碰到右手指,提高触诊效果(图 3-1-29)。

3) 钩指触诊法:宜用于儿童和腹壁薄软者。触诊时,检查者位于被检者右肩旁,面向其足部,将右手掌搭在其右前胸下部,右手第 2~5 指并拢弯曲成钩状,嘱被检者做较深腹式呼吸,深吸气时,进一步屈曲指关节,这样指腹更易触及下移的肝下缘。

(2) 触诊内容

1) 大小:正常人深吸气时肝脏不超过肋下 1cm,剑突下则不超过剑突根部与脐连线的中、上 1/3 交界处。若肝下缘超出以上范围,则应采用叩诊法叩出肝上界,如肝上界也相应降低,肝上下径正常,则为肝脏下移;若肝上界正常或升高,则提示肝肿大。肝脏下移常见于内脏下垂、肺气肿、右侧胸腔大量积液导致膈肌下降。肝肿大可分为弥漫性及局限性。弥漫性肝肿大见于病毒性肝炎、肝淤血、脂肪肝、早期肝硬化、巴德-基亚里综合征（Budd-Chiari syndrome）、白血病、血吸虫、华支睾吸虫病。局限性肝肿大见于肝脓肿、肝肿瘤及肝囊肿等。肝脏缩小见于肝硬化晚期、急性和亚急性重症肝炎。

2）质地：肝脏质地分为3级，即质软、质韧和质硬。正常肝脏质地柔软如口唇；肝脏质韧如触鼻尖，见于慢性病毒性肝炎及肝淤血；肝脏质硬如触前额，见于肝硬化、肝癌。

3）边缘和表面状态：正常肝脏边缘整齐，厚薄一致，表面光滑。肝边缘圆钝常见于脂肪肝或肝淤血。肝边缘锐利，表面扪及细小结节，多见于肝硬化。肝边缘不规则，表面不光滑，呈不均匀结节状，见于肝癌、多囊肝及肝棘球蚴病。肝表面呈大块状隆起者，见于巨块型肝癌或肝脓肿。

4）压痛：轻度弥漫性压痛见于病毒性肝炎、肝淤血等；局限性剧烈压痛见于较表浅的肝脓肿。叩击时可有叩击痛。右心衰竭引起肝淤血肿大时，用手压迫肿大肝脏可使颈静脉怒张更明显，称肝颈静脉回流征阳性。嘱被检者卧床，头垫一枕，张口平静呼吸。如有颈静脉怒张者，应将床头抬高30°~45°，使颈静脉怒张水平位于颈根部。检查者右手掌紧贴于右上腹肝区，逐渐加压持续10秒。正常人颈静脉不扩张，或施压之初可有轻度扩张，但可迅速下降至正常水平。右心衰竭者颈静脉则持续而明显怒张，停止压迫肝脏后下降至少4cmH$_2$O，为肝颈静脉回流征阳性。

5）搏动：肝肿大未压迫腹主动脉或右心衰时心脏未增大到向下推压肝脏时，不出现肝脏搏动。若触及肝脏搏动，应注意其为单向性还是扩张性。单向性搏动为传导性搏动，系肝脏传导了其下面的腹主动脉的搏动所致，两手掌置于肝脏表面有被推向上的感觉。扩张性搏动为肝脏本身的搏动，见于三尖瓣关闭不全，如置两手掌于肝脏左右叶或两手分放于肝脏前后两面，可感到两手被推向两侧的感觉。

6）肝区摩擦感：检查者将右手掌面轻贴于肝区，让被检者做腹式呼吸。正常情况下，手掌下无摩擦感。肝周围炎时，肝表面和邻近的腹膜可因有纤维素性渗出物而变得粗糙，两者相互摩擦可用手触知肝区摩擦感，听诊可闻及肝区摩擦音。

7）肝震颤：需用浮沉触诊法，是肝棘球蚴病的特征性体征。用手指掌面稍用力按压在肝囊肿表面片刻，如感到微细的震动感，称为肝震颤。

21. **脾脏触诊** 正常情况下，脾脏于肋下不能触及。内脏下垂或左侧胸腔积液、积气时膈肌下降，可使脾脏向下移位。除以上情况，能触及脾脏，则提示脾肿大至正常2倍以上。脾脏明显肿大且较表浅时，用右手单手触诊即可。若肿大脾脏位置较深，应用双手触诊进行检查。被检者取仰卧位，两腿稍屈曲，检查者左手手掌置于其左胸下部第9~11肋处，将脾脏从后向前托起，并限制胸廓运动，右手掌平放于脐部，与左肋弓大致呈垂直方向，自脐平面配合呼吸开始触诊。手法类似前述肝脏的触诊，迎触脾尖，直至触及脾缘或左肋缘为止。脾脏轻度肿大而仰卧位不易触及，可嘱被检者右侧卧位，左下肢屈曲，用双手触诊更易触及（图4-5-4）。

脾肿大的测量法如下：

（1）第Ⅰ线测量：指左锁骨中线与肋缘交点至脾下缘的距离，以"cm"表示。脾脏轻度肿大时只做第Ⅰ线测量。

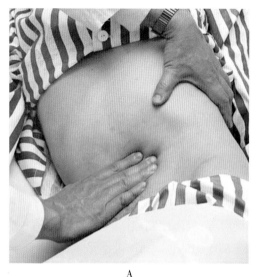
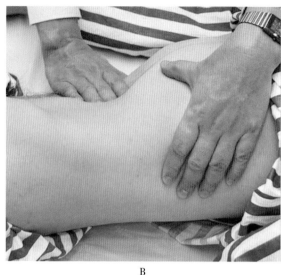

图 4-5-4　脾脏触诊

A. 双手触诊(仰卧位);B. 双手触诊(右侧卧位)。

（2）第Ⅱ线及第Ⅲ线测量:脾脏明显肿大时,应加测第Ⅱ线和第Ⅲ线。第Ⅱ线指左锁骨中线与肋缘交点至脾脏最远点的距离（应大于第Ⅰ线测量）。第Ⅲ线指脾右缘与前正中线的距离。如脾脏高度肿大向右越过前正中线,则测量脾右缘至前正中线的最大距离,以"+"表示,未超过前正中线则测量脾右缘与前正中线的最短距离,以"−"表示（图 4-5-5）。当用力触诊重度肿大脾脏时,可能引起脾脏破裂,故触诊脾脏手法应轻柔。

第Ⅰ线指左锁骨中线与肋缘交点至脾下缘的距离;

第Ⅱ线指左锁骨中线与肋缘交点至脾脏最远点的距离;

第Ⅲ线指脾右缘与前正中线的距离。

脾肿大常分为轻、中、高 3 度。脾缘不

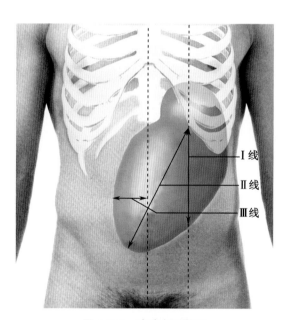

图 4-5-5　脾肿大测量法

超过肋下 2cm 为轻度肿大,见于急慢性肝炎、伤寒、粟粒型结核、急性疟疾、感染性心内膜炎及败血症,质地柔软;超过 2cm,在脐水平线以上为中度肿大,常见于肝硬化、疟疾后遗症、慢性淋巴细胞白血病、慢性溶血性黄疸、淋巴瘤、系统性红斑狼疮,质地一般较硬;超过脐水平线或前正中线则为高度肿大,又称巨脾,表面光滑者见于慢性粒细胞白血病、黑热病、慢性疟疾和骨髓纤维化等,表面有结节者见于淋巴瘤和恶性组织细胞病。此外,脾肿大需与在左肋缘下触及的其他肿块相鉴别,如增大的左肾、肿大的肝左叶、结肠脾区肿物、胰尾部囊肿。

脾脏触诊除了注意大小、质地、边缘、表面情况外,还应注意有无压痛及摩擦感。脾脏压痛常见于脾脓肿、脾梗死等。脾周围炎或脾梗死时，由于脾包膜有纤维素性渗出，并累及壁腹膜，故脾脏触诊时有摩擦感并伴明显压痛，听诊可闻及摩擦音。

22. 胆囊触诊 胆囊肿大时超过肝缘及肋缘，采用单手滑动触诊法或钩指触诊法在右肋缘下腹直肌外缘处可触及。肿大的胆囊呈囊性感，伴明显压痛，常见于急性胆囊炎，若无明显压痛者，见于壶腹周围癌。胆囊肿大，有实性感者，见于胆囊结石或胆囊癌。

胆囊炎病人胆囊未肿大到肋缘以下时，可探测胆囊触痛。检查者用左手掌平放于被检者右胸下部，以拇指指腹勾压于右肋下胆囊点处，嘱被检者缓慢深吸气，吸气过程中发炎的胆囊下移时碰到用力按压的拇指，可引起疼痛，此为胆囊触痛，如剧烈疼痛导致吸气中止称墨菲征（Murphy sign）阳性（图 4-5-6）。由于胰头癌压迫胆总管导致胆道阻塞、黄疸进行性加深，胆囊也显著肿大，但无压痛，称为库瓦西耶征（Courvoisier sign）阳性。

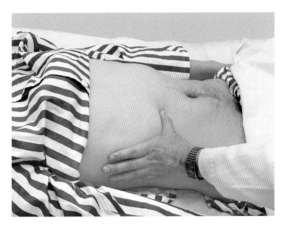

图 4-5-6 墨菲征检查法

23. 肾脏触诊 一般采用双手触诊法，可取仰卧位或立位。卧位触诊右肾时，嘱被检者两腿屈曲并做较深腹式呼吸，检查者立于被检者右侧，以左手掌托起其右腰部，右手掌平放于右上腹部，手指方向大致平行右肋缘进行深触诊，于被检者吸气时双手夹触肾脏。如触及光滑圆钝的脏器，可能为肾下极，如能在双手间握住更大部分，则大致能感知其蚕豆状外形，此时被检者常有酸痛或类似恶心的不适感。触诊左肾的方法同右肾（图 4-5-7）。如卧位未触及肾脏，还可让被检者站立床旁，检查者与被检者侧面用两手前后联合触诊肾脏。当肾下垂或为游走肾时，立位较易触及肾脏。

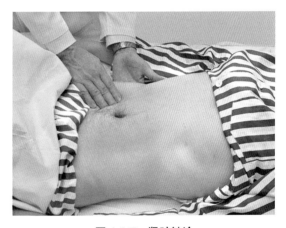

图 4-5-7 肾脏触诊

正常人肾脏不易触及，有时右肾下极可能被触及。身材瘦长者、肾下垂、游走肾或肾脏代偿性增大时，肾脏较易触及。在深吸气时能触及 1/2 以上的肾脏为肾下垂。左、右侧肾下垂需分别与脾肿大、肝肿大鉴别。肾脏肿大见于肾盂积水或积脓、肾肿瘤、多囊肾等。

当肾脏和尿路有炎症或其他疾病时，可在以下相应部位出现压痛点。

（1）肋脊点：背部第 12 肋骨与脊柱的交角（肋脊角）的顶点。

（2）肋腰点：第 12 肋骨与腰肌外缘的交角（肋腰角）顶点。

（3）季肋点（前肾点）：第 10 肋骨前端，右侧位置稍低，相当于肾盂位置。

（4）上输尿管点：脐水平线腹直肌外缘。

（5）中输尿管点：在髂前上棘水平腹直肌外缘，相当于输尿管第二狭窄处。

肋脊点和肋腰点压痛常见于肾盂肾炎、肾脓肿和肾结核。季肋点压痛提示肾脏病变。上或中输尿管点压痛提示输尿管结石、结核或化脓性炎症。

24. 膀胱触诊 正常膀胱空虚时,不易触及。只有膀胱积尿充盈时,才能越出耻骨上缘在下腹中部触及。膀胱触诊一般采用单手滑行触诊法。被检者取仰卧屈膝位,检查者以右手自脐开始向耻骨方向触诊,若触及扁圆或圆形、囊性感、不能推移之物,则可能为充盈的膀胱,但需与妊娠子宫、卵巢囊肿及直肠肿物相鉴别。膀胱胀大多见于尿路梗阻、脊髓病所致的尿潴留,也可见于昏迷、腰椎或骶椎麻醉后、术后局部疼痛的被检者。当膀胱有结石或肿瘤时,若腹壁菲薄柔软,可用双手触诊法,右手示指戴手套插入直肠内向前方推压,左手四指在耻骨联合上施压,可在腹腔深处耻骨联合后方触及肿块。

25. 胰腺触诊 胰腺位于腹膜后,不能直接触及。只有在胰腺病变时,可在上腹出现相应体征。在上腹中部或左上腹有横行呈带状压痛及肌紧张,并涉及左腰部者,可提示胰腺炎症;如起病急同时有腰部、季肋部和下腹部皮下淤血而发蓝,则提示重症急性胰腺炎。如在上腹部触及质硬而无移动性横行条索状肿物,可能为慢性胰腺炎。如呈坚硬块状,表明似有结节,则可能为胰腺癌。胰头癌被检者可出现梗阻性黄疸及胆囊肿大而无压痛,即库瓦西耶征(Courvoisier sign)阳性。但该区域肿物仍需与胰腺前方的胃肿物进行鉴别。

26. 腹部肿块触诊

(1)正常腹部可触及的结构

1)腹直肌肌腹及腱划:腹中线两侧对称出现,较表浅,需与肝缘、腹壁及腹腔内肿物鉴别。

2)腰椎椎体及骶骨岬:脐附近中线位常触及的骨样硬度的肿块,自腹后壁向前突出,其左前方常可查到腹主动脉搏动,宽度不超过 3.5cm,易与后腹壁肿瘤混淆。

3)乙状结肠粪块:乙状结肠内存粪便时可用滑行触诊法触及,为光滑条索状,无压痛,可推动,排便或洗肠后肿块移位或消失。当有干结粪块滞留于内时,可触及类圆形肿块或较粗索条,可有轻压痛,易误诊为肿瘤。

4)横结肠:正常较瘦者,于上腹部可触及一中间下垂的横行索条,腊肠样粗细,光滑柔软,可推动,即为横结肠。需与肝缘鉴别。

5)盲肠:正常情况下,大多数人在右下腹麦氏点稍内上部位可触及盲肠,如圆柱状,其下部为梨状扩大的盲端,稍能移动,表面光滑,无压痛。

(2)异常肿块:若触及上述内容以外的肿块,需注意以下内容。

1)部位:肿块的部位往往提示肿块来源于该区域的脏器。中上腹触及的肿块常为胃或胰腺的肿瘤、囊肿或胃结石。右肋下肿块常与肝胆有关。两侧腹部的肿块常为结肠和肾的肿瘤。脐周或右下腹不规则、有压痛的肿块常为结核性腹膜炎所致肠粘连。下腹类圆形、可活动、有压痛的肿块可能系腹腔淋巴结肿大。腹股沟韧带上方的肿块可能来自卵巢及其他盆腔器官。

2)大小:凡触及的肿块均应测量其上下(纵长)、左右(横宽)及前后径(深厚)。也可以用公认大小的实物作比喻,如鸡蛋、拳头、核桃等。如肿块大小变异不定,甚至消失,可能是痉挛、充气的肠袢所致。

3)形态:注意触及的肿块影的形状、轮廓、边缘和表面情况。圆形且表面光滑的肿块多为良性,大多为囊肿或淋巴结。形态不规则、表面凹凸不平且坚硬者,应考虑恶性肿瘤、炎性肿物或结核性肿块。条索状或管状肿物,短时间内形态多变者,应考虑蛔虫团或肠套叠。左上腹肿块有明显切迹多为脾脏。

4）质地:实质性肿块质地多柔韧,中等硬度或坚硬,见于肿瘤、炎性或结核浸润块,如胃癌、肝癌、回盲部结核。囊性肿块质地柔软,见于囊肿、脓肿,如卵巢囊肿、多囊肾等。

5）压痛:炎性肿块常有明显压痛。如位于右下腹压痛明显的肿块,常见于阑尾脓肿、肠结核或克罗恩病。

6）搏动:消瘦者可在腹部见到或触及动脉搏动。在腹中线附近触及明显膨胀性搏动,应考虑腹主动脉或其分支的动脉瘤。

7）移动度:若肿块随呼吸而上下移动,多为肝、脾、胃、肾、结肠、胆囊或其肿物。肝和胆囊移动度大,不易用手固定。若肿块能用手推动,可能来自胃、肠或肠系膜。移动度大的多为带蒂肿物或游走的脏器。局部炎性肿块或脓肿及腹腔后壁肿瘤,一般不能移动。

27. 液波震颤　腹腔内存在大量游离液体时,用手指叩击腹部,可感到液波震颤,或称波动感。被检者取平卧位,检查者以一手掌面贴于被检者一侧腹壁,另一手四指并拢屈曲,用指端叩击对侧腹壁(或以指端冲击触诊),如有大量液体存在,则贴于腹壁的手掌有被液体波动冲击的感觉,即波动感。为防止腹壁本身震动传导对侧,可让另一人将手掌尺侧缘压于脐部腹中线上,即可阻止。肥胖者可出现假阳性,应注意鉴别。此法检查腹水,需有3 000~4 000ml 以上液体量才能查出,不及移动性浊音敏感(图 4-5-8)。

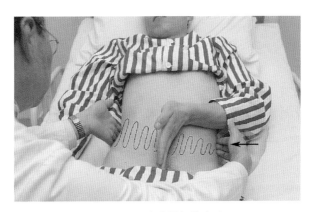

图 4-5-8　液波震颤检查法

28. 振水音　胃内有大量液体及气体潴留时可出现振水音。被检者取仰卧位,检查者以耳凑近上腹部,以冲击触诊法震动胃部,可闻及气、液撞击的声音,也可将听诊器胸件置于上腹部进行听诊。正常情况下,餐后或饮水后可有振水音,但若在清晨空腹或餐后 6~8 小时仍有此音,则提示幽门梗阻或胃扩张。

附录:腹部体格检查纲要

一、视诊

1. 检查前准备。
2. 观察腹部外形。
3. 观察呼吸运动。
4. 观察腹壁静脉。

5. 观察胃肠型及蠕动波。

6. 观察腹壁其他情况。

二、听诊

7. 肠鸣音。

8. 血管杂音。

9. 摩擦音。

10. 搔刮试验。

三、叩诊

11. 腹部一般叩诊。

12. 肝脏及胆囊叩诊肝界。

13. 胃泡鼓音区及脾脏叩诊。

14. 移动性浊音。

15. 肋脊角叩击痛。

16. 膀胱叩诊。

四、触诊

17. 腹部触诊顺序。

18. 检查腹壁紧张度。

19. 检查压痛及反跳痛。

20. 肝脏触诊。

21. 脾脏触诊。

22. 胆囊触诊。

23. 肾脏触诊。

24. 膀胱触诊。

25. 胰腺触诊。

26. 腹部肿块触诊。

27. 液波震颤。

28. 振水音。

（李静　熊茂琦）

第六节　骨骼肌肉系统检查方法

骨骼肌肉系统检查可分为上肢、下肢及脊柱三部分。

一、上肢

1. 暴露双上肢　检查者应要求被检者脱去上衣,暴露从指端到肩部的全部上肢。

2. 双上肢视诊 注意观察双上肢的对称性,有无损伤、瘢痕、肌肉萎缩、水肿、肿胀、红肿和瘀斑。

(一)手

手有腕掌关节、掌指关节、近指间关节、远指间关节。手部许多关节是单轴关节,大多数有两方向运动:屈(弯曲)和伸(伸直)。拇指只有一个指间关节。手部许多疾病常有形态和大小的异常。在类风湿关节炎中,常有对称性的掌指关节和近指间关节的梭状肿胀。当有急性感染时,关节可有肿痛。老年性骨关节炎常有远指间关节的异常。

3. 近指间关节和远指间关节的触诊

(1)近指间关节:触诊时,检查者用拇指和示指仔细触压近指间关节的各个部位,近指间关节骨性肿大称为布夏尔结节(Bouchard node);软组织肿大可为滑膜增厚,检查者应观察近指间关节的屈伸活动。近指间关节过度伸展是鹅颈畸形的特点。

(2)远指间关节:触诊时,检查者应将被检者手掌向下,拇指和示指放置于被检查关节的背、掌侧,每一个远指间关节都应扪及。近指间关节肿大称为赫伯登结节(Heberden node),常合并关节偏移,是手指骨关节炎的征象,检查者观察远指间关节的软组织有无肿胀,活动范围和方向有无异常。

钮孔状畸形(boutonniere deformity)是指远指间关节过伸和近指间关节屈曲挛缩,由指伸肌腱中央束断裂所致,常见于创伤和类风湿关节炎。

4. 掌指关节的触诊 被检者手掌向下,检查者的拇指放于掌指关节的背侧,示指和中指放于关节掌侧,每一掌指关节都必须被扪及以明确有无疼痛、压痛和/或肿胀,并应观察每个关节的屈伸情况,注意有无排列上的异常。在这些关节有时可发现手指的尺偏畸形。

除了可以屈、伸外,第一掌指关节可以有内收和外展。下述第5~8项简单的检查对了解手部关节活动度有无异常很有帮助。如果检查者发现有异常,应逐个检查每一个手指的活动度。

5. 要求被检者伸直手指。

6. 要求被检者屈曲近指间关节和远指间关节(做爪状)。

7. 要求被检者握拳。

8. 要求被检者的拇指去碰触小指(拇对掌),而小指保持不动。

* 掌指关节活动度:正常活动度为0°~90°。

* 近指间关节活动度:正常活动度为0°~100°。

* 远指间关节活动度:正常活动度为0°~80°。

* 拇指的指间关节活动度:正常活动度为屈曲80°,过伸20°。

* 拇指外展活动:正常活动度为60°。

* 拇指掌指关节活动:正常活动度为屈曲55°,过伸5°。

9. 指深屈肌的检查 检查者将被检者的手指维持伸直位,固定近指间关节,再让被检者屈曲远指间关节,若指深屈肌腱有病损,则不能完成此动作。

10. 手的肌力检查 检查者嘱被检者用双手分别紧握检查者的双手示指,检查者力图将示指抽出,比较被检者双手的握力。

(二)腕关节

腕关节由8块腕骨组成,并排列成两排。检查者注意观察被检者腕部有无肿胀和畸形。

11. 腕部的触诊　第一掌腕关节位于拇指、第一掌骨和腕关节之间,由于这一关节经常使用,应予以重视。检查者用拇指和示指稍用力扣触此关节以确定有无疼痛、压痛或肿胀。检查被检者两侧腕关节稳定性时,检查者应该站在被检者前面,两拇指放于被检者的腕背,示指和中指放于腕掌侧,被检者的腕关节应处于松弛位,手掌朝下,检查者移动拇、示指的位置逐点触诊被检者腕部。触诊应柔和但有一定力度。注意有无肿胀、痛、热和肿块,通常桡骨远端背侧面较平滑,而掌侧面凹陷不平。尺骨茎突比桡骨茎突高 1cm。当桡骨骨折时,正常的解剖关系发生改变。桡骨茎突上移至尺骨茎突同一平面,甚至高于尺骨茎突平面。

*腕关节畸形:腕关节掌倾见于史密斯骨折(又称屈曲型桡骨远端骨折),腕关节背倾(餐叉样畸形)见于科利斯骨折(Colles fracture),腕关节尺侧偏常见于类风湿关节炎,垂腕畸形见于桡神经损伤,猿手畸形见于正中神经损伤,爪形手见于尺神经损伤。

12. 腕关节屈曲功能检查　检查腕关节的屈曲活动度时,被检者的前臂应处于旋前位(手掌向下),检查者一手轻握被检者前臂,另一手轻轻地将被检者腕关节向下弯曲。腕关节的活动度的测量常是以腕关节、手和前臂在一直线上作为 0°,正常掌屈范围大约为 0°~80°。

13. 腕关节伸展功能检查　伸展腕关节时,检查者应将被检者的腕关节轻轻弯向背侧。正常的背屈范围为 0°~70°。

14. 腕关节的外展(尺偏)和内收(桡偏)　外展—内收动作是从一侧到另一侧的活动。将被检者的前臂放于旋前位,检查者用一手轻柔地握住被检者前臂,被检者的手朝被检者自己身体方向活动(内收),然后做离开身体方向活动(外展),正常腕关节内收约 35°,外展约 25°。

15. 掌骨远端的叩诊　当怀疑腕关节病损时,可进行间接叩诊。被检者握拳腕关节外展,检查者叩击第 3 掌骨远端,若有月骨缺血坏死或腕舟骨骨折,则可在腕的中线部引起疼痛。

16. 腕部肌力检查　检查者施阻力于被检者的手部,嘱被检者做腕的背屈和掌屈活动。

17. 芬克尔斯坦试验(Finkelstein test)　即握拳尺偏试验。检查者要求被检者拇指屈于掌心,然后握拳,腕关节慢慢外展,若在桡骨茎突处有疼痛,则提示有桡骨茎突处狭窄性腱鞘炎。

*蒂内尔征(Tinel sign):检查者轻叩腕部正中神经处,该神经支配区麻木为 Tinel 征阳性。

*腕掌屈试验(Phalen test):嘱被检者腕关节完全掌屈 1~2 分钟,正中神经支配区域出现麻木或麻木加重,为阳性,提示腕管综合征。

(三) 肘关节

当肘关节伸直时,肱骨内、外上髁和尺骨鹰嘴位于一直线上,称为肘直线(Hüter 线);肘关节屈曲 90° 时,这 3 点关系大约成为以内、外上髁间的连线为底线的等腰三角形,这一三角形称为肘后三角(Hüter 三角)。当肱骨髁以上骨折时肘后三角关系可无改变,但在肘关节脱位及内、外上髁骨折时,此三角即成非等腰三角形。

18. 肱骨髁、尺骨鹰嘴滑囊及周围结构的触诊　肱骨内、外上髁是位于肱骨下端的两个圆形的骨性隆凸,位于肘的两侧。检查者用一手托起被检者前臂,另一手的拇指和其他手指扪及内、外上髁。当肘关节轻度屈曲时,内、外上髁很容易被触及。若有局限性压痛,且压痛点位于外上髁称网球肘,痛点位于内上髁,则称高尔夫球肘。尺骨鹰嘴滑囊位于尺骨鹰嘴的上方,也就是肘后大的骨性隆凸上。当肘关节轻度屈曲时,此滑囊最易被触及,检查者用拇指、示指和中指检查这一区域有无波动感、肿胀、压痛、温度升高和肿块。

19. 肘关节屈曲运动 检查者先查看被检者的双侧肘关节表面情况,然后一手握住一侧肘关节,另一手握住被检者的手掌,将被检者的前臂尽可能屈曲向肩部。若活动有限制,应测量记录受限角度。以同样方法检查另一侧肘关节。正常肘关节完全伸直成中立位(0°),主动或被动屈曲能达 150° 左右。

20. 肘关节伸直运动 检查者缓慢伸直被检者的前臂,当上肢伸直时,肘关节恰好是过伸位(5°~10°),肘关节不能完全伸直时称肘关节屈曲挛缩,此时应记录挛缩角度(如肘关节伸直缺失 5° 或屈曲挛缩 5°)。

21. 前臂旋前、旋后运动 被检者双肘屈曲 90°,并紧贴胸壁,双手握拳,拇指朝上,检查者一手托住被检者的肘下以固定肘关节,另一手握住被检者的手部,将其前臂缓慢旋转使掌心朝上(旋后),然后将被检者前臂回复并将掌心转向下方,检查旋前动作。在正常情况下,前臂和手部有 180° 的旋转弧(旋前 80° 和旋后 100°)。如有疼痛,则应比较主动和被动活动情况,另外应同时注意捻发音、弹响等情况。在检查主动活动时,要求被检者屈肘 90°,上臂紧贴胸壁,双手各握短棒,拇指朝上(0)然后观察主动旋前旋后情况,并注意两侧对比。

22. 肱二头肌腱触诊 肱二头肌腱鞘跨过肱骨下端的前方,易于触及并可用二指固定。检查者用指尖触及肌腱并稍用力,在上臂旋前旋后时可感觉到肌腱的滚动。如果检查者用指尖拨动肌腱,可能有轻度酸痛。注意检查时应适当用力触压肌腱并两侧对比。

23. 前臂肌力检查 检查两侧前臂的肌强度,先要求被检者同时屈曲双侧肘关节并抵抗检查者所施的伸肘力量以测定被检者的屈肘肌力,然后抵抗检查者施加的屈肘力量检查被检者双侧的伸肘肌力。

24. 米尔征(Mills sign,腕伸肌紧张试验) 即前臂伸肌牵拉试验。要求被检者尽量伸直肘关节,握拳并前臂旋前,肱骨外上髁出现疼痛提示肱骨外上髁炎(即网球肘)。

(四)肩关节

肩关节是由肱骨头和肩胛骨的关节盂所组成的变异球窝关节:其周围包裹一组加固其稳定性的肌肉和肌腱组织。正确的肩部检查,应要求被检者脱去衣服以暴露双肩。检查者对比观察双侧肩部有无肿胀和肌肉萎缩情况。系统的肩部检查应包括肩关节活动度及三角肌下滑囊和肱二头肌腱等内容。由于肩关节被较厚的三角肌包盖,肩关节肿胀常较难发现。胸锁关节和肩锁关节的肿胀亦较难发现,但往往可通过双侧的对比而发现肿胀。肱骨头的盂下脱位使肩关节外侧变平的现象称方肩。

胸锁关节

胸骨上端两侧分别与 2 根锁骨的内侧端连续,形成胸锁关节。正常情况下,关节处略隆起。检查者应观察局部的红肿情况。

25. 胸锁关节的触诊 检查者手指触诊胸锁关节并稍用力,以了解触痛情况,并对比两侧。

26. 三角肌下滑囊的触诊 三角肌下滑囊位于覆盖在肩关节外侧和上臂上段的三角肌下。检查者站立在被检者的前面,用 3~4 个手指以适当的轻重压此部位,以了解局部的肿胀、压痛及皮温等情况。如有触痛则考虑滑囊炎的存在。

27. 肩锁关节触诊 确定肩锁关节部位,手指从锁骨上向肩部方向滑动,即可感觉到锁骨外侧端与肩胛骨的肩峰形成的肩锁关节。

肩关节

肩关节活动度应在一定的解剖位置上测定。检查者站在被检者后方,以手指固定肩胛骨下角,然后再检查被检者的主动与被动活动。肩关节的中立位是上肢自然下垂,肘窝朝前所处的位置。

28. 肩关节前屈运动　检查者要求被检者尽可能地将上肢向正前方上抬并超过头部高度。同样对比对侧情况。正常肩关节可前屈 135° 左右。

29. 肩关节后伸运动　检查者要求被检者的上肢尽可能地向后上方活动(与前屈时正好相反)。正常活动范围是 0°~60°。

30. 肩关节外展(离开躯干的活动)　肩关节外展是指上肢自躯干向外侧活动并抬到尽量高的位置(固定肩胛骨肩关节完全外展有 90° 活动范围)。超过 90° 的活动范围主要与肱骨外旋和肩胛骨的活动有关,称为上举。

31. 肩关节内收(向躯干中线活动)　检查者要求被检者上肢于躯干前方尽可能地向中线方向活动,以测量其内收角度,正常约 45°。

32. 肩关节内旋　肩关节的旋转有内旋和外旋。通过前臂作为活动指标来检查关节的旋转,检查时被检者肩外展,肘与肩在同一水平,肘曲 90° 使手指向前,手掌向下。检查内旋时,嘱被检者将前臂尽量向下向后移。正常内旋约 135°。如果在检查过程中被检者出现疼痛,则应做被动活动与主动活动相对比。

33. 肩关节外旋　做外旋试验,要求被检者外展肩关节,屈肘 90°,手指向前,手心向下,嘱被检者尽可能将前臂转向上、后方。正常外旋约 75°。

34. 检查上肢近端肌力　检查肩关节周围肌力,要求被检者两上肢向侧方上举至肩水平,然后试用力将两上肢压下。

35. 杜加氏征(Dugas 征)　即搭肩试验。患肢肘部固定于胸前壁,检查者嘱被检者用手搭住对侧肩关节,如手不能搭到对侧肩部为阳性;或患肢手掌放在对侧肩上,患肢肘关节不能贴近胸壁,亦提示阳性。均提示肩关节脱位。

36. 上肢长度的测量　被检者将双上肢保持在相同的功能位置,检查者用软尺测量肩峰至桡骨茎突的长度。

*Yergason 征:即肱二头肌阻抗力试验。被检者屈肘 90°,阻抗屈肘时引发肩痛为阳性,提示肱二头肌腱鞘炎。

*Impingement 征:即前屈上举征。检查者用手下压患侧肩胛骨并于中立位前举、上举,肩痛即为阳性,提示撞击综合征。

二、下肢

37. 暴露双下肢　检查双下肢时应去除外裤,充分暴露臀、大腿、膝、小腿、踝和足,注意用适当帷帘遮挡以保护被检者隐私。

38. 双下肢的视诊　检查双下肢从腹股沟部至足趾,观察长度、粗细、对称性,足及趾的形态,甲床、皮肤的颜色及质地,腿部毛发分布,色素沉着、皮疹、溃疡、瘢痕、静脉形状及水肿。

39. 双下肢长度测量

(1) 直接测量双下肢长度:测量时,被检者取仰卧位,躯干与骨盆成一直线,检查者通过测量骨性标志间距离,如髂前上棘或收肌结节至胫骨内侧踝尖或内侧踝下缘,比较两下肢长度。

(2)间接测量双下肢长度:患肢站立于书或木板上,增加或减少书或木板的厚度使双侧髂前上棘或双侧髂棘位于同一水平,测量书或木板的厚度即是肢体短缩的长度。

40. 大转子的叩诊 检查者用拳头叩击大转子以检查是否有叩击痛。

41. 骨盆挤压及分离试验 对于骨盆骨折的被检者,轻微挤压或分离骨盆即可引起骨折部位疼痛。

髋关节

42. Shoemaker 征 在股骨大转子与髂前上棘之间画一连线,向腹壁延伸,正常情况下应与腹中线相交于脐或脐上。大转子上移时,则相交于脐下(图 4-6-1)。

43. Bryant 三角测量 平卧位,从髂前上棘做一垂线,再从大转子尖画一水平线,并将髂前上棘与大转子尖连成一线,即成一三角形,测量三角形的底边,正常为 5cm,大转子向上移位时将改变这一距离,与对侧做比较(图 4-6-2)。

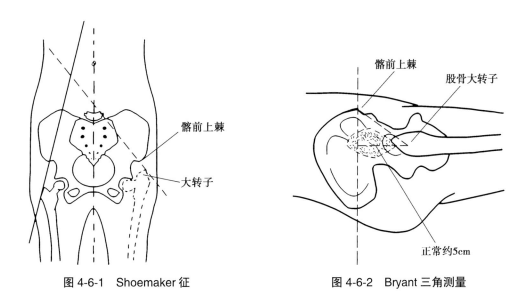

图 4-6-1 Shoemaker 征　　　　　　图 4-6-2 Bryant 三角测量

*Nelaton 线:被检者取仰卧位,髋关节半屈曲,在髂前上棘和坐骨结节之间画一连线,正常情况下此连线应通过大转子尖。

44. 髋关节触诊 髋关节是一个负重的杵臼关节,周围有强大肌肉包裹。触诊前,检查者应询问被检者是否有髋关节疼痛或压痛史。真正的髋关节疼痛是感到腹股沟区(前侧)疼痛。检查包括触压髋关节周围的肌肉、滑囊及软组织,特别应注意通过触诊股骨外侧异常突起来检查大转子和滑囊。

45. 滚动试验 该检查在被检者仰卧位、膝关节完全伸直情况下进行。检查者一手放在被检者大腿中部,一手通过转动脚踝被动内外旋转被检者的髋关节。

46. "4"字试验 被检者屈髋屈膝,大腿外展、外旋。将小腿横置于对侧大腿上。双腿做成"4"字形。正常情况下,受检大腿可接触床面,髋关节有病变时,则髋关节活动受限并引发疼痛。

47. 髋关节屈曲运动　检查被检者髋屈曲活动时,膝须屈曲,在不损伤被检者的情况下将膝尽量靠向胸部,观察以髋伸直位至髋屈曲位活动的角度,正常可屈髋约 150°。

48. 托马斯征(Thomas sign)　即髋关节屈曲挛缩试验。被检者取平卧位,尽量屈曲健侧髋、膝,双手抱膝,使腰椎平贴床面,正常对侧下肢不抬离床面,如对侧髋有屈曲畸形,则该侧下肢不能与床面接触。所抬起的角度称为髋屈曲畸形角。

49. 拉塞格征(Lasègue sign)　即直腿抬高试验。检查者要求被检者伸直膝关节,被动抬高患肢。正常髋关节可前屈超过 70° 而无疼痛出现。双下肢需分别检查。出现疼痛为试验阳性,提示坐骨神经受压,如腰椎间盘突出症。在检查中如有疼痛出现,略降低患肢至疼痛消失后再将踝关节背曲,此称为直腿抬高加强试验,阳性提示有坐骨神经牵拉。

50. 髋关节伸直运动　被检者取俯卧位,微屈膝关节以放松肌肉。检查者用手压在骶骨上以固定住被检者的骨盆,另一手置于被检者大腿前方将下肢抬起。正常髋关节可过伸 5°~20°。如果被检者在髋过伸时感到疼痛,提示有髋关节病变。

51. 髋关节外展运动　外展是远离躯体中线的运动。如果粗试异常,可测量两踝之间的距离及与中线的距离,被检者仰卧,两下肢伸直,平行放置。先用示指和拇指抓住对侧髂前上棘,同时用前臂固定对侧骨盆。检查者将一侧下肢外移,远离躯体中线。用想象中的躯体中线与下肢的纵轴之间的夹角来测量外展角度,当达到最大外展角度时,被检者的骨盆将活动或旋转。当两下肢均外展时,检查者可通过检测两内踝之间的距离客观地测量外展的程度。也可检测两内踝外展时距正中线的距离来分别测定两侧髋外展,正常外展角度约 45°。

52. 髋关节内收运动　内收是靠近躯体中线的运动。将被检者双下肢伸直,并靠拢。检查者将一侧下肢抬起越过另一侧下肢向对侧活动;有助手的情况下,嘱助手抬起一侧下肢,使对侧下肢在完全伸直位内收时不受影响。正常内收为 20°~30°。两髋均应检查并比较。

53. 髋关节内旋运动　检查者将患肢屈膝屈髋均至 90°,一手握住膝关节以稳定屈曲的髋关节,另一手握住足部向外侧移动使髋关节内旋。正常髋关节内旋约为 45°。

54. 髋关节外旋运动　检查者将患肢屈膝屈髋均至 90°,一手握住膝关节以稳定屈曲的髋关节,另一手握住足部向内侧移动使髋关节外旋。正常髋外旋约为 60°。

55. 检查髋关节近端肌力　测试肌力时,要求被检者抵抗检查者施加于其大腿部的阻力屈曲髋关节,同时必须检查对侧肌力并进行对比。除屈髋外,还应测定伸展、内收、外展相关肌肉的肌力。

*特伦德伦堡(Trendelenburg test)试验:即单腿独立试验,在正常情况下,用单足站立时,臀中小肌收缩,对侧骨盆抬起,如果对侧骨盆不但不能抬起,反而下降,为单腿独立试验阳性,常见于臀肌麻痹、臀肌抑制、发育性髋关节脱位等。

膝

膝关节的稳定性主要依靠关节的韧带,如内、外侧副韧带和膝交叉韧带等,内、外侧半月板对膝关节的稳定性也起辅助作用。检查者要求被检者取仰卧位,通过视诊可以获得膝部畸形的依据,膝部最主要的两种畸形是膝内翻和膝外翻。正常情况下,当被检者的双足靠拢时(指两侧内踝靠拢),双膝内侧可以接触在一起。双下肢自然伸直或站立时,患膝外翻者双膝靠拢时,双内踝不能靠拢在一起,双下肢呈 "X" 状,称 X 形腿;患膝内翻者双内踝靠拢时,双膝不能靠拢在一起,双下肢呈 "O" 状,称 O 形腿。这两种畸形主要由佝偻病引起。

56. 膝部触诊　检查者双手指屈曲置于腘窝部,双大拇指放于膝部肌腱两侧软组织的凹陷部,同时用两大拇指触压胫骨内、外侧髁,并逐渐向两侧移动,注意发现压痛及骨表面的不平整感。

57. 浮髌试验　被检者取仰卧位,伸直膝关节,放松下肢肌肉。检查者一手置于髌骨上极,向下压迫髌上囊使囊内液体流入关节。另一手示指放于髌骨表面并迅速按压髌骨。如有中等量以上(50ml及以上)膝关节积液,检查者可以感觉到髌骨与股骨接触并有浮动感。

58. 髌骨加压研磨试验　要求被检者取仰卧位,伸直双膝并放松膝关节,检查者将髌骨向股骨髁处施压并向上、下、左、右推动髌骨。任何疼痛、触痛及髌膝关节摩擦感均为阳性体征。正常情况下髌骨的活动光滑无摩擦感,如触诊髌骨时出现摩擦感,则提示髌骨关节退变。

* 髌骨推移试验:将髌骨关节面向内侧推移,如发生触痛,则提示关节面有病变,如髌骨软化。将髌骨推向外侧,重复该试验。

59. 检查膝关节屈曲度　检查者慢慢地尽力屈曲被检者的膝关节,正常膝关节可屈曲120°~150°。

60. 检查膝关节伸直度　检查者握住被检者的膝和踝关节,从屈曲位尽力伸直膝关节。正常情况下,膝关节能完全伸直,有时可有 5°~10° 的过伸。

韧带的稳定性

膝关节韧带的稳定性可以用以下两种方法进行评估,进行检查时被检者最好取仰卧位。

61. 检查侧副韧带　可行膝外翻/内翻试验。侧副韧带位于膝关节的两侧,是强大的纤维带,起维持膝关节稳定的作用。检查者嘱被检者伸直膝关节,一手握住大腿的下段,另一手握住踝部,将小腿向内侧或外侧扳动。正常情况下,膝关节只有轻微的侧方活动或没有活动。

62. 检查交叉韧带　交叉韧带位于膝关节内,检查交叉韧带的稳定性时,可行抽屉试验,要求被检者屈曲膝关节至 90°,足平放于床面,检查者握住被检者的小腿上端,并将小腿向后推或向前拉,正常时可见胫骨髁轻度前后活动,在0.5cm左右。胫骨如能向后推动过大,则为后交叉韧带断裂或松弛,如能向前拉动过大,则为前交叉韧带断裂或松弛。

63. 麦氏征(McMurray sign,被检者有膝关节运动疼痛时施行)　即半月板回旋挤压试验。破损的半月板可引起膝关节的疼痛或压痛。检查半月板是否有损伤时,被检者取仰卧位,检查者一手握住被检者的膝部,另一手握住踝部,并尽力屈膝关节使踝部与臀部接触,将小腿极度外旋外展,然后在这种应力下将小腿向外侧伸直,如听到膝关节内发出"咔嗒"的响声提示内侧半月板损伤。重复屈膝过程,将小腿极度内旋内收,并向小腿内侧伸直检查外侧半月板损伤。

64. 下肢远端肌力的检查　要求被检者抵抗检查者作用于小腿的阻力伸直膝关节。

踝和足

65. 踝和足跟的触诊　要求被检者脱去鞋子和袜子,观察踝部有无肿胀和畸形,并按压踝部和跟腱以确定有无压痛。

66. 检查踝关节活动(背屈和跖屈)　握住被检者的足部并将之向上方或下方推动,正常背屈是 20°~30°,跖屈是 40°~50°。

67. 检查距下关节(又称距跟关节)运动(足外翻和足内翻)　检查者用一手握住被检者

的踝部,另一手握住被检者的足部并将踝部向左右两侧活动(内侧和外侧),外翻是指足部离开中线向腓侧活动,内翻是指足部向胫内侧活动;内翻畸形者,病足永久性地处于内翻内收位。外翻畸形者,病足永久性地处于外翻外展位,这种畸形常发生于先天性畸形或小儿麻痹症病人。

68. 跖趾关节的触诊　检查足部有无疼痛、压痛及肿胀。检查者用大拇指和示指按压每一个跖趾关节以确定有无半脱位存在。

69. 跗跖关节的内收和外展　检查跗跖关节的活动范围,先用一手稳定足跟,另一手将足趾向内侧或外侧移动,因其活动范围很窄,故很难测量,但可以获得触痛和活动范围的受限程度。

70. 足趾的屈曲　检查足趾的活动范围,要求被检者屈曲足趾。

71. 足趾伸直　要求被检者伸直足趾。

72. 检查足部肌力　测试胫骨前肌肌力,要求被检者抗阻力背屈踝关节;测试腓肠肌肌力,要求被检者抗阻力跖屈踝关节。

* 汤普森试验(Thompson test):被检者取俯卧位,双足伸出床沿,检查者用手挤压小腿腓肠肌,如果未引出足跖屈,则可能提示跟腱断裂。

三、脊柱

73. 脊柱的视诊　被检者取站立位或坐位,仔细查看是否有畸形,通常可见 3 种基本的畸形。

(1)脊柱侧凸:脊柱向侧方偏移。可分为姿势性侧凸和器质性侧凸,这是脊髓灰质炎后遗症与软骨病的常见体征。

(2)脊柱后凸:脊柱向后过度弯曲。见于佝偻病、椎体结核、骨折、肿瘤以及强直性脊柱炎的被检者。

(3)脊柱前凸:脊柱向前过度弯曲,可见于有大量腹水或腹腔内肿瘤、髋关节结核、腰椎向前滑脱的被检者。

74. 触诊检查压痛　患有器质性脊柱疾病(包括颈、胸、腰椎疾病)被检者局部可有压痛。

压痛:检查者用拇指自上而下逐个按压棘突及椎旁肌肉。正常情况下棘突及椎旁肌肉均无压痛。如被检者患有椎体结核,骨折或椎间盘突出,可有压痛。如棘突旁肌肉有压痛提示被检者有急性腰肌劳损。

75. 间接叩击痛检查　被检者取坐位,检查者将左手置于被检者头顶,右手半握拳用小鱼际肌部位叩击左手背,注意被检者的疼痛表现。

76. 直接叩击痛检查　检查者用叩诊锤或中指叩击每个棘突。这主要用在胸、腰椎的检查,颈椎一般不用此法检查。正常人应无叩击痛,患有腰椎骨折、结核的被检者可有叩击痛。

颈部活动度的检查

在可疑脊柱骨折时,应尽量避免脊柱活动,以免造成脊髓神经损害。

77. 颈部屈曲运动　正常颈椎稍向前倾。检查者通过嘱被检者用颈部去触及胸前,从而估计颈椎的屈曲度,正常颈椎可屈曲 35°~45°。

78. 颈部后伸运动　被检者取坐位,检查者嘱被检者尽量仰头,正常能后伸 35°~45°。

79. 颈部侧屈运动　嘱被检者用右耳触碰右肩,左耳触碰左肩。侧屈时对侧的疼痛多为肌肉的疼痛。正常侧屈每侧约 45°。

80. 颈部旋转运动　检查颈部的旋转，可嘱被检者用颏部分别去接触左右肩，但不能抬高肩部去触颏部。正常的旋转每侧 60°~80°。

81. 颈部旋转抵抗阻力　用于检查被检者颈部肌肉（胸锁乳突肌）的肌力，在检查者给予阻力的情况下嘱被检者用颏部去触肩部。两侧均应检查。

82. 臂丛神经牵拉试验　被检者上肢外展，检查者握住被检者的手，另一手将被检者的头推向对侧（对侧耳向肩的方向）的同时，牵拉上肢。疼痛提示颈神经根受压。

* 椎间孔挤压试验（Spurling test）：被检者取坐位，检查者一手放在被检者头顶，固定头并向下压，如果被检者出现上肢放射痛加重，即为阳性。

腰

83. 腰椎前屈　嘱被检者弯腰并力图以手触地，记录屈曲度数。正常情况从直立到屈曲约有 90° 活动度。

84. 拾物试验　当发现被检者弯腰活动受限时，可嘱被检者去拾地上所放物品，正常人可弯腰拾起物品，这称拾物试验阴性。腰部有病变的被检者，其腰部僵硬，不能弯腰而通过屈髋、屈膝保持腰部挺直，并且一只手按于膝部，另一手小心地拾起物品，这称拾物试验阳性。

85. 腰部后伸运动　检查者嘱被检者腰尽量向后弯曲，并在被检者后面固定其骨盆与髋关节。正常的后伸活动度约 30°。

86. 腰部侧屈运动　是指脊柱向两边弯曲的活动度。检查者固定被检者骨盆与髋关节，嘱被检者向右侧弯腰，再向左侧弯腰。正常情况每侧活动度约 30°。

87. 腰部旋转运动　继续像上述一样固定被检者骨盆与髋关节，嘱被检者肩部向右旋，然后向左旋，正常人其躯干旋转度每侧约 30°。躯干旋转包括胸腰椎活动。

附录：骨骼肌肉系统检查纲要

一、上肢

1. 暴露双上肢。

2. 双上肢的视诊。

（一）手

3. 近指间关节和远指间关节的触诊。

4. 掌指关节的触诊。

5. 要求被检者伸直手指。

6. 要求被检者屈曲近指间关节和远指间关节（做爪状）。

7. 要求被检者握拳。

8. 要求被检者的拇指去碰触小指（拇对掌），而小指保持不动。

9. 指深屈肌的检查。

10. 手的肌力检查。

（二）腕关节

11. 腕部的触诊。

12. 腕关节屈曲功能检查。

13. 腕关节伸展功能检查。

14. 腕关节的外展（尺偏）和内收（桡偏）。

15. 掌骨远端的叩诊。

16. 腕部肌力检查。

17. 芬克尔斯坦试验（Finkelstein test）。

（三）肘关节

18. 肱骨髁、尺骨鹰嘴滑囊及周围结构的触诊。

19. 肘关节屈曲运动。

20. 肘关节伸直运动。

21. 前臂旋前旋后运动。

22. 肱二头肌腱触诊。

23. 前臂肌力检查。

24. 腕伸肌紧张试验（Mills sign）。

（四）肩关节

25. 胸锁关节的触诊。

26. 三角肌下滑囊的触诊。

27. 肩锁关节触诊。

28. 肩关节前屈运动。

29. 肩关节后伸运动。

30. 肩关节外展（离开躯干的活动）。

31. 肩关节内收（向躯干中线活动）。

32. 肩关节内旋。

33. 肩关节外旋。

34. 检查上肢近端肌力。

35. 杜加氏征（Dugas 征）。

36. 上肢长度的测量。

二、下肢

37. 暴露双下肢。

38. 双下肢的视诊。

39. 双下肢长度测量。

40. 大转子的叩诊。

41. 骨盆挤压及分离试验。

42. Shoemaker 征。

43. Bryant 三角测量。

44. 髋关节触诊。

45. 滚动试验。

46. "4" 字试验。

47. 髋关节屈曲运动。

48. 托马斯征（Thomas sign）。

49. 拉塞格征（Lasègue sign）。

50. 髋关节伸直运动。

51. 髋关节外展运动。

52. 髋关节内收运动。

53. 髋关节内旋运动。

54. 髋关节外旋运动。

55. 检查髋关节近端肌力。

56. 膝部触诊。

57. 浮髌试验。

58. 髌骨加压研磨试验。

59. 检查膝关节屈曲度。

60. 检查膝关节伸直度。

61. 检查侧副韧带。

62. 检查交叉韧带。

63. 麦氏征（McMurray sign，被检者有膝关节运动疼痛时施行）。

64. 下肢远端肌力的检查。

65. 踝和足跟的触诊。

66. 检查踝关节活动（背屈和跖屈）。

67. 检查距下关节（又称距跟关节）运动（足外翻和足内翻）。

68. 跖趾关节的触诊。

69. 跗跖关节的内收和外展。

70. 足趾的屈曲。

71. 足趾伸直。

72. 检查足部肌力。

三、背柱

73. 脊柱的视诊。

74. 触诊检查压痛。

75. 间接叩击痛检查。

76. 直接叩击痛检查。

77. 颈部屈曲运动。

78. 颈部后伸运动。

79. 颈部侧屈运动。

80. 颈部旋转运动。

81. 颈部旋转抵抗阻力。

82. 臂丛神经牵拉试验。

83. 腰椎前屈。

84. 拾物试验。

85. 腰部后伸运动。

86. 腰部侧屈运动。

87. 腰部旋转运动。

（戎鑫　熊茂琦）

第七节　神经系统检查方法

神经系统检查包括 5 个方面的内容,即一般检查、脑神经检查、运动神经检查、感觉神经检查和反射检查。

一、一般检查

一般检查主要是指对被检者的一般情况、精神状态、头部和颈部以及脊柱和四肢等进行概括性评估。

（一）意识状态

评估被检者意识是否清醒,对外界刺激是否有反应。以觉醒度改变为主的意识障碍可分为:嗜睡状态、昏睡状态和昏迷。嗜睡状态是指被检者意识清醒度下降,是意识障碍的早期表现,被检者持续地处于睡眠状态,能被重复的刺激所唤醒,并能回答一些简单的提问,一旦刺激停止,则被检者又进入睡眠状态。昏睡状态是指被检者意识清醒度进一步下降,一般的外界刺激不能使被检者觉醒,强烈的刺激可使被检者短暂觉醒,醒后可简短回答提问,但是很快又进入睡眠状态。昏迷是指被检者意识完全丧失,任何外界刺激均不能唤醒。按其程度可分为浅昏迷、中度昏迷和深昏迷。①浅昏迷:是一种比较严重的意识障碍,被检者不能被外界刺激所唤醒,但对光反射和角膜反射仍存在,压眶时被检者有逃避反应。②中度昏迷:对一般的外界刺激无反应,强烈的疼痛刺激可见逃避反应,对光反射和角膜反射减弱或消失,呼吸节律紊乱。③深昏迷:是最严重的意识障碍,被检者没有任何自主运动,对光反射、角膜反射及压眶反射均消失,生命体征出现明显变化。

1. 检查被检者的定向力　询问被检者如:"现在是哪一年几月几日？是白天还是晚上？现在是在哪里？身边的陪护人员是谁?"以判断被检者的时间、地点和人物定向力。

2. 检查被检者对外界刺激的反应　呼喊被检者名字,评估被检者意识是否清醒。如被检者意识不清醒,进一步按照上述方法评估被检者当前意识状态。

（二）精神状态

评估被检者是否有认知、情感、行为意志等方面的异常,是否存在定向力、记忆力、理解力、计算力、判断力等方面的异常。

（三）头部和颈部

评估被检者是否有无头面部畸形,面部有无色素脱失或沉着、有无血管瘤或色素斑等,颈部有无活动异常,有无强直、异常扭转等。

（四）脊柱和四肢

评估被检者有无脊柱活动受限、生理曲度是否存在,有无脊柱前凸、后凸、侧弯等畸形,棘突及椎旁有无压痛及叩击痛。评估被检者四肢有无畸形,有无活动受限等。

二、脑神经检查

（一）嗅神经（Ⅰ）

第1对脑神经是嗅神经,负责嗅觉功能。

3. 检查嗅觉 首先询问被检者有无嗅觉障碍。其次,用3个分别装有不同气味的无刺激性液体的瓶子,嘱被检者闭目,塞住一侧鼻孔,依次嗅这3种液体,然后问被检者嗅出是什么液体,一侧嗅完后,同法测试另一侧,注意两侧比较。若有嗅觉功能的下降或消失,应该区分是由于鼻腔病变还是嗅神经病变所致。

（二）视神经（Ⅱ）

第Ⅱ对脑神经是视神经,主要检查视力、视野和眼底。

4. 检查视力 视力检查分为近视力和远视力,神经科通常用国际近视力表或远视力表来检测。检查前,先观察一下有无影响视力的外眼病变,然后分别检查双眼。

1）近视力:眼与近视力表的距离约30cm,如果视力低于1.0,则称视力减退。如果被检者不能看清近视力表,则改用指数检测,即辨认检查者在他眼前所示的指数。如不能辨认指数,则改用指动检测,即被检者能否分辨检查者的手指是否在动。如仍不能辨认,则检测被检者的光感是否存在,如光消失,则称之失明,即视力完全丧失。

2）远视力:可选用国际标准视力表检查远视力。依次检查双眼,检查时用挡眼板遮盖另一侧眼睛,注意双侧对比。

5. 检查视野 视野是指被检者向前平视时所能看到的最大范围。临床上,常用对照法测定视野是否正常。如不正常,再继续用视野计测定。正常的视野范围约为颞侧90°,鼻侧60°,上方60°,下方70°。检测方法是:检查者和被检者相对而坐,相隔约60cm;检查左眼时,嘱被检者闭上右眼,检查者则闭上左眼;然后让被检者直视对侧检查者的眼睛,当检查者的手指从上、下、左、右4个方向从外侧向内侧移动时,让被检者看到手指就告诉检查者;检查者以自己的视野与之比较,判断被检者的视野是否正常。同法检测右眼。视路病变可有多种视野缺损。

6. 检查眼底 用检眼镜检查眼底。正常者视神经盘边界清晰,可见血管搏动。两种最常见的神经科眼底异常是视盘水肿和视神经萎缩。视盘水肿首先表现为边界不清,逐渐进展为边界消失,然后隆起于周围视网膜。视神经萎缩表现为视神经盘苍白。

（三）动眼神经（Ⅲ）、滑车神经（Ⅳ）和展神经（Ⅵ）

第Ⅲ、Ⅳ、Ⅵ对脑神经支配眼球活动的肌肉,常作为一个整体检查。动眼神经功能障碍表现为瞳孔扩大、眼球外斜视、上睑下垂、复视、光反射和调节反射消失、眼球上下活动受限。单独的滑车神经麻痹少见,此时眼球内旋活动较小,患眼向下向外运动减弱,并有复视。展神经麻痹表现为眼球内斜视(外直肌无力)和复视,眼球外展活动受限。

7. 检查眼裂和眼睑 嘱被检者平视前方,观察双侧眼裂大小是否一致、对称;有无上睑下垂。

8. 眼外肌功能 嘱被检者头部不动,双眼注视检查者手指,并随之向左右、左上、左下、右上、右下方向移动。在每个方向的极点都停留片刻以观察有无眼震和眼球活动受限。并问被检者有无复视,在哪个方向复视最明显。

9. 瞳孔大小 观察瞳孔大小,双侧对比。普通室内光线下,正常瞳孔直径为3~4mm,

<2mm 为瞳孔缩小，>5mm 为瞳孔扩大。

10. 对光反射　检查者用手电筒从外侧面分别照射两侧瞳孔，观察被照侧瞳孔变化，光线刺激引起同侧瞳孔收缩称为直接光反射；观察对侧瞳孔变化，光线刺激引起对侧瞳孔收缩称为间接光反射。为避免光线照射引起对侧眼睛直接光反射，检查时嘱被检者用手置于两眼中央遮挡光线。

11. 调节和辐辏反射　嘱被检者双眼看着检查者的手指，手指从 1m 远处快速移动至距被检者鼻前数厘米处。正常人双眼内聚和瞳孔缩小。

（四）三叉神经（Ⅴ）

三叉神经有 3 个分支：第 1 支，即眼神经，传导头上部及眼睛的感觉；第 2 支，即上颌神经，传导面中部和鼻孔的感觉；第 3 支，即下颌神经，传导下颌部位的感觉，其中的运动纤维支配咀嚼肌运动。

12. 检查面部触觉　检查这 3 支分布区的触觉（棉花），并做双侧对比。

13. 检查面部痛觉及温度觉　检查这 3 支分布区的痛觉（针刺）及温度觉（装有冷水或热水的试管），并做双侧对比。

14. 角膜反射　嘱被检者注视被检眼的对侧，检查者用捻成细束的棉花轻轻地触及其角膜，注意要从外侧接近角膜，尽量不要让被检者看到棉花束。正常反应是瞬目。

15. 检查咬肌及颞肌肌力及有无萎缩（三叉神经运动支）　嘱被检者咬紧牙关或咀嚼，检查者触摸其咬肌及颞肌，判断其有无萎缩。再让被检者用力咬住压舌板，不让检查者抽出，据此判断其肌力。

16. 观察下颌的位置　观察张嘴时有无下颌偏斜。一侧三叉神经运动支损伤时张口，下颌偏向患侧。

（五）面神经（Ⅶ）

面神经是混合神经，支配面部表情肌的运动，同时支配舌前 2/3 的味觉。

17. 观察被检者有无面瘫　观察被检者两侧额纹、眼裂大小及鼻唇沟是否对称，有无一侧口角歪斜，然后嘱被检者皱额、闭眼、蹙眉、鼓腮、示齿及吹口哨等，观察能否正常完成和双侧是否对称。中枢性面瘫（上运动神经元损害）表现为病灶对侧眼裂以下面积瘫痪，即病灶对侧鼻唇沟变浅，口角下垂，而皱额和闭眼功能则无明显影响；周围性面瘫（下运动神经元损害）则表现为病灶同侧的所有面肌的无力，被检者鼻唇沟变浅，不能皱额、闭眼。检查时应特别注意鉴别。

18. 味觉检查　嘱被检者伸舌，先用纱布轻拭舌面，用棉棒蘸取糖或盐水，轻轻地抹在舌一侧的前 2/3 区域，然后让被检者鉴别味道。一侧查完后查另一侧。

（六）前庭蜗神经（Ⅷ）

前庭蜗神经由前庭神经和蜗神经组成。

19. 听觉检查　检查者主要用音叉来检查被检者的听力，以自己的正常听力为标准做比较，若发现被检者的听力下降，则接下去做以下的 2 个试验。

20. 林纳试验（Rinne test）　检查者将震动着的音叉（512Hz）的柄放在被检者的乳突上直到他不能听到声音时，立即把仍在振动的音叉放在距耳道 1cm 处，问他是否能听到声音。在试验中，应用音叉分别测定两侧耳的骨传导和气传导。正常人听到的气导时间长于骨导时间，称为试验阳性。在中耳病变时，气导与骨导的比例缩小，如在中度的传导性耳聋，气导与骨导的传导时间相仿。在严重的传导性耳聋时,气导甚至短于骨导时间,这称为试验阴性。感觉神经性耳聋的被检者气导大于骨导,呈阳性结果,但是两者的时间均缩短。换句话说,它们保持正常的气/骨导比例,但实际时间两者均缩短。

21. **韦伯试验(Weber test)** 将振动着的音叉放在被检者头顶、前额或上唇正中处,传导性耳聋时,声音偏向病耳。声音偏向健耳提示病耳系感觉神经性耳聋。

(七)舌咽神经(Ⅸ)和迷走神经(Ⅹ)

由于这2对脑神经解剖与功能关系密切,常合并检查。

22. **观察软腭和悬雍垂的位置** 当被检者说"啊"时观察其软腭和悬雍垂的位置,注意被检者的声音和吞咽能力。如果有一侧的第Ⅸ、Ⅹ对脑神经麻痹,在发声时软腭的悬雍垂就会偏向健侧。麻痹侧的腭弓在静息状态时要比正常侧低。

23. **检查两侧软腭及咽喉壁黏膜感觉及舌后 1/3 味觉** 用棉签轻触两侧软腭及咽喉壁,检查两侧软腭及咽喉壁黏膜感觉。舌后 1/3 味觉检查方法同面神经味觉检查方法。

24. **咽反射** 用压舌板,分别轻触两侧的咽后壁,观察咽肌的收缩和软腭的升高。

(八)副神经(Ⅺ)

25. **检查胸锁乳突肌肌力** 嘱被检者把头向一侧转动抵抗检查者放在他腮上的手的反向力,记录下胸锁乳突肌的肌力,并观察该肌有无萎缩。

26. **检查斜方肌肌力** 嘱被检者耸肩抵抗检查者双手施予的压力,记录下被斜方肌的肌力,并观察该肌有无萎缩。

(九)舌下神经(Ⅻ)

27. **观察有无舌尖偏向及舌形态** 嘱被检者伸舌,观察有无偏向、舌肌萎缩或颤动。在下运动神经元麻痹时,舌偏向患侧,同时有舌肌的萎缩和颤动。单侧舌下神经中枢损害时引起对侧上运动神经元麻痹,舌向中枢病灶的对侧偏斜,无舌肌萎缩和颤动。

三、运动系统

运动系统检查包括 6 个方面:肌容积、肌张力、肌力、共济运动、不自主运动、姿势和步态。

(一)肌容积

28. **观察肌肉形态** 观察被检者的肌肉形态(萎缩或肥大)。如怀疑有肌萎缩存在,应同时测量双侧肢体的周径,并记录测量点。

(二)肌张力

29. **检查上肢的肌张力** 嘱被检者尽可能地放松上肢,触摸其肌肉的硬度。肌张力增高时肌肉变硬,肌张力降低时肌肉松软。被动屈伸肘、腕、肩关节,检查被动活动时的肌肉阻力。肌张力增高时阻力增高,肌张力减低时阻力下降。在发生前角细胞病变、周围神经疾病和小脑疾病时,肌张力降低。上运动神经元(锥体系)疾病肌张力增高。

30. **检查下肢的肌张力** 被动伸屈膝、踝关节,检查肌张力。

(三)肌力

嘱被检者抵抗检查者给予的反向阻力而执行各关节的伸、屈运动,注意两侧及远、近端肌力的比较,被检者主诉乏力的区域尤其要给予重视。筛选检查应包括脚的背屈和跖屈,腕部和肘的伸、屈,肩部外展。

31. 三角肌肌力 让被检者尽力外展上肢,检查者则给予阻力。

32. 肱二头肌肌力 嘱被检者屈肘,检查者尽力使之伸展。

33. 肱三头肌肌力 嘱被检者伸肘,检查者尽力使之屈曲。

34. 腕屈肌和腕伸肌肌力 嘱被检者伸、屈腕部,检查者给予反向阻力。

35. 指屈肌肌力 嘱被检者握拳,检查者将其掰开来测试其肌力。

36. 骨间掌侧肌肌力 嘱被检者尽力用手指夹住一张纸,而检查者则尽力要把纸拉出来。

37. 手骨间背侧肌肌力 嘱被检者尽量伸展五指,而检查者则反向施力欲使之并拢。

38. 髂腰肌肌力 嘱被检者尽力屈曲髋关节,而检查者用力欲使之伸直。

39. 股四头肌肌力 嘱被检者尽力伸直下肢,而检查者用力欲使膝屈曲。

40. 股后肌群肌力 嘱被检者尽力屈膝,检查者用力欲将膝拉至伸直位置。

41. 胫骨前肌肌力 嘱被检者尽力背屈踝关节,检查者反方向用力。

42. 腓肠肌肌力 嘱被检者尽力跖屈踝关节,检查者反方向用力。

43. 趾伸肌肌力 嘱被检者尽力背屈踇趾,检查者反方向用力。

44. 趾屈肌肌力 嘱被检者尽力跖屈踇趾,检查者反方向用力。

(四)共济运动

45. 指鼻试验 嘱被检者以示指触其鼻尖,以不同速度重复数次,先睁眼,后闭眼。在检查中被检者应充分外展上肢。正常人能精确地完成运动而不会有震颤或错过目标。小脑共济失调的被检者睁眼、闭眼时均会失误并伴有震颤。感觉性共济失调的被检者仅睁眼时能完成动作。

46. 快复运动 嘱被检者快速、重复地以同样的幅度和节律轻拍大腿、台面或检查者的手掌。正常人能正确无误地完成这个动作,但有小脑病变的被检者则表现为患侧快慢轻重不一、笨拙而不协调及幅度不一致。

47. 轮替动作 嘱被检者以手掌、手背轮替拍击大腿、台面或检查者的手掌。正常人能以同样的节律、幅度和速度完成这个动作,而小脑有病变的被检者则表现为节律,幅度和速度均不一致。

48. 跟 - 膝 - 胫试验 指导被检者用脚跟去触及对侧的膝盖并沿着胫骨前皮肤慢慢滑到足背。正常人能准确地完成这个动作而无摇晃或震颤。

49. 回击试验(反弹试验) 嘱被检者握拳、屈肘距胸部约 30cm,检查者用力向外拉其前臂,并突然松手,正常人的前臂则会迅速终止其回缩,而小脑有病变的被检者则会回击到他自己的胸部上。检查时注意力度,以免引起被检者不适。

50. 闭目难立试验 嘱被检者双脚并拢直立,双手向前平举,在睁眼和闭眼两种情形下,观察被检者保持直立姿势的能力。小脑病变的被检者,睁眼、闭眼均难以保持该姿势;而有深感觉障碍的被检者,则闭眼时更难以保持该姿势。

51. 跟尖串联试验 嘱被检者以一只脚的脚尖贴着另一脚的后跟,沿一直线行走。正常人能正确地完成这个动作,而小脑病变的病人则不能直线行走或走不稳。

(五)不自主运动

52. 观察不自主运动是否存在 不自主运动是指被检者意识清醒的状态下,随意肌不自主收缩而产生无目的的动作。临床上常见的不自主运动包括震颤、舞蹈样动作、扭转痉挛、肌阵挛、手足徐动、抽搐、肌束颤动、肌纤维颤搐等。

（六）姿势和步态

53. 步态检查　嘱被检者起步走、转弯、往回走、停步,观察其姿势和手臂、腿的协调运动。检查时,不要让被检者双手僵贴在身体两侧或叉着手臂。

（1）痉挛性偏瘫步态:受累肢体由于肌张力增高,关节自由活动障碍。患侧上肢内收、旋前、屈曲,无正常摆动。下肢伸直,举步时骨盆提高,足尖拖地,向外旋转呈圆弧状移向前方,又称划圈样步态。系锥体束损伤所致。

（2）蹒跚步态:行走时步基增宽,左右摇晃,不能走直线,犹如醉酒者,故又称为醉酒步态,多见于小脑、前庭或深感觉传导通路病变。

（3）慌张步态:被检者的头、肩和躯干向前倾,全身肌张力增高。当被检者开始起步时,下肢的挪动很慢。一旦开始行走时,则表现为身体前倾,步伐越来越快,但步距较短,几成跑步状态,两臂前后摆动协调关系减弱或消失,所以称为慌张步态,见于帕金森病病人。

（4）肌病步态:肌营养不良时,骨盆带肌肉的无力导致行走时臀部摇摆,形如鸭步。

（5）跨阈步态:被检者足下垂,导致被检者行走时常将受累下肢抬得较正常人高,状如跨越门槛,常见于腓神经病变。

四、感觉系统

感觉系统检查分为浅感觉、深感觉和复合感觉的检查。检查感觉时,嘱被检者闭眼,注意双侧比较及远、近端比较。

（一）浅感觉

54. 痛觉检查　用一枚尖针轻触躯干及四肢并问被检者各处的感觉是否相同,对被检者主诉感觉缺失的区域更要进行系统的检查。让被检者定量表达疼痛程度是有帮助的。

55. 温度觉检查　以一支装满热水的试管和一支装满冰水的试管作为工具,交替接触皮肤,问被检者哪支是热的,哪支是冷的。

56. 触觉检查　以一支棉签触及被检者的躯干及四肢皮肤,让被检者说出有无棉花碰触感。

（二）深感觉

57. 运动觉检查　嘱被检者闭眼,检查者手执被检者一个手指或足趾的两侧上下移动,并问被检者是否有指（趾）在动。

58. 位置觉检查　嘱被检者闭眼,检查者手执被检者一个手指或足趾的两侧轻轻向上或向下移动,然后问被检者指（趾）位置向上还是向下。注意检查者必须手执指（趾）的左、右两侧而不是上、下两面。

59. 振动觉检查　将一个振动的音叉（128Hz）按序放在指、趾的骨突起处以检查被检者能否感觉到振动。如果下肢的振动觉消失,则将音叉放在身体各骨突处由下往上移动直到被检者能感到振动为止。

（三）复合感觉

60. 两点辨别觉　检查者使用一个张开双脚的小圆规,接触被检者的皮肤,如被检者感觉到是两点,则缩短双脚间的距离,再接触其皮肤,直到被检者感觉到一个刺激点为止。身体不同部位辨别两点距离的能力是不同的,要注意双侧对比。

61. 皮肤定位觉　被检者闭眼,检查者用棉签轻触被检者皮肤,被检者指出或者说出刺激部位。

62. **形体觉** 嘱被检者闭上眼睛,触摸辨认置于一手中的物体,如硬币、钥匙等。

五、反射系统

(一)反射程度

(−)表示反射消失。

(+)表示反射存在,但无相应关节活动,为反射减弱,可为正常或病理状况。

(++)表示肌肉收缩并导致关节活动,为正常反射状态。

(+++)反射增强,可为正常或病理状况。

(++++)反射增强并伴有非持续性的阵挛。

(+++++)反射明显增强并伴有持续性的阵挛。

(二)深反射

63. **肱二头肌反射** 被检者屈肘 90°,手掌朝下,检查者将其手指或大拇指放在肱二头肌腱上,并用叩诊锤叩击之,反应是前臂屈曲。

64. **肱三头肌反射** 托住被检者离开身体、屈曲肘部的手臂,用叩诊锤叩击鹰嘴上方的肱三头肌肌腱,反应是前臂伸展。

65. **桡骨膜反射** 被检者的手臂应放在腹上或膝上,掌心向下,检查者用叩诊锤叩击桡骨茎突上的肌腱,反应是前臂屈曲和旋前(手掌向下移动)。

66. **膝跳反射** 被检者取仰卧位时,检查者从膝后托住被检者的双腿,用叩诊锤叩击膝下的股四头肌肌腱,反应是小腿前伸。

被检者取坐位时,屈膝 90°,检查者叩击其股四头肌肌腱。

67. **跟腱反射** 被检者取仰卧位时,检查者嘱被检者部分屈曲并外侧旋转大腿及背屈小腿,检查者以左手托住被检者的前脚掌,右手执叩诊锤,叩击跟腱,反应是足跖屈。

下述髌阵挛、踝阵挛原列为病理反射,现被认为是一种过度增强的深反射。阵挛如为持久者,是重要的锥体束征。

68. **髌阵挛** 被检者取仰卧位,伸直下肢,检查者将一手放在膝下,另一手以拇指和示指按住髌骨的上缘,并突然将其往下推压,持续用力,髌骨即出现一系列规则的向上和向下的运动。

69. **踝阵挛** 检查者以左手在膝下托住被检者的下肢,并使其髋、膝关节微屈,以右手抓住被检者足的前部,然后突然背屈其足,并保持这个姿势,其表现是跟腱的节律性收缩。

(三)浅反射

70. **腹壁反射** 被检者取仰卧位,检查者用一根竹签,分别于肋下($T_7 \sim T_8$)、脐部($T_9 \sim T_{10}$)及腹股沟上水平($T_{11} \sim T_{12}$)轻轻地由外侧向内侧轻轻划击腹部皮肤,反应是腹壁肌肉的收缩。

71. **提睾反射** 被检者取仰卧位,大腿轻微外展,检查者用一根竹签由上向下轻划大腿的内侧部分,反应是该侧睾丸上提。

(四)病理反射

病理反射是中枢神经系统病变被检者出现的异常反射。

72. **霍夫曼征(Hoffmann sign)** 检查者以示指和中指夹住被检者中指的中间指骨,被检者的腕部背屈,检查者用大拇指向下弹击被检者中指的指甲,反射表现为大拇指和其他手指的屈曲。它由锥体束病变引起。

73. 巴宾斯基征（Babinski sign）　检查方法用竹签在被检者足底外侧缘自跟部往前划至小趾根部，然后转向内侧，正常跖反射应是各脚趾跖屈。如蹬趾背屈，其余足趾扇形展开，即称为巴宾斯基征阳性。它也由锥体束病变引起。

以下 74~76 各项检查的阳性表现同此。

74. 查多克征（Chaddock sign）　沿外踝下方足外侧之皮肤向前轻划。

75. 奥本海姆征（Oppenheim sign）　检查者用示指和拇指，从膝下开始，推压胫前皮肤，慢慢滑向踝部。

76. 戈登征（Gordon sign）　检查者把拇指和其余四指放在被检者的腓肠肌上，并用适当的力量挤压。

（五）脑膜刺激征

脑膜刺激征可发生在脑膜受刺激时，如脑膜炎症、蛛网膜下腔出血时。

77. 颈强直　被检者取仰卧位，检查者以左手托住被检者的头并朝胸壁屈曲其颈以观察其抵抗力。

78. 凯尔尼格征（Kernig sign）　被检者取仰卧位，屈曲髋部和膝部呈 90° 角，然后检查者将被检者的小腿上抬以伸展膝部。正常情况下，膝部能被伸展到 135°，阳性时伸展小于该角度并有腘或腰部疼痛。

79. 布鲁津斯基征（Brudzinski sign）　被检者取仰卧位，双下肢伸展、放松，被动屈曲其头颈，观察有无屈髋和屈膝。如有则称为布鲁津斯基征阳性。

附录：神经系统检查纲要

一、一般检查（主要检查意识状态）

1. 检查被检者的定向力。
2. 检查被检者对外界刺激的反应。

二、脑神经检查（顺序检查 12 对脑神经）

3. 检查嗅觉。
4. 检查视力。
5. 检查视野。
6. 检查眼底。
7. 检查眼裂和眼睑。
8. 眼外肌功能。
9. 瞳孔大小。
10. 对光反射。
11. 调节和辐辏反射。
12. 检查面部触觉。
13. 检查面部痛觉及温度觉。
14. 角膜反射。

15. 检查咬肌及颞肌肌力及有无萎缩(三叉神经运动支)。

16. 观察下颌的位置。

17. 观察被检者有无面瘫。

18. 味觉检查。

19. 听觉检查。

20. 林纳试验(Rinne test)。

21. 韦伯试验(Weber test)。

22. 观察软腭和悬雍垂的位置。

23. 检查两侧软腭及咽喉壁黏膜感觉及舌后 1/3 味觉。

24. 咽反射。

25. 检查胸锁乳突肌肌力。

26. 检查斜方肌肌力。

27. 观察有无舌尖偏向及舌形态。

三、运动系统检查

28. 观察肌肉形态。

29. 检查上肢的肌张力。

30. 检查下肢的肌张力。

31. 三角肌肌力。

32. 肱二头肌肌力。

33. 肱三头肌肌力。

34. 腕屈肌和腕伸肌肌力。

35. 指屈肌肌力。

36. 骨间掌侧肌肌力。

37. 手骨间背侧肌肌力。

38. 髂腰肌肌力。

39. 股四头肌肌力。

40. 股后肌群肌力。

41. 胫骨前肌肌力。

42. 腓肠肌肌力。

43. 趾伸肌肌力。

44. 趾屈肌肌力。

45. 指鼻试验。

46. 快复运动。

47. 轮替动作。

48. 跟 - 膝 - 胫试验。

49. 回击试验(反弹试验)。

50. 闭目难立试验。

51. 跟尖串联试验。

52. 观察不自主运动是否存在。

53. 步态检查。

四、感觉系统

54. 痛觉检查。

55. 温度觉检查。

56. 触觉检查。

57. 运动觉检查。

58. 位置觉检查。

59. 振动觉检查。

60. 两点辨别觉。

61. 皮肤定位觉。

62. 形体觉。

五、反射系统

63. 肱二头肌反射。

64. 肱三头肌反射。

65. 桡骨膜反射。

66. 膝跳反射。

67. 跟腱反射。

68. 髌阵挛。

69. 踝阵挛。

70. 腹壁反射。

71. 提睾反射。

72. 霍夫曼征（Hoffmann sign）。

73. 巴宾斯基征（Babinski sign）。

74. 查多克征（Chaddock sign）。

75. 奥本海姆征（Oppenheim sign）。

76. 戈登征（Gordon sign）。

77. 颈强直。

78. 凯尔尼格征（Kernig sign）。

79. 布鲁津斯基征（Brudzinski sign）。

（李春雨　熊茂琦）

第八节　男性生殖系统及直肠检查方法

本节将学习全面的男性生殖系统及直肠的视诊、触诊和叩诊检查方法，学习与被检者交流的技巧，有利于促进医患关系的发展，还应强调自查睾丸的重要性，鼓励被检者定期自查。

检查分为3个主要部分:①被检者可取卧位,或者取站立位,两腿自然分开,检查者面对被检者,检查外生殖器;②被检者可取站位,检查阴囊、精索、疝等;③被检者可取膝胸位、侧卧位、弯腰前俯位、截石位,检查直肠。

一、检查前准备

1. 向被检者做自我介绍。

2. 嘱被检者排尿,以减轻检查中的不适。因检查前列腺时,被检者常有尿意,充盈的膀胱可能导致遗尿之窘境。

3. 解释检查的目的及主要步骤,鼓励被检者任何时候均可提问。向被检者解释检查的目的,用正确的交流技巧增加其信心和依从性,鼓励被检者提出问题。力求得到被检者的理解和合作。

4. 检查前当被检者之面洗手,戴手套。对性生活史中有溃疡史或其他病损史者,应戴手套检查,以降低被感染或传播疾病的机会。

5. 保护被检者的隐私,消除其顾虑。

二、被检者仰卧位

6. 覆盖下腹部,暴露外生殖器,叩诊膀胱上限(耻骨联合至脐) 检查者确定被检者处于舒适状态后,覆盖被检者下腹部和大腿中部以下的区域,充分暴露外生殖器,叩诊膀胱上限(耻骨联合至脐)。

7. 视诊耻骨区 观察皮肤及阴毛的分布和年龄发育的关系,注意有无溃疡、瘢痕、损伤、水肿、结节,皮肤颜色的改变及感染等。

8. 视诊阴茎 观察阴茎发育和年龄的关系,注意有无包皮过长、包茎、感染、肿瘤、损伤等。

9. 视诊冠状沟、龟头及包皮内面 观察有无溃疡、新生物、红斑及肿胀,注意异常的部位、大小,有分泌物时记录其性状。

10. 视诊尿道 视诊尿道外口的位置,有无移位或狭窄,有无红肿、溃疡。注意尿道外口有无分泌物及其颜色、数量、黏度和异味。用拇指压迫阴茎下段及龟头两侧,以充分观察尿道口,龟头部分检查完毕应将包皮复位,以免发生包皮嵌顿。

11. 触诊阴茎体,包括阴茎和尿道海绵体 从根部到头端依次触诊阴茎,包括阴茎和尿道海绵体,前后及两侧。正常阴茎内不应扪及任何结节,无压痛,如有则描述其位置和大小。

12. 分开尿道外口,轻轻加压,注意有无红肿、溃疡、分泌物。

13. 检查分泌物 有分泌物时应做涂片及革兰染色检查,必要时需做细菌培养。

三、被检者站立位

14. 视诊阴囊 包括阴囊颜色、大小、皮肤皱褶、阴毛分布、外形、水肿、静脉扩张、瘘管等。托起阴囊,观察阴囊背面皮肤。如被检者虚弱,此项检查应在卧位时进行。

15. 触诊阴囊及内容物,注意有无结节、触痛、水肿等。

16. 触诊睾丸 正常睾丸为长4~5cm、坚韧的椭圆形结构。为了扪清整个睾丸,应先将睾丸轻轻推至阴囊下部,此处血管组织少,易于扪清。首先确定阴囊内是否有两个睾丸,轻轻触诊每个睾丸,以免引起剧烈的疼痛。轻轻地牵拉滑动紧贴睾丸表面皮肤,可以很好地扪清整个睾丸的表面,注意其质地、形状、大小、有无结节、触痛及肿块。

17. 定位并触诊附睾　附睾呈逗号状附着在睾丸的后外侧。正常的附睾,通常难以触及,仔细触诊仅能感到在睾丸上有一个凹凸不平的结构。再触诊另一侧,如两侧大小、部位相似,才能确定触及附睾。应用上述手法触诊,注意其质地、形状、大小、有无压痛、结节及其与睾丸的关系。

18. 触诊精索　输精管在阴囊内从附睾尾向上延伸至外环,经腹股沟管进入盆腔。精索由输精管及血管、神经、肌纤维和鞘膜组成。触摸精索有几种方法:一种是一手轻轻地向下牵拉睾丸,另一手从阴囊后方轻轻用拇指和示指滑动触摸,直至触及一卷曲状结构;另一种是示指从阴茎根部外侧套入皮内在耻骨上辗动,可能在某处辗滚至精索上,注意不要挤压指下的精索。

19. 检查精索静脉有无曲张　精索静脉曲张为一沿精索走行的蚯蚓状的团块或结节状,阴囊提起后曲张的静脉会逐渐塌陷。当疑有静脉曲张时,应以站立位观察,因为一旦被检者平卧,静脉曲张会立即消失。

20. 确定阴囊内包块　如果发现阴囊内有包块,首先应确定它是源于阴囊内容物,还是下腹包块下降所致。任何阴囊包块均应进行透光试验以区别包块是囊性还是实质性。透光试验的方法是:在两指间固定包块,用电筒从侧面紧贴包块,并正对检查者的视线,打开光源进行观察。注意,此检查应在暗室进行。

21. 疝的检查　被检者取站立位,检查者站于将检查的同侧,用右手检查右侧,左手检查左侧。以一手置于被检者的腰背部,另一手的手臂和示指大致和被检者的腹股沟韧带平行,用示指向上外方向插入阴囊皮肤以检查外环,注意外环的大小和张力及海氏三角区的腹壁肌张力,然后检查咳嗽冲击感。嘱被检者头偏向对侧并咳嗽,如手指感到咳嗽冲击感,则为阳性,并提示疝的存在。

22. 鉴别斜疝与直疝　如被检者站立时腹股沟区或阴囊区出现包块,应做包块还纳试验,以一手置于被检者背部,另一手的手掌置于腹股沟区并和腹股沟韧带平行对着包块轻柔而又持续加压,如包块缩回,此时可将手指轻轻地滑向内环方向(腹股沟韧带的中点)压住此点,如包块不再出现,或仅用力时感到冲动感,则为斜疝;如不能控制包块或仍从腹前壁突出,则为直疝。

23. 嘱被检者自查睾丸　此项宣传十分重要,可早期发现睾丸癌。自查宜在热水浴时或其后进行,此时阴囊最为松弛而易于检查;淋浴时亦便于用肥皂润滑,减少检查不适。以拇指在前,其他指在后握住睾丸,在手指间向上、下、侧方旋转睾丸,感觉阴囊内有无肿块或结节出现。自查应每月1次,如有可疑情况应立即到医院就诊。亦同时检查包皮及龟头,以便发现任何早期病变。

24. 直肠检查　被检者站立弯腰俯向检查台,两腿伸直并分开,肘部或前臂靠在检查台上。亦可左侧卧位,臀部靠床边,左腿伸直,右腿屈曲,检查直肠。

25. 视诊肛门、肛周、会阴及骶后区　注意有无结节、瘘管、肛裂、炎症、皮疹、瘢痕及痔,检查者可能需要两手分开两侧臀部,以便观察。

26. 检查前解释　告诉被检者检查即将开始,有轻度的肛门不适,但无危险。简单交谈,消除紧张及误解。

27. 操作步骤 戴上手套,在示指尖涂以润滑油,用示指指垫轻轻地朝前压向外括约肌,嘱被检者做排便动作,在括约肌松弛的间歇中,轻轻地插入手指,并向深部推进。

28. 触前列腺 触诊前列腺,注意其左、右叶和中间沟等结构,以及前列腺的形态、大小、硬度、表面情况及有无结节、压痛等。

29. 继续触诊直肠各壁,然后以旋转方式退出示指,注意括约肌张力。

30. 观察指套尖有无血迹、脓液及分泌物,注意其性质和颜色,必要时将指套上的附着物涂片做隐血试验。

附录:男性生殖系统及直肠检查纲要

一、检查前准备

1. 向被检者做自我介绍。
2. 嘱被检者排尿,以减轻检查中的不适。
3. 解释检查的目的及主要步骤,鼓励被检者任何时候均可提问。
4. 检查前当被检者之面洗手,戴手套。
5. 保护被检者隐私,消除其顾虑。

二、被检者仰卧位

6. 覆盖下腹部,暴露外生殖器,叩诊膀胱上限(耻骨联合至脐)。
7. 视诊耻骨区。
8. 视诊阴茎。
9. 视诊冠状沟、龟头及包皮内面。
10. 视诊尿道。
11. 触诊阴茎体,包括阴茎和尿道海绵体。
12. 分开尿道外口,轻轻加压,注意有无红肿、溃疡、分泌物。
13. 检查分泌物。

三、被检者站立位

14. 视诊阴囊。
15. 触诊阴囊及内容物。
16. 触诊睾丸。
17. 定位并触诊附睾。
18. 触诊精索。
19. 检查精索静脉有无曲张。
20. 确定阴囊内包块。
21. 疝的检查。
22. 鉴别斜疝与直疝。
23. 嘱被检者自查睾丸。

24. 直肠检查。

25. 视诊肛门、肛周、会阴及骶后区。

26. 告诉被检者检查将开始,并予解释。

27. 戴上手套,涂上润滑油,示指轻轻插入直肠。

28. 触诊前列腺。

29. 触诊直肠各壁,旋转退出手指。

30. 观察指套有无分泌物,必要时做隐血试验。

(曹德宏　熊茂琦)

第九节　女性乳房及盆腔检查方法

一、检查前准备

1. 自我介绍　检查者自我介绍姓名及职务,以利于融洽的医患关系。

2. 解释检查的目的与主要步骤　乳房与盆腔检查是女性生殖系统疾病基本的和重要的诊断方法。通过检查,不仅可以获得有助于诊断的信息,而且还可以给被检者一些简单的健康宣教。然而,成功的检查取决于检查者正确的步骤、技巧及被检者的配合。简单的自我介绍和解释检查,有助于医患交流和取得被检者的配合。

3. 检查前要求被检者排空膀胱,必要时应予导尿　排空膀胱有利于盆腔检查,并减少被检者的不适。膀胱充盈时做盆腔检查可造成误诊,例如,有时会误诊充盈的膀胱为盆腔囊性包块。对尿潴留被检者必要时应予导尿。

4. 在检查前与检查中鼓励被检者提问题　与被检者讨论有助于使被检者放松,并取得一些反馈信息。检查者应鼓励被检者提问题,请被检者诉说不适、疼痛及其他问题。

5. 检查器械　盆腔检查的各种器具包括检查床、立灯、消毒手套、扩阴器、棉签、宫颈刮片、玻片、试管、固定液、润滑剂、生理盐水等。所有这些器具在盆腔检查前应一一检查。

6. 在检查前应当着被检者的面洗手。

二、女性乳房检查

7. 完全暴露两侧乳房(双肩应该放平)　告诉被检者乳房检查有助于发现一些早期乳癌及其他内分泌疾病,暴露范围应包括颈部、前胸、双侧上臂,双肩应在同一水平。

8. 坐位视诊双侧乳房　检查者面对被检者,双眼在被检者双乳头水平上 10cm。检查者应同时注意乳房的位置、大小与形态。如有不对称情况,提示有病变。局限的红肿,提示乳房炎症,而局限性凹陷提示肿块可能。一侧乳房的浅表性静脉曲张是晚期乳腺癌的常见体征。检查者应注意乳房皮肤的溃疡、色素改变、瘢痕,以及双侧乳头的对称性、位置及有无内陷。妊娠时,乳头颜色变深,周围有小结节。如果乳房较大且下垂,应让被检者托起乳房以视诊乳房下部。正常女性乳房的大小、形状及质地差异很大。检查者应注意乳头的位置、大小、两侧是否对称,有无乳头内陷。检查者还需详细观察腋窝及锁骨上窝有无包块、红肿、溃疡、瘘管和瘢痕等。

· 177 ·

9. 前倾位视诊双侧乳房。

10. 双手上举时视诊双侧乳房。

11. 双手用力叉腰耸肩时视诊双乳房　在双臂位置改变时注意双乳头及乳房的改变。

12. 体位　乳房触诊可以取坐位或仰卧位,但位于肋间隙处的小肿块在仰卧位时难以扪及。乳房的形状质地随年龄而改变,随月经周期也有周期性改变。

13. 使用右手触诊右侧乳房　正常乳房以乳头为中心,做一垂直线和一水平线,将乳房分为4个象限(内上、外上、内下、外下)及尾部,便于记录病变部位。触诊右侧乳房时,从外上按逆时针方向(外上方—外下方—内下方—内上方—尾部)顺序进行。检查者应用手指掌面轻压乳房并转动触诊,不要抓捏。触诊时应注意有无肿块、质地改变、压痛、弹性改变等。先轻后重,以摸到肋骨但不疼痛为宜。注意不要遗漏任何一个区域。大乳房可用一手托起乳房以触诊乳房下半部(图3-1-23)。

14. 触诊乳头及乳晕,注意有无溢液　检查者用拇指和示指触诊乳头及乳晕,注意有无溢液,如有,应逐点触诊以明确其来源并注意性状,如血性、脓性抑或乳汁、黄色等,并做涂片检查。

15. 使用左手检查左侧乳房　从外上按顺时针方向(外上方—外下方—内下方—内上方—尾部)顺序触诊左侧乳房。方法同右侧。

16. 乳房自我检查宣教　乳房检查后,检查者应告诉被检者自我检查乳房的方法及重要性。

三、腋下淋巴结检查

腋下淋巴结检查分为5组:尖群位于腋窝顶,引流其他各组淋巴结;前群位于腋窝前壁,胸大肌背后;后群位于腋窝后壁;中间群位于腋窝中央,最易扪及;外侧群沿肱骨上部能扪及。

17. 视诊右侧腋窝　握住被检者右腕,抬高上臂,观察右侧腋窝。

18. 触诊右侧腋窝5组淋巴结　用左手插入被检者右侧腋窝顶,然后放松其右臂使肌肉完全松弛。先触诊尖群,然后向前转触诊前群,再转向胸壁触诊中间群,抬高上臂后触诊后群,最后检查外侧群。

19. 视诊左侧腋窝　方法同右侧。

20. 触诊左侧腋窝5组淋巴结　方法同右侧。

四、盆腔检查

(一)外阴检查

21. 放置干净床单于检查台,请被检者上检查台　盆腔检查时应防止医源性传染,每次检查后换床单。

22. 帮助被检者放好体位(常用膀胱截石位),并放松　膀胱截石位是盆腔检查的常用体位。检查者指导被检者仰卧位,弯曲膝关节,外展双腿,双脚置于检查台脚蹬,移动臀部于检查台边缘,并放松。被检者头部应垫高,保持视线交流。良好的体位和放松是盆腔检查的关键,并问被检者是否舒适。垂危被检者可在病床上检查。

23. 检查者立于被检者两腿之间,面对被检者,照明会阴。

24. 戴无菌手套。

25. 提醒被检者检查开始。

26. 外阴视诊与触诊

阴阜：视诊与触诊。

大阴唇：视诊与触诊。

小阴唇：视诊与触诊。

阴蒂与包皮：常视诊。

尿道口区与阴道口：视诊。

尿道旁腺：视诊与触诊。

前庭大腺：视诊与触诊。

会阴体：视诊与触诊。

肛门：视诊。

检查者应逐步观察,注意外阴的发育、阴毛的分布、外阴皮肤的色素、炎症、瘢痕、静脉曲张、外伤、肿瘤等,注意阴蒂有无肥大,用拇指与示指分开两侧阴唇,暴露前庭视诊。观察尿道口和阴道口。未婚妇女处女膜仅有一小孔,已婚妇女可插入两指,经产妇女处女膜仅残留痕迹。应注意有无处女膜闭锁。用拇指和示指触诊尿道旁腺和前庭大腺,正常时不能扪及。感染时可扪及前庭大腺囊肿或脓肿。尿道感染时,用示指从阴道内挤压可见尿道口有脓性分泌物。

27. 增加腹压检查盆底和阴道张力　如果被检者有子宫脱垂或阴道前后壁膨出病史,可让被检者屏气或咳嗽,以增加腹压检查盆底和阴道张力。

(二)用扩阴器检查

对无性生活史者不进行扩阴器和阴道双合诊检查。如有必要则需取得被检者及有关家属的同意。在月经期及近期阴道手术后被检者也不行上述检查。如有必要则要消毒外阴后进行。

28. 选择适合的扩阴器,检查其机械性能及温度,并向被检者演示　检查者应根据被检者情况选择适当大小的扩阴器,检查前应检查其机械性能及温度。在冬天,通常置于40~50℃温水中加温,如果需要取标本检查,不能用润滑剂,必要时可用生理盐水。

29. 提醒检查开始　检查前提醒被检者,有助于被检者放松和理解。

30. 戴上手套用两指分开阴唇。

31. 另一手持扩阴器以 45° 角引入阴道口。

32. 沿阴道后壁插入,向下压后壁,边插边转平。

33. 打开扩阴器,暴露宫颈,固定螺丝　用扩阴器检查时可能引起疼痛与不适,甚至损伤小阴唇、宫颈。检查者应轻轻平稳地操作,避免暴力。插入过程中螺丝始终松弛。打开扩阴器时稍离开宫颈以免造成损伤。如宫颈暴露不理想,可调节中间螺丝并固定(图 4-9-1)。

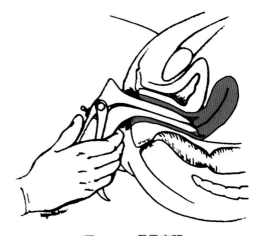

图 4-9-1　暴露宫颈

34. 宫颈视诊　观察宫颈大小、颜色、外口形态,注意有无糜烂、囊肿、息肉、肿瘤等。

正常宫颈光滑、粉红色,未产妇外口呈圆形,经产妇呈横裂。检查时应注意有无接触性出血。早孕时呈蓝色。

35. 采集标本(标准化病人可不施行,可讨论和演示)

(1)白带检查:用于检查阴道炎症,用专用棉签在阴道后穹窿或侧穹窿取阴道分泌物,置于保存管中送检。

(2)子宫颈刮片:是宫颈癌筛查的重要方法。取材应在子宫颈外口鳞-柱状上皮交接处,以子宫颈外口为中心,用刮棒在宫颈上 360° 转刮 1 周,均匀涂布于玻片上。

(3)子宫颈刷片:先将子宫颈表面分泌物拭净,将细胞刷置于子宫颈管内,达宫颈外口上方 10mm 处,在子宫颈管内旋转数圈后取出,然后将细胞刷推脱于保存液中,进行薄层液基细胞学检查(thin-prep cytologic test,TCT)。此方法也可用于检测高危型人乳头瘤病毒(HPV)。

(4)子宫颈分泌物检查:轻轻插棉签于宫颈管,转动并停留片刻,取出宫颈黏液做内分泌检查或细菌培养。

(5)阴道涂片检查:主要目的是了解卵巢或胎盘功能。一般在阴道侧壁中上 1/3 处轻轻刮取黏液或细胞做涂片,薄而均匀地涂于玻片上。

(6)正确处理标本:收集标本是重要的诊断方法,通过检查阴道分泌物可诊断各种阴道炎症和性传染疾病,宫颈刮片是早期发现宫颈癌的重要方法(图 4-9-2)。宫颈黏液可用于内分泌疾病的诊断。收集的标本应立即正确处理。

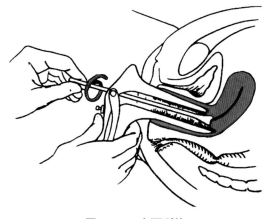

图 4-9-2　宫颈刮片

36. 放松螺丝,继续使扩阴器呈打开状态,轻轻退出少许离开宫颈,部分闭合。抽出扩阴器时也可损伤宫颈,应小心操作。

37. 阴道视诊　在抽出扩阴器时使其保持部分张开,同时转动扩阴器,观察阴道前后壁,注意阴道皱襞、有无充血、溃疡或肿瘤,注意阴道分泌物量、颜色与特征。生育期妇女皱襞较绝经期妇女明显。正常阴道分泌物为白色、无臭味;黏液、泡沫状或脓性分泌物均提示有阴道炎或宫颈炎。血性分泌物有时可能为宫颈癌或子宫内膜癌。

38. 抽出扩阴器,自然闭合。

(三)双合诊检查

检查详见图 4-9-3。

39. 戴手套的中指、示指涂上润滑剂。

40. 提醒被检者双合诊开始。

41. 引入中指、示指,应用放松技巧　放松技巧包括引入末节中指于阴道,嘱被检者做屏气样动作,收缩阴道,放松,压阴道后壁插入示指,重复收缩与放松动作。绝经后被检者有时仅能插入示指。

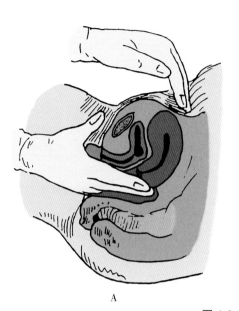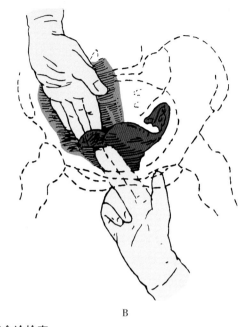

图 4-9-3　双合诊检查

A. 触诊子宫；B. 触诊卵巢与宫旁组织。

42. 插入双指　插入双指，手掌转向上，伸直拇指，弯曲无名指和小指于掌心。

43. 阴道壁触诊　注意阴道皱襞、深度、畸形、瘢痕、囊肿等。

44. 宫颈触诊　注意大小、方向、形状、质地及有无举痛。

45. 请被检者深呼吸并放松腹部肌肉。

46. 子宫触诊　注意大小、方向、形状、活动度、质地及有无压痛。检查者手指置于宫颈后方，向上抬举子宫，另一手置于下腹部耻骨联合上方，四指掌面平放，向下压腹壁，通过一压一抬，扪触子宫特征。正常子宫位置前倾轻度前屈。前或后倾指子宫及身体长轴间角度，而前屈与后屈指子宫体与颈之间角度。正常子宫活动度好，质地中等，无压痛。如子宫均匀性增大，质地变软，提示妊娠可能。任何不对称性子宫增大或结节突起，均提示异常。

47. 触诊双侧卵巢与宫旁组织　移动阴道内手指于侧穹窿，另一手于一侧下腹部，触诊双侧卵巢与宫旁组织，注意有无盆腔包块与宫旁组织增厚。多数情况下卵巢不能扪及，但扪及时应注意大小、形状、活动度、位置及有无压痛。卵巢较敏感，被触时被检者有不适感觉。输卵管正常时不能扪及。正常宫旁组织柔软、弹性好、无压痛。盆腔包块及宫旁组织增厚时提示有异常的可能。注意包块的大小、形状、活动度、质地及有无压痛及其与子宫的关系。注意宫旁组织增厚的程度、范围及有无压痛。

（四）三合诊检查

检查详见图 4-9-4。

48. 从阴道抽出中指，或重新更换手套，润滑示指、中指。在三合诊前更换手套，可避免将阴道血混入直肠，以引起隐血试验假阳性。

49. 提醒被检者开始检查。

50. 引中指入直肠，示指入阴道。

51. 应用肛门括约肌放松技巧。引入中指时,嘱被检者做解大便样动作,然后轻轻插入肛门或在插入前压向会阴体以压迫肛门括约肌,然后轻轻地插入肛门。

52. 从后方重新触诊宫颈、子宫、卵巢及宫旁组织。

53. 触诊盆腔后壁。中指沿直肠后壁缓慢滑动触诊盆腔后壁。正常盆腔应光滑、无结节、无组织粘连,否则提示有异常可能。

54. 触诊阴道直肠间隔。

55. 轻轻抽出手指。

56. 取直肠分泌物涂片做大便隐血试验。

（五）肛腹诊检查

57. 做简短的健康宣教　宣教内容包括经期、孕期、更年期卫生及计划生育等。

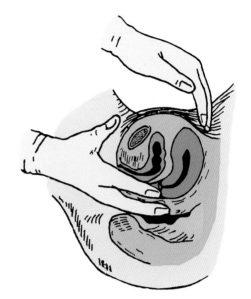

图 4-9-4　三合诊检查

58. 肛腹诊　无性生活史女性、阴道闭锁或阴道出血等不宜做阴道检查,可行肛腹诊。

（1）戴手套,润滑示指。

（2）提醒被检者开始检查。

（3）应用肛门括约肌放松技巧（同前）,引示指入直肠。

（4）从后方触诊宫颈、子宫、卵巢、宫旁组织、盆腔后壁。

（5）轻轻抽出示指。

（6）直肠分泌物涂片做隐血试验。

附录：女性乳房、盆腔检查纲要

一、检查前准备

1. 自我介绍。

2. 解释检查的目的与主要步骤。

3. 检查前要求被检者排空膀胱,必要时应予导尿。

4. 在检查前与检查中鼓励被检者提问题。

5. 检查器械。

6. 在检查前应当着被检者的面洗手。

二、女性乳房检查

7. 完全暴露两侧乳房（双肩应该放平）。

8. 坐位视诊双侧乳房。

9. 前倾位视诊双侧乳房。

10. 双手上举时视诊双侧乳房。

11. 双手用力叉腰耸肩时视诊双侧乳房。

12. 体位。

13. 使用右手触诊右侧乳房。

14. 触诊乳头及乳晕,注意有无溢液。

15. 用左手检查左侧乳房。

16. 乳房自我检查宣教。

三、腋下淋巴结检查

17. 视诊右侧腋窝。

18. 触诊右侧腋窝 5 组淋巴结。

19. 视诊左侧腋窝。

20. 触诊左侧腋窝 5 组淋巴结。

四、盆腔检查

(一) 外阴检查

21. 放置干净床单于检查台,请被检者上检查台。

22. 帮助被检者放好体位(常用膀胱截石位),并放松。

23. 检查者立于被检者两腿之间,面对被检者,照明会阴。

24. 戴无菌手套。

25. 提醒被检者检查开始。

26. 外阴视诊与触诊。

27. 增加腹压检查盆底和阴道张力。

(二) 用扩阴器检查

28. 选择适合的扩阴器,检查其机械性能及温度,并向被检者演示。

29. 提醒检查开始。

30. 戴上手套用两指分开阴唇。

31. 另一手持扩阴器以 45° 角引入阴道口。

32. 沿阴道后壁插入,向下压后壁,边插边转平。

33. 打开扩阴器,暴露宫颈,固定螺丝。

34. 宫颈视诊。

35. 采集标本(标准化病人可不施行,可讨论和演示)。

36. 放松螺丝,继续使扩阴器呈打开状态,轻轻退出少许离开宫颈,部分闭合。

37. 阴道视诊。

38. 抽出扩阴器,自然闭合。

(三) 双合诊检查

39. 戴手套的中、示指涂上润滑剂。

40. 提醒被检者双合诊开始。

41. 引入中、示指,应用放松技巧。

42. 插入双指。

43. 阴道壁触诊。

44. 宫颈触诊。

45. 请被检者深呼吸并放松腹部肌肉。

46. 子宫触诊，注意大小、方向、形状、活动度、质地及有无压痛。

47. 触诊双侧卵巢与宫旁组织。

（四）三合诊检查

48. 从阴道抽出中指，或重新更换手套，润滑示指、中指。

49. 提醒被检者开始检查。

50. 引中指入直肠，示指入阴道。

51. 应用肛门括约肌放松技巧。

52. 从后方重新触诊宫颈、子宫、卵巢及宫旁组织。

53. 触诊盆腔后壁。

54. 触诊阴道直肠间隔。

55. 轻轻抽出手指。

56. 取直肠分泌物涂片做大便隐血试验。

（五）肛腹诊检查

57. 做简短的健康宣教。

58. 肛腹诊。

（侯敏敏　熊茂琦）

第五章 某些特殊情况的体格检查

第一节 婴幼儿体格检查方法

检查者应该掌握儿科体格检查的基本功。学龄期儿童和年长儿的体格检查基本和成人相同,但是新生儿和婴幼儿由于年龄、生理解剖特点以及查体时不合作,其体格检查与成人不同。新生儿体格检查的目的是获得生长发育的资料,发现危重情况(如产伤、窒息和感染等)以及遗传性疾病和先天性畸形。学龄前期儿童体格检查时若合作,可按成人体格检查进行,若不合作,则按婴幼儿体格检查进行。

检查者应尽量按婴幼儿体格检查纲要完成全面的儿科体格检查。本节中不再重复成人体格检查的全部基本手法,如需熟悉那些基本手法时,请参考成人体格检查方法的有关部分。

一、一般检查

1. 体检开始前,当着家属的面洗手。

2. 体检时应设法取得儿童合作 开始检查前应和儿童交谈,或用玩具逗乐儿童,消除其恐惧心理和紧张情绪。并同时观察儿童的精神状态、对外界的反应和智力情况。

3. 检查体位应适合儿童的年龄和病情 为增加被检者的安全感,可在父母陪伴下进行查体。在某些检查中,婴幼儿可坐或躺在家长的怀里检查,检查者应顺应被检者的体位,坐下并与被检者保持同一高度。

4. 检查时的顺序应灵活掌握 一般情况下,先检查易受哭闹影响的项目,如计数呼吸、脉搏、腹部触诊、心肺听诊等,而淋巴结、骨、关节等检查项目不受哭闹影响,随时均能检查。对儿童刺激较大的检查,如眼、耳、鼻和口腔,特别是咽部应放在最后进行。

5. 检查时应避免儿童不适 检查者的手和听诊器胸件应保持温暖,手法轻柔、迅速,应暴露需检查的部位,不要隔衣裤进行查体。对年长儿还应考虑到害羞心理和自尊心。

6. 观察外貌、皮肤,并评估精神、神志、发育、营养及儿童的一般情况 有无特殊面容,眼距宽窄,鼻梁高低,注意双耳位置和形状。当儿童在随意情况下,即应观察其体位、站立姿势或步态、面部表情、眼神、反应、活动情况以及声音大小等。皮肤和皮下组织应在自然光线下观察才准确。在保暖的前提下仔细观察身体各部位皮肤的颜色,有无苍白、黄染、发绀、潮红、皮疹、瘀点(斑)、脱屑、色素沉着,毛发有无异常,评估皮肤的弹性、皮下组织及脂肪的厚度,有无水肿及水肿的性质。

7. 测量体温 可根据儿童的年龄和病情选用测温的方法。①腋下测温法:最常用,也最安全、方便,但测量的时间偏长。将消毒的体温计水银头放在被检者腋窝中,将上臂紧压腋窝,保持至少 5 分钟,36~37℃为正常。②口腔测温法:准确、方便。保持 3 分钟,37℃为正常,用于神志清楚而且配合的 6 岁以上儿童。③肛门内测温法:测温时间短,准确。被检者取侧卧位,下肢屈曲,将已涂满润滑油的肛表水银头轻轻插入肛门内 3~4cm,测温 3~5 分钟,

36.5~37.5℃为正常。1岁以内小婴儿、不合作的儿童以及昏迷、休克被检者可采用此方法。④耳内测温法:准确、快速,不会造成交叉感染,也不会激惹被检者。该方法目前在临床或家庭中使用逐渐普遍。

8. 触诊桡动脉搏动 触诊应在儿童安静、合作时进行,检查者将示指、中指和环指的指腹放在腕关节拇指侧的桡动脉上,压力大小以摸到搏动为宜,计数至少60秒,除计数脉搏频率外还应注意节律,如节律不规则,计数应延长至2分钟。婴儿也可触诊颞动脉、股动脉。要注意脉搏的速率、节律、强弱、紧张度。

9. 测量呼吸频率 在安静情况下,计数30秒内被检者胸或腹壁起伏的次数(一呼一吸计数为1次),要同时观察呼吸的节律和深浅。各年龄组正常儿童的呼吸、脉搏频率见表5-1-1。

表 5-1-1 各年龄组正常儿童的呼吸、脉搏频率

年龄	呼吸/(次/分)	脉搏/(次/分)	呼吸:脉搏
新生儿	40~45	120~140	1:3
1岁以下	30~40	110~130	1:3~1:4
1~3岁	25~30	100~120	1:3~1:4
4~7岁	20~25	80~100	1:4
8~14岁	18~20	70~90	1:4

10. 测量血压 测量血压时,无论取坐位还是卧位,右上臂与心脏均应在同一水平,且手臂放松。推荐使用通过国际标准方案[欧洲高血压协会(ESH)、英国高血压协会(BHS)、美国医疗仪器促进协会(AAMI)]认证的上臂式医用电子血压计,或使用符合计量标准的水银柱血压计。选择合适尺寸袖带对准确测量儿童血压至关重要,袖带尺寸不合适可影响测量准确性,过宽时测得的血压值较实际值偏低,过窄时则较实际值为高。最佳尺寸的袖带宽度应在肩峰和鹰嘴之间中点处约为手臂周长的40%,袖带气囊长度应覆盖手臂周长的80%~100%,表5-1-2为血压计袖带的型号、对应的上臂围及儿童年龄范围。多数≥12岁儿童可使用成人袖带,肥胖者或臂围大者(>32cm)应使用大规格气囊袖带(L型或XL型)。为了保持与建立标准所测量的血压数据一致,应常规测量右上臂肱动脉血压。对初次测量血压的儿童,应测量四肢血压以排除主动脉狭窄,同时测量不同体位(坐、卧、立)血压以排除体位性高血压。

表 5-1-2 儿童血压计袖带型号、上臂围及年龄参照表

袖带型号	上臂围/cm	年龄/岁
SS	12~18	3~5
S	18~22	6~11
M	22~32	
L	32~42	≥12
XL	42~50	

新生儿多采用振荡法电子血压计测量血压。也可用简易潮红法测量,测量时使婴儿仰卧位,将气带包裹于腕部(或踝部)以上,然后用加压绑带从肢体远端指(趾)尖向上,连续包裹至气带处,打气使压力达 200mmHg 或收缩压正常高限以上,将压力绑带去除,只见手或足的皮肤均泛白,然后以每秒钟降低 5mmHg 的速度放气,当气带远端手(或足)的皮肤刚出现潮红时,即为平均压。若有严重贫血、水肿及明显低温,则可影响观察结果。该测量方法已逐渐被电子血压计所取代。

血压不正常时,应测量双上臂血压;双上臂血压不相同或疑为心血管疾病时应测量双下肢血压。测量下肢血压时,被检者取俯卧位,袖带缚于腘窝上 3cm,方法同上。

儿童血压正常值可按下列公式估算。

$$收缩压(mmHg)=80+年龄 \times 2$$

$$收缩压(kPa)=\frac{80+年龄 \times 2}{7.5}$$

$$舒张压 =2/3 收缩压$$

11. 测量体重　衣着、饮食和大小便对体重的准确性均有影响,应予以考虑。测量前被检者应排空大小便,脱去鞋帽和外衣,婴儿卧于磅秤秤盘中测量,其余被检者可用台秤。使用前均应校对体重计。如室温较低可连衣服一起称重,再称衣服重量,总重量减去衣服重量即为被检者体重。

儿童体重的增长为非等速的增加,进行评价时应以个体儿童自己体重的变化为依据,不可把公式计算的体重或人群体重均数(所谓正常值)当作标准进行评价。当无条件测量体重时,为便于检查者计算小儿用药量和液体量,可用正常儿童体重、身高估计公式估计体重(表 5-1-3)。

表 5-1-3　正常儿童体重、身高估计公式

年龄	体重 /kg	年龄	身长(高)/cm
出生	3.25	出生	50
3~12 月龄	[年龄(月)+9]/2	3~12 月龄	75
1~6 岁	年龄(岁)×2+8	2~6 岁	年龄(岁)×7+75
7~12 岁	[年龄(岁)×7-5]/2	7~10 岁	年龄(岁)×6+80

12. 测量身长(高)及上、下部量　3 岁以下的儿童用量床测量身长,被检者取卧位,头顶接触头板,检查者拉直被检者双膝部,两下肢伸直紧贴底板,移动脚板使之紧贴脚底,记录其量板数字。

3 岁以上的儿童应测身高,被检者赤脚,取直立位,使两脚跟、臀部及两肩胛角间均接触身长计立柱,脚跟靠拢,脚尖分开,两眼平视前方,进行测量。

正常儿童身长(身高):出生时平均身长 50cm,出生后前半年每月平均增长 2.5cm,出生后 7~12 个月每月平均增长 1.5cm;1 岁时约为 75cm,2 岁时约为 85cm。

目前对于儿童体格生长评价包括生长水平、生长速度和匀称度 3 个方面,不能仅凭单个指标作为判断依据。例如:①体型匀称度,表示体型(形态)生长的比例关系,常用的指标有

身高别体重（weight for height，WFH）及年龄别体质指数（BMI-for-age）。②身材匀称，以坐高（顶臀高）和身高（长）的比值反映下肢生长状况。按实际测量计算结果与参照人群值计算结果比较。结果以匀称、不匀称表示。

上、下部量：被检者取卧位或立位，用软尺或硬尺测量耻骨联合上缘至足底的垂直距高，为下部量；身长或身高减去下部量即为上部量。正常新生儿下部量/上部量为2:3，以后比值渐增大，至12岁时上、下部量相等，比值达1:1。

13. 测量头围　用左手拇指将软尺零点固定于头部右侧齐眉弓上缘，软尺从头部右侧经枕骨粗隆最高处，紧贴皮肤，左右对称而回至零点进行读数。若为长发者，应在软尺经过处，将头发向上、下分开。

头围正常值：新生儿平均34cm，出生后前半年增加8~10cm，0.5~1岁间增加2~4cm；1岁时平均46cm，2岁时平均48cm，5岁时平均50cm，15岁时接近成人，为54~58cm。

14. 测量胸围　3岁以下取卧位或立位，3岁以上取立位，不取坐位。检查者用左手拇指将软尺零点固定于右乳头下缘，右手拉软尺使其绕经右侧后背以两肩胛下角下缘为准，经左侧回至零点进行测量，取平静呼、吸气时的中间数。若女孩乳房已发育，可取前正中线第4肋间高度为固定点，方法同前。

胸围正常值：新生儿约为32.4cm，1岁时约为46cm，1岁后约为（头围＋年龄）cm。

15. 测量腹围　取卧位，测量婴儿时将软尺零点固定在剑突与脐连线中点，经同水平位绕背1周回至零点；儿童可平脐经水平位绕背1周进行读数。

16. 测量腹部皮下脂肪　用左手拇指和示指在腹部脐旁锁骨中线处捏起皮肤和皮下脂肪（捏前两指距3cm），用卡尺进行测量。儿童正常皮下脂肪厚度应在0.8cm以上。

17. 测量上臂围　在上臂中点（系肩峰与尺骨鹰嘴连线中点）用软尺与肱骨垂直测量上臂周径，注意软尺只需紧贴皮肤，勿压迫皮下组织。

二、头和颈部

（一）头部

18. 检查头颅　头颅大小在测头围时评估，应观察有无畸形。检查者用双手对称地触摸整个头颅。用手分开头发仔细观察有无畸形，注意头发的密度、色泽和分布（如枕秃）。触诊颅缝，检查有无颅骨软化和颅骨缺损。颅缝包括额缝、冠状缝、矢状缝和人字缝。出生时颅缝可稍分开，3~4个月时闭合。检查颅骨软化时，用手指加压于颞顶部或顶枕部的耳后上部，有乒乓球感时即为颅骨软化。3个月内婴儿颅缝周围有颅骨软化应视为正常。

19. 检查囟门　正确测量前囟的大小，应测量额、顶骨形成的菱形对边中点连线，见图5-1-1。

出生时前囟为1.5~2.0cm，1~1.5岁时闭合。正常前囟表面平坦，如膨隆或凹陷均为异常，出生时后囟已闭合或很小，一般在生后2个月内闭合。

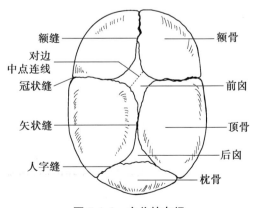

图 5-1-1　小儿的囟门

（二）眼

20. 测视力 可观察婴幼儿眼球随光或玩具转动,或以手指突然接近眼部是否有瞬目反射来粗测其视力。

21. 检查眼睑、眼球、结膜、巩膜、角膜等 检查有无眼睑水肿、眼球突出、斜视、结膜充血、异常渗出物、比托斑(Bitot's spot)、巩膜黄染、角膜混浊、溃疡和鼻泪管堵塞现象。〔注:比托斑(Bitot's spot)是指由于角膜上皮的堆积而形成的角膜干燥斑,主要见于维生素 A 缺乏病。〕

22. 观察瞳孔大小、形状和直接对光反射。

23. 必要时应做检眼镜检查 检眼镜的使用,参考成人有关检眼镜的检查。

（三）耳

24. 观察和触摸双侧耳郭、耳前后区 注意皮肤损伤、结节和先天畸形(如耳前瘘管、小耳、低耳位)。触诊有无压痛,当向上牵拉耳郭或向内压耳屏时,被检者出现痛苦表情,此时应考虑有外耳道炎的可能。

25. 观察双侧外耳道 注意皮肤有无异常和溢液。

26. 触诊双侧乳突区 轻压耳后乳突区,观察有无压痛。

27. 必要时应做检耳镜检查 若怀疑为中耳炎者应做耳镜检查。检查时,应向后上牵拉耳郭,详细步骤可参考成人检耳镜的有关部分。

28. 必要时应做听力检查

<6 个月:清醒时对 70dB 声响,熟睡时对 115dB 声响做出反应,如眨眼、肢体抽动、眼球转动或出现些面部表情。

6 个月 ~2 岁:对声源可定向,对语言有反应,可对听阈做初步估计。

2 岁以后:可用简单语句做语言测定。

（四）鼻

29. 观察鼻的外形和异常情况 注意有无畸形、鼻翼扇动和渗出物。

30. 必要时应做鼻镜检查 鼻镜的使用参考成人有关鼻镜的检查。

（五）口

31. 观察唇、颊黏膜、齿、牙龈和舌 正常被检者口唇为红润,有光泽,注意有无苍白、发绀、口角糜烂、皲裂和唇裂。正常黏膜表面光滑,呈粉红色,注意有无充血、糜烂、溃疡、出血、麻疹黏膜斑和鹅口疮;注意腮腺导管口有无红肿和溢液,其溢液的量和颜色;乳牙是否萌出,牙有无缺损或龋齿以及修补情况;检查牙龈时,注意有无肿胀、出血和色素沉着。检查舌时,注意舌面、形态、运动和溃疡等。

乳牙萌出的时间:乳牙正常在 4~10 个月萌出,2~2 岁半出齐,2 岁内乳牙数目 = 月龄 -(4~6)个,乳牙出齐应为 20 个。恒牙在 6 岁左右萌出,7 岁始恒牙替换乳牙,恒牙共计 32 个。出牙序列表见表 5-1-4。

32. 检查口底和舌底部 轻提舌尖,观察有无异常舌系带或舌下囊肿。

33. 检查咽部 应有良好的光照条件,一手固定其下颌,另一手用大小合适的压舌板将舌的前 2/3 压下,要求动作准确迅速,避免被检者不合作而致损伤。观察软腭、悬雍垂、腭舌弓和咽后壁,注意有无充血、疱疹、溃疡,扁桃体有无肿大,隐窝内有无分泌物,以及软腭能否正常上抬运动。

表 5-1-4　出牙序列表

牙齿类别	乳牙				恒牙	
	上颌牙萌出 /月	下颌牙萌出 /月	上颌牙脱落 /月	下颌牙脱落 /月	上颌牙 /年	下颌牙 /年
中切牙	6~8	5~7	7~8	6~7	7~8	6~7
侧切牙	8~11	7~10	8~9	7~8	8~9	6~7
犬齿（尖牙）	16~20	16~20	11~12	9~11	11~12	9~11
第一前磨牙（两尖牙）					10~11	10~12
第二前磨牙					10~12	11~13
第一磨牙	10~16	10~16	10~11	10~12	6~7	6~7
第二磨牙	20~30	20~30	10~12	11~13	12~13	12~13
第三磨牙					17~22	17~22

（六）颈

34. 检查颈部外形、皮肤及活动度　注意是否对称,有无肿块(如淋巴结肿大、甲状腺肿大)、畸形(如先天性斜颈、短颈和颈蹼等),观察有无皮损和颈活动受限。

35. 观察颈静脉　正常儿童立位或坐位时,颈静脉不显露,平卧时稍见充盈。特别是婴儿,由于颈部较短,脂肪丰富,更难于观察到。如果明显可见即提示静脉压增高,称为颈静脉怒张。

36. 检查颈肌张力　注意有无颈部强直、角弓反张或肌无力。

37. 触摸甲状腺大小和气管的位置。

（七）颈部淋巴结

38. 耳前淋巴结　位于耳前。

39. 耳后淋巴结　位于耳后。

40. 枕淋巴结　位于枕后。

41. 下颌下淋巴结　位于下颌角与颏部之间。

42. 颏下淋巴结　位于颏下中线处。

43. 颈前淋巴结　位于胸锁乳突肌前浅表处。

44. 颈外侧淋巴结　位于胸锁乳突肌后浅表处。

45. 锁骨上淋巴结　位于胸锁乳突肌与锁骨之间的交角处。

淋巴结如有肿大,应注意大小、数目、硬度及活动度;有无压痛、红肿、瘘管、瘢痕;淋巴结之间或与皮肤之间有无粘连。

三、胸部

（一）胸廓

46. 观察胸部外形和对称性　正常情况下,婴儿胸部呈桶状,前后径等于横径;随着年龄增长,横径渐增且完全对称。注意儿童期可能发生的畸形,如鸡胸、漏斗胸、桶状胸和郝氏沟(Harrison groove,又称肋膈沟,由于膈肌附着处的肋骨受牵拉而内陷形成的一道横沟,卧位时尤其明显)等。

47. **检查皮肤** 注意胸壁有无包块和触痛等。

48. **检查乳房** 注意有无乳晕增宽和色素沉着以及乳房隆起和渗出物。

49. **检查腋毛和腋窝淋巴结** 腋毛的出现是性征发育的证据之一。

(二)肺脏

50. **观察呼吸运动** 观察呼吸时胸廓动度和对称性,注意呼吸频率、节律和呼吸方式。小儿以腹式呼吸占优势。

51. **触诊语颤** 将双手分别对称地放在胸壁两侧,当被检者啼哭或发音时,判断两侧语颤强度是否相等。

52. **叩诊肺部** 从上到下,从外向里,对称地叩诊双肺野。被检者体位应摆正,检查者手法应轻柔。婴儿可使用直接叩诊法,即用1~2个手指直接叩击胸壁。正常叩诊为清音,婴儿胸壁较薄,叩诊时较成人更明显,不要误为过清音。如出现浊音、实音和过清音为异常叩诊音。肩胛骨上叩诊无意义;左侧第3、4肋间处靠近心脏,叩诊音较右侧对称部位稍浊;右侧腋下部因受肝脏的影响,叩诊音稍浊;左腋前线下方有胃泡,即诊时产生过清音,检查时应予注意。

53. **双侧对比听诊各肺野** 从上到下、从外向里,对称性地对比听诊前肺野和后肺野。由于婴儿胸壁薄,呼吸音似较成人稍长,几乎均为支气管肺泡呼吸音,甚至有时出现支气管呼吸音,不应视为异常。被检者哭闹时影响听诊,应在哭时深吸气末进行听诊。听诊应特别注意双肺下部、腋下和肩胛间区,因为这些部分容易听到湿啰音,有助于早期肺炎的诊断。

(三)心脏

54. **观察心前区** 观察心前区有无隆起以及心尖搏动的部位、强度和是否弥散(一般不超过2~3cm),较胖的婴儿不易观察到心尖搏动。

55. **触诊心尖搏动** 大多数婴儿的心尖搏动在左侧第4肋间隙乳线内。

56. **触诊胸骨左缘第2、3、4肋间隙。**

57. **触诊主动脉瓣区。**

58. **触诊二尖瓣区。**

59. **触诊三尖瓣区** 在胸骨左缘第2肋间隙触及收缩期震颤,提示肺动脉狭窄或动脉导管未闭;在胸骨左缘第3、4、5肋间隙触及收缩期震颤,提示室间隔缺损;二尖瓣区触及收缩期震颤提示二尖瓣关闭不全,触及舒张期震颤提示二尖瓣狭窄;三尖瓣区触及较强的搏动提示右心室肥厚。

60. **叩诊相对浊音界**

左界:2岁时叩诊从第4肋间心尖搏动外2cm开始,由外向内叩诊;3岁以上叩诊从第5肋间心尖搏动外2cm开始,由外向内叩诊。

右界:从肝浊音界上一肋间开始,由外向内叩诊。

叩诊时动作应较成人轻,否则心脏叩诊相对浊音界会较心脏实际大小为小。叩诊婴儿以直接叩诊较为准确。测量左界时以左乳线为标志,量出心左界距该线的内或外距离,测量右界时以右胸骨旁线为标志,量出右界距该线的距离。不同年龄的儿童正常心界见表5-1-5。

表 5-1-5 儿童正常心界

年龄 / 岁	左界	右界
<1	左乳线外 1~2cm	右胸骨旁线
1~4	左乳线外 1cm	右胸骨旁线和右胸骨线之间
5~12	左乳线上或左乳线内 0.5~1.0cm	接近右胸骨线
>12	左乳线内 0.5~1.0cm	右胸骨线

心脏听诊应使用较小的听诊器胸件,在儿童安静情况下进行。由于婴幼儿以先天性心脏病为多见,故听诊重点位置应在胸骨左缘。由于儿童心率较快,检查者应仔细地区分第一、二心音。先用膜型胸件紧贴胸壁听诊以下部位,然后再用钟型胸件轻放胸壁上按同样顺序进行听诊。

61. 沿胸骨左缘听诊第 2、3、4 肋间隙。

62. 听诊主动脉瓣区。

63. 听诊二尖瓣区。

64. 听诊三尖瓣区。

四、腹部

65. 观察腹部外形、皮肤和脐部　注意腹部形状(必要时通过脐部测量腹围)。正常婴儿卧位时,腹部较胸部高。注意有无异常蠕动波、隆起、脐部分泌物、腹壁静脉扩张。

66. 尽力让儿童合作　婴儿哭闹时影响腹部触诊,故可用母乳喂养或吸吮奶嘴以尽力取得合作。

67. 触诊全腹部　触诊腹部时,从左下腹开始,按逆时针方向触诊全腹部,先浅后深地触诊。注意有无包块,通过观察被检者有无痛苦表情检查有无压痛,如有疼痛,注意检查麦氏点有无压痛和反跳痛。

68. 左肋缘下触诊脾脏　正常婴儿肋下偶可触及脾脏。

69. 右肋缘下触诊肝脏　正常婴幼儿肋下可触及 1~2cm。

70. 剑突下触诊肝脏　触诊肝脏时应注意质地,表面是否光滑以及有无触痛。

71. 触诊双侧肾脏。

72. 叩诊全腹部　从左下腹部开始按逆时针方向叩诊全腹部,正常为鼓音。

73. 叩诊肝脏的上下界　在右锁骨中线上叩诊肝脏上、下界,在剑突下叩诊肝脏浊音界。

74. 检查肝脏叩击痛。

75. 如疑有腹水,应检查移动性浊音。

76. 在脐部周围听诊肠鸣音　用膜型胸件听诊肠鸣音至少 1 分钟,如未闻及肠鸣音,应听诊 5 分钟。注意肠鸣音的频率(正常每分钟 3~5 次)、强度、音调。婴儿因肠壁较薄,有时可闻及活跃的肠鸣音。

77. 必要时应听诊血管杂音　如疑有血管疾病,应用钟型胸件听诊血管杂音。包括腹主动脉(钟型胸件置于被检者腹中线,脐上方约 3~5cm 处位置)、两侧肾动脉(钟型胸件置于脐上约 3~5cm,腹中线两侧约 2.5~5cm 位置)、两侧髂总动脉(钟型胸件置于脐与耻骨联合连线中点略上约 2cm 水平与腹直肌外缘相交点位置）及两侧股动脉（钟型胸件置于腹股沟韧带的中点位置）。

五、脊柱和四肢

78. 观察脊柱的形态和有无畸形　前凸、后凸、侧凸和脑脊膜膨出。

79. 检查棘突有无压痛。

80. 观察上肢的对称性　注意畸形（如手镯、多指、手蹼和小指弯曲、杵状指等）、肌外形（萎缩或假性肥大）、关节肿胀、皮疹、水肿等。

81. 触诊指骨间、掌指和腕掌关节。

82. 被动检查腕关节运动，包括背伸、掌屈、尺偏、桡偏。

83. 触诊肘关节。

84. 被动检查肘关节运动，包括背伸、肘屈、旋前、旋后。

85. 触诊滑车上淋巴结。

86. 触诊肩关节。

87. 被动检查肩关节运动，包括外展、内收、前屈、后伸、内旋、外旋。

88. 被动检查上肢肌张力。

89. 观察下肢的对称性　注意畸形（如多趾、足蹼、O 形腿、X 形腿、踝内翻、踝外翻、杵状趾等）、肌外形（如萎缩或假性肥大）、关节肿胀、皮疹、水肿等。

90. 如疑有血管疾病，应触诊股动脉、腘动脉和足背动脉。

91. 触诊每一个足关节。

92. 被动检查足的各关节运动，包括足趾背伸和跖屈。

93. 触诊踝关节。

94. 被动检查踝关节运动，包括背屈、跖屈、外翻和内翻。

95. 触诊膝关节。

96. 被动检查膝关节运动，包括背伸和屈曲。

97. 被动检查髋关节运动，包括屈曲、伸展、外展、内收、外旋、内旋。

98. 被动检查下肢肌张力。

99. 检查外周凹陷性水肿　指压胫前和脚背至少 5 秒以检查凹陷性水肿。

六、外生殖器

100. 正确暴露检查部位　应暴露耻骨联合至会阴部，防止忽视儿童生殖器检查的倾向。

101. 观察外生殖器的发育　注意有无畸形、水肿、溃疡、损伤和感染的征象。

102. 观察阴毛是否出现　此为性征发育的证据之一。

（一）男性

103. 检查阴茎　用拇指和示指上翻包皮，注意有无包皮过长或包茎和尿道下裂。

104. 检查尿道口　注意有无红肿和渗出。

105. 检查睾丸　检查双侧睾丸是否下降，如未下降至阴囊内，应通过腹股沟外环检查是否在腹股沟管内。

106. 检查阴囊　注意阴囊有无肿大，如有肿大应做透光试验。以不透光的纸片卷成圆筒,一端置于肿大部位,另一端以手电照射,被遮处阴囊如为橙红色、半透明状,多为睾丸鞘膜积液,如不透明多为睾丸肿瘤或疝。

（二）女性

107. 检查阴蒂、阴道前庭和尿道口　分开小阴唇,暴露前庭,检查有无红肿,尿道口和阴道口有无分泌物。检查处女膜有无闭锁及损伤,小阴唇有无粘连。

108. 应避免做阴道检查。如病情需要应请妇科专家会诊。

七、肛门和直肠

109. 选择适当的体位　婴幼儿可让母亲帮助,取截石位。

110. 视诊肛门及邻近区域　注意有无出血、分泌物、红肿及直肠脱垂和外痔等。用左手拇指和示指轻轻推开两臀部,暴露整个肛门,观察有无瘘管和肛裂。

111. 必要时做直肠指诊　检查者戴好手套,在小指上涂以少量的润滑油,将小指轻轻加压于肛门括约肌数秒钟,让其松弛后,轻轻地插入肛门,再以旋转动作渐向直肠深入,注意直肠有无结节、息肉,有无触痛,再以旋转方式退出肛门,注意指套上有无血、脓液及大便的性状,并将大便送常规检查。

八、神经系统

儿童神经反射有其年龄特点,例如新生儿期特有的反射有吸吮反射、拥抱反射、握持反射。新生儿和婴儿期提睾反射、腹壁反射较弱或不能引出,但跟腱反射亢进,并可出现踝阵挛。婴幼儿主要应做如下检查。

（一）浅反射

112. 腹壁反射（4个月以下婴儿,该反射可为阴性）。

113. 提睾反射。

（二）深反射

114. 肱二头肌反射。

115. 膝跳反射。

（三）病理反射

116. 巴宾斯基征（Babinski sign）　2岁以下儿童,该反射可为阳性,但一侧阳性,另一侧阴性则有临床意义。

（四）脑膜刺激征

脑膜刺激征包括颈强直、布鲁津斯基征（Brudzinski sign）、凯尔尼格征（Kernig sign）。检查方法同成人,由于低龄儿童常不配合,要反复检查才能正确判定。正常婴儿由于在胎内时屈肌占优势,故出生后的前几个月布鲁津斯基征（Brudzinski sign）和凯尔尼格征（Kernig Sign）也可阳性。因此,在解释检查结果的意义时一定要根据病情、结合年龄特点全面考虑。

117. 颈强直。

118. 布鲁津斯基征（Brudzinski sign）。

119. 凯尔尼格征（Kernig sign）。

由于低龄儿童难于合作,神经系统检查一般仅做以上要求。如疑有神经系统疾病,可选择做一些成人内科的神经系统检查项目。

附录：婴幼儿体格检查纲要

一、一般检查

1. 体检开始前，当着家属的面洗手。
2. 体检时应设法取得儿童合作。
3. 检查体位应适合儿童的年龄和病情。
4. 检查时的顺序应灵活掌握。
5. 检查时应避免儿童不适。
6. 观察外貌、皮肤并评估精神、神志、发育、营养及儿童的一般情况。
7. 测量体温。
8. 触诊桡动脉搏动。
9. 测量呼吸频率。
10. 测量血压。
11. 测量体重。
12. 测量身长（高）及上、下部量。
13. 测量头围。
14. 测量胸围。
15. 测量腹围。
16. 测量腹部皮下脂肪。
17. 测量上臂围。

二、头和颈部

（一）头部

18. 检查头颅。
19. 检查囟门。

（二）眼

20. 测视力。
21. 检查眼睑、眼球、结膜、巩膜、角膜等。
22. 观察瞳孔大小、形状和直接对光反射。
23. 必要时应做检眼镜检查。

（三）耳

24. 观察和触摸双侧耳郭、耳前后区。
25. 观察双侧外耳道。
26. 触诊双侧乳突区。
27. 必要时应做检耳镜检查。
28. 必要时应做听力检查。

（四）鼻

29. 观察鼻的外形和异常情况。

30. 必要时应做鼻镜检查。

（五）口

31. 观察唇、颊黏膜、齿、牙龈和舌。

32. 检查口底和舌底部。

33. 检查咽部。

（六）颈

34. 观察颈部外形、皮肤和活动度。

35. 观察颈静脉。

36. 检查颈肌张力。

37. 触摸甲状腺大小和气管的位置。

（七）颈部淋巴结

38. 耳前淋巴结。

39. 耳后淋巴结。

40. 枕淋巴结。

41. 下颌下淋巴结。

42. 颏下淋巴结。

43. 颈前淋巴结。

44. 颈外侧淋巴结。

45. 锁骨上淋巴结。

三、胸部

（一）胸廓

46. 观察胸部外形和对称性。

47. 检查皮肤。

48. 检查乳房。

49. 检查腋毛和腋窝淋巴结。

（二）肺脏

50. 观察呼吸运动。

51. 触诊语颤。

52. 叩诊肺部。

53. 双侧对比听诊各肺野。

（三）心脏

54. 观察心前区。

55. 触诊心尖搏动。

56. 触诊胸骨左缘第 2、3、4 肋间隙。

57. 触诊主动脉瓣区。

58. 触诊二尖瓣区。

59. 触诊三尖瓣区。

60. 叩诊相对浊音界。

61. 沿胸骨左缘听诊第 2、3、4 肋间隙。

62. 听诊主动脉瓣区。

63. 听诊二尖瓣区。

64. 听诊三尖瓣区。

四、腹部

65. 观察腹部外形、皮肤和脐部。

66. 尽力让儿童合作。

67. 触诊全腹部。

68. 左肋缘下触诊脾脏。

69. 右肋缘下触诊肝脏。

70. 剑突下触诊肝脏。

71. 触诊双侧肾脏。

72. 叩诊全腹部。

73. 叩诊肝脏的上下界。

74. 检查肝脏叩击痛。

75. 如疑有腹水,应检查移动性浊音。

76. 在脐部周围听诊肠鸣音。

77. 必要时应听诊血管杂音。

五、脊柱和四肢

78. 观察脊柱的形态和有无畸形。

79. 检查棘突有无压痛。

80. 观察上肢的对称性。

81. 触诊指间、掌指和腕掌关节。

82. 被动检查腕关节运动,包括背伸、掌屈、尺偏、桡偏。

83. 触诊肘关节。

84. 被动检查肘关节运动,包括背伸、肘屈、旋前、旋后。

85. 触诊滑车上淋巴结。

86. 触诊肩关节。

87. 被动检查肩关节运动,包括外展、内收、前屈、后伸、内旋、外旋。

88. 被动检查上肢肌张力。

89. 观察下肢的对称性。

90. 如疑有血管疾病,应触诊股动脉、腘动脉和足背动脉。

91. 触诊每一个足关节。

92. 被动检查足的各关节运动,包括足趾背伸和跖屈。

93. 触诊踝关节。

94. 被动检查踝关节运动,包括背屈、跖屈、外翻和内翻。

95. 触诊膝关节。

96. 被动检查膝关节运动,包括背伸和屈曲。

97. 被动检查髋关节运动,包括屈曲、伸展、外展、内收、外旋、内旋。

98. 被动检查下肢肌张力。

99. 检查外周凹陷性水肿。

六、外生殖器

100. 正确暴露检查部位。

101. 观察外生殖器的发育。

102. 观察阴毛是否出现。

(一)男性

103. 检查阴茎。

104. 检查尿道口。

105. 检查睾丸。

106. 检查阴囊。

(二)女性

107. 检查阴蒂、阴道前庭和尿道口。

108. 应避免做阴道检查。如病情需要应请妇科专家会诊。

七、肛门和直肠

109. 选择适当的体位。

110. 视诊肛门及邻近区域。

111. 必要时做直肠指诊。

八、神经系统

(一)浅反射

112. 腹壁反射。

113. 提睾反射。

(二)深反射

114. 肱二头肌反射。

115. 膝跳反射。

(三)病理反射

116. 巴宾斯基征(Babinski sign)。

(四)脑膜刺激征

117. 颈强直。

118. 布鲁津斯基征(Brudzinski sign)。

119. 凯尔尼格征(Kernig sign)。

（王涛　熊茂琦）

第二节　新生儿体格检查方法

新生儿(neonate,newborn)是指从脐带结扎到出生后28天内的婴儿。新生儿学(neonatology)是研究新生儿生理、病理、疾病防治及保健等方面的学科。新生儿学原属儿科学范畴,近数十年来发展迅速,现已形成独立的学科。新生儿是胎儿的延续,与产科密切相关,因此又属围生医学(Perinatology)的范畴。

新生儿分类有不同的方法。临床上常用的有根据胎龄、出生体重、出生体重和胎龄的关系以及出生后周龄等分类方法。

(1) 根据出生时胎龄分类:胎龄(gestational age,GA)是指从最后一次正常月经第1天起至分娩时止,通常以"周"表示。根据胎龄分为足月儿、早产儿和过期产儿。

(2) 根据出生体重分类:出生体重(birth weight,BW)是指出生后1小时内的体重,分为正常出生体重儿、低出生体重儿和巨大儿。

(3) 根据出生体重和胎龄的关系分类:分为适于胎龄儿、小于胎龄儿和大于胎龄儿。

(4) 根据出生后周龄分类:分为早期新生儿和晚期新生儿。

本节中不再重复儿科的基本手法,必要时可参考婴幼儿体格检查方法。

一、一般检查

1. 检查者应严格洗手并保持双手温暖,必要时戴口罩(如检查者患上呼吸道感染等)。

2. 新生儿取仰卧位。

3. 检查时应让新生儿安静,必要时可用母乳喂养或吸吮奶嘴,以保持安静,最好首先检查胸、腹部。

4. 检查裸露新生儿时,室温应保持在25~30℃,或不要让其裸露过长的时间,以防寒战。

5. 新生儿体格检查应使用较小的器械并保持其温暖。

6. 检查动作应轻柔和迅速。

7. 观察外貌,注意神志、反应、发育和营养以及仰卧位时的体位。正常新生儿哭声响亮,有良好的反应(如对声、光、疼痛刺激等反应)。足月新生儿胎毛少,耳郭软骨发育良好,乳晕清楚,乳头突起,乳房可扪及结节,四肢屈曲,整个足底有较深的足纹。男婴睾丸下降,女婴大阴唇遮盖小阴唇。营养状况可根据体重和皮下脂肪评估。仰卧时四肢屈曲而颈部紧贴桌面。不同胎龄的正常足月儿与早产儿在外观上各具特点,因此可根据初生婴儿的体格特征评定其胎龄(表5-2-1)。

表5-2-1　足月儿与早产儿外观特点

	足月儿	早产儿
皮肤	红润、皮下脂肪丰满和毳毛少	绛红、水肿和毳毛多
头	头大(占全身比例1/4)	头更大(占全身比例1/3)
头发	分条清楚	细而乱
耳郭	软骨发育好、耳舟成形、直挺	软、缺乏软骨、耳舟不清楚

	足月儿	早产儿
乳腺	结节 >4mm,平均 7mm	无结节或结节 <4mm
外生殖器		
男婴	睾丸已降至阴囊	睾丸未降或未全降
女婴	大阴唇遮盖小阴唇	大阴唇不能遮盖小阴唇
指、趾甲	达到或超过指、趾端	未达指、趾端
跖纹	足纹遍及整个足底	足底纹理少

8. 观察全身皮肤　新生儿皮肤红润,注意有无黄疸、皮疹、瘀点、瘀斑、皮下坏疽、深部脓肿和颈部、腋下和腹股沟部位的糜烂。粟丘疹是由于皮脂腺堆积,在鼻尖、鼻翼、颜面部形成小米粒大小黄白色皮疹,脱皮后自然消失,属于新生儿特殊的生理现象。

9. 测量体温(皮温或肛温)　新生儿正常体表温度为 36.0~36.5℃,正常核心(直肠)温度为 36.5~37.5℃。不显性失水过多可增加热量消耗,适宜的环境湿度为 50%~60%。环境温度过高、进水少及散热不足,可导致体温增高,甚至发生脱水热。

10. 触诊脉搏　在桡动脉或足背动脉上指压至少 60 秒。安静状态下,新生儿正常脉搏为 120~140 次/分。

11. 测量呼吸频率　新生儿胸廓呈圆桶状,肋间肌薄弱,呼吸主要依靠膈肌的升降,呈腹式呼吸。观察 30 秒内腹部起伏的次数,正常呼吸频率为 40~45 次/分。呼吸频率如持续超过 60 次/分,常由呼吸系统或其他系统疾病所致。早产儿呼吸浅快不规则,易出现周期性呼吸(5~10 秒短暂的呼吸停顿后又出现呼吸,不伴有心率、血氧饱和度变化及发绀)及呼吸暂停(apnea)或发绀。呼吸暂停是指气流停止≥20 秒,伴心率 <100 次/分或发绀、氧饱和度下降,严重时伴面色苍白、肌张力下降。其发生率与胎龄有关,胎龄越小、发生率越高,常于出生后第 1、2 天出现,持续时间不等,通常于胎龄 37 周停止。因肺泡表面活性物质含量低,易患呼吸窘迫综合征。

12. 测量血压　参考婴幼儿血压测量方法,可应用监听式超声多普勒诊断仪或简易潮红法测量。

13. 测量体重　根据出生后 1 小时内的体重,将新生儿分为:

(1) 正常出生体重儿:BW≥2 500g 并≤4 000g 的新生儿。

(2) 低出生体重儿:BW<2 500g 的新生儿,其中 BW<1 500g 称为极低出生体重儿,BW<1 000g 称为超低出生体重儿。低出生体重儿中大多是早产儿,也有足月或过期小于胎龄儿。

(3) 巨大儿:BW>4 000g 的新生儿。

14. 测量身长　身长指头部、脊柱与下肢长度的总和。新生儿不能站立,故应仰卧位测量身长。出生时身长平均为 50cm。

15. 测量头围　头围指经眉弓上缘、枕骨结节左右对称环绕头一周的长度。头围的增长与脑和颅骨的生长有关。新生儿出生时头围平均 33~34cm。

16. 测量胸围　平乳头下缘经肩胛角下缘平绕胸一周的长度为胸围。胸围代表肺与胸廓的生长。出生时平均胸围 32cm,略小于头围 1~2cm。

二、头和颈部

(一) 头颅

17. 检查头颅大小和形状　观察有无水肿、血肿和损伤。触摸颅缝,包括额缝、冠状缝、矢状缝和人字缝。注意有无颅缝重叠或颅缝分开、颅骨软化或颅骨缺损。

18. 检查前囟的大小和张力。

(二) 眼

19. 让新生儿自然睁眼　如果哭闹或闭眼,可轻摇头部。

20. 粗略估计视力　通过新生儿眼球随光源或检查者运动来粗略估计视力。

21. 检查眼睑、眼球、结膜、巩膜、角膜等　观察眼的大小,双眼的距离,有无斜视、结膜充血、巩膜黄染、角膜混浊、分泌物。

22. 新生儿 3 周以上可做直接对光反射。

(三) 耳

23. 检查耳郭　注意有无先天性畸形,耳道处有无脓性分泌物。

24. 粗略估计听力　新生儿对声音可有眨眼或转头的表现,对击掌可有较强的反应。

(四) 鼻

25. 观察鼻外形和异常情况　注意有无畸形、鼻翼扇动、渗出物、呼吸受阻(用口呼吸)。

(五) 口

26. 观察唇、颊黏膜、早萌牙、牙龈、舌和咽部颈　检查有无唇裂、早萌牙、上皮珠、鹅口疮、溃疡、腭裂。检查舌的大小、位置和咽部。上皮珠是指在口腔上腭中线和齿龈部位,有黄白色、米粒大小的小颗粒,是由上皮细胞堆积或黏液腺分泌物积留形成,俗称"马牙",数周后可自然消退属正常现象,不可挑破,以免发生感染。

(六) 颈

27. 完全暴露颈部　仰卧位时,新生儿颈部不易观察,可放一手在上背后面,轻轻地让头下垂,让颈部充分暴露。

28. 检查颈部活动和异常情况　包括包块、斜颈和运动受限。

29. 检查颈部抗力　颈部是否软,有无颈肌张力增高或弛缓。

30. 坐位时检查颈部肌力　握住婴儿双肩部,让其从卧位到坐位,正常婴儿头、颈和躯干应在一条线上保持 1 秒以上。

31. 触诊气管的位置。

32. 触诊颈部淋巴结　其部位同婴幼儿体检。

三、胸部

33. 观察胸部外形和对称性,包括乳房检查　新生儿为桶状胸,注意是否对称,有无凹陷。注意有无乳房增大、乳汁分泌和乳晕色素沉着。正常情况下,男女新生儿出生后 4~7 天均可有乳腺增大,如蚕豆或核桃大小,2~3 周消退。这与新生儿刚出生时体内存有一定量来自母体的雌激素、孕激素和催乳素有关。新生儿出生后体内的雌激素和孕激素很快消失,而催乳素却维持较长时间,故导致乳腺肿大。部分婴儿乳房甚至可分泌出少许乳汁,切忌挤压,以免感染。

34. 触诊心前区　正常新生儿偶可触及心前区搏动,但疑有心脏疾病时,应注意从心尖区开始,触诊肺动脉瓣区、主动脉瓣区、主动脉瓣第二听诊区和三尖瓣区。

35. 对称性叩诊双肺前、后和侧肺野。

36. 叩诊心脏相对浊音界　新生儿的心脏叩诊较难,通常用中指在第 4 肋间隙左乳线外 2cm 开始由外向内直接叩诊。

37. 对称性听诊双肺前、后和侧肺野　新生儿胸壁较薄,故呼吸音较成人强,新生儿呼吸音多是支气管呼吸音。新生儿出生时无呼吸困难的表现而闻及少量湿啰音,应视为正常。

38. 听诊心脏　新生儿心脏听诊同婴幼儿,包括心尖区、肺动脉瓣区、主动脉瓣区、主动脉瓣第二听诊区和三尖瓣区。新生儿平均心率为 120~140 次 / 分,可有短时减慢或加快,心率波动幅度大,但 90 次 / 分以下的心率应引起重视。新生儿出生时动脉导管未闭所致胸骨上部左缘的收缩期杂音常见,但其会在出生后第 2~3 天随着动脉导管自行闭合而消失。应注意右胸部的听诊,以免遗漏右位心的诊断。

四、腹部

39. 观察腹部外形、对称性和脐部　观察腹部外形、对称性、肠蠕动波、脐带脱落、脐疝、脐部渗出物和性质、脐轮红肿。

40. 触诊全腹部　轻柔触诊全腹部,注意有无包块。由于新生儿腹壁较薄,浅触诊较深触诊更易触及肝脏和脾脏,肝脏在右肋下 2cm,脾脏在左肋下 1cm 处触及均应视为正常。

41. 叩诊全腹部。

42. 听诊全腹部　注意肠鸣音是否活跃或减弱。

五、脊柱和四肢

脊柱和四肢的体位在一般检查中已述,重点检查如下。

43. 检查有无脑脊膜膨出。

44. 检查四肢有无畸形　如多指(趾)等。

45. 检查有无先天性髋关节脱位　如下肢不对称,且外展运动受限,应疑为先天性髋关节脱位,此时需检查新生儿先天性髋关节脱位三联征,即 Galeazzi 征、Barlow 征、Ortolani 征。

Galeazzi 征:儿童取仰卧位,使其双脚并拢,足底踩在检查桌上,允许髋关节和膝关节屈曲。检查双膝的相对高度。如果一侧膝关节位置较低,应怀疑可能继发于同侧的髋关节脱位、先天性短股骨或者两者均存在,即 Galeazzi 征阳性。

Barlow 征:屈曲下肢使髋关节及膝关节均呈 90°,检查者抓住下肢,拇指位于股内侧中部,示指跨过大转子。将膝关节转向中线并轻轻向后压向检查桌。感觉是否有不稳定的股骨头滑过髋臼后缘脱出关节窝而发出的"弹响",即 Barlow 动作。

Ortolani 征:即将股骨头复位进髋臼的标志。当检查者轻柔地向上压大转子并向前推股骨头,同时外展髋关节(膝关节向外)。"弹响"提示髋关节复位回关节囊。同样的方法检查另一条腿。

Barlow 征和 Ortolani 征用于测定髋关节的稳定性,必须是在婴儿放松时进行。应当注意的是,将股骨头从关节窝推进退出会损坏关节软骨,无论在任何一侧感受到弹响,均应避免重复检查,在存在疑问时,需及时求助于专科医师进一步评估。

46. 检查上肢肌张力(前臂回缩)　新生儿于仰卧位,检查者用手拉直自然弯曲的前臂,然后放手,若新生儿前壁立刻回复到先前弯曲的位置,即为正常。

47. 检查下肢肌张力(腘窝角)　新生儿于仰卧位,其骶骨接触检查台面,髋关节屈曲,检查者一手握住新生儿的两小腿,上提并测量大腿与小腿之间的角度(腘窝角),正常为80°~90°。

六、外生殖器

48. 观察外生殖器的发育　注意有无畸形、肿胀、损伤或感染。

(一)男性

49. 检查阴茎　检查有无包茎和尿道下裂。

50. 检查睾丸　检查双侧睾丸是否下降。

51. 检查阴囊　检查阴囊有无肿大。

(二)女性

49. 检查大小阴唇　注意大阴唇有无遮盖小阴唇。

50. 检查处女膜　注意处女膜有无畸形和损伤。

51. 检查阴道前庭　注意阴道前庭有无分泌物。部分女婴由于出生后来自母体的雌激素突然中断,出生后 5~7 天阴道流出少许血性或大量非脓性分泌物,可持续 1 周,这属于新生儿特殊的生理现象。

七、肛门和直肠

52. 检查肛门和肛周围区　注意有无肛门闭锁、肛瘘、肛裂或肛周脓肿。对于新生儿,除非有明确临床指征,一般不检查直肠。

八、神经系统

新生儿出生时已具备多种暂时性原始反射,临床上常用的原始反射有觅食反射(rooting reflex)、吸吮反射(sucking reflex)、握持反射(grasp reflex)以及拥抱反射(embrace reflex)。在正常情况下,上述原始反射出生后数月自然消失。如上述反射减弱或消失,或数月后仍不消失,常提示有神经系统疾病或其他异常。此外,正常足月儿也可出现年长儿的病理性反射,如凯尔尼格征(Kernig sign)、巴宾斯基征(Babinski sign)和面神经叩击征(Chvostek sign)等,腹壁和提睾反射不稳定,偶可出现阵发性踝阵挛。早产儿神经系统成熟度与胎龄有关,胎龄越小,原始反射越难引出或反射不完全。新生儿的体位和肌张力前已述及。肌力可通过观察对称性的自主运动来评估。肌力与肌张力有关。

新生儿神经系统检查重点如下。

53. 觅食反射　当刺激颊部时即引出该反射,新生儿张嘴转向刺激方向。

54. 吸吮反射　当乳头或手指放入口腔内即引出该反射,新生儿开始吸吮。

55. 握持反射　当检查者将手指触及婴儿手掌时,新生儿即握住检查者手指。

56. 拥抱反射　将新生儿仰卧在检查台,头部伸出台边并用手托住,然后将新生儿头部突然下降几个厘米,新生儿会出现躯干伸直,双上肢对称性外展,手指张开,双腿轻微屈曲,然后双上肢收回胸前呈现拥抱动作。该反射也可通过拍击近头部的床垫而引出。

57. 非对称性紧张性颈反射　迅速将仰卧的新生儿头转向一侧,此时面部所向一侧的手臂和小腿即展开,另一侧的臂腿呈现屈曲状态。

58. 踏步反射　将新生儿扶为直立位,并让足底接触检查台面,身体略向前倾,此时表现踏步动作。

九、新生儿 Apgar 评分

59. Apgar 评分评估　新生儿 Apgar 评分是国际上公认的评价新生儿窒息的最简捷、实用的方法。Apgar 评分标准包括皮肤颜色(appearance)、心率(pulse)、对刺激的反应(grimace)、肌张力(activity)和呼吸(respiration)5 项指标,每项 0~2 分,总共 10 分(表 5-2-2)。分别于出生后 1、5、10 分钟进行。需复苏的新生儿到 15、20 分钟时仍需评分。Apgar 评分 8~10 分为正常,4~7 分为轻度窒息,0~3 分为重度窒息。1 分钟评分反映窒息严重程度,是复苏的依据;5 分钟评分反映了复苏的效果,有助于判断预后。

表 5-2-2　新生儿 Apgar 评分标准

体征	评分标准		
	0 分	1 分	2 分
皮肤颜色(A)	青紫或苍白	身体粉红,四肢青紫	全身红
心率(P)	无	<100 次 / 分	≥100 次 / 分
刺激反应(G)	无反应	有些动作,如皱眉	哭,喷嚏
肌张力(A)	松弛	四肢略屈曲	四肢活动
呼吸(R)	无	慢,不规则	正常,哭声响

附录:新生儿体格检查纲要

一、一般检查

1. 检查者应严格地洗手并保持双手温暖,必要时戴口罩。

2. 新生儿取仰卧位。

3. 检查时应让新生儿安静。

4. 保持室温温暖(25~30℃)。

5. 应使用较小的器械并保持温暖。

6. 检查动作应轻柔和迅速。

7. 观察外貌,注意神志、反应、发育、营养和仰卧时的体位。

8. 观察全身皮肤。

9. 测量体温(皮温或肛温)。

10. 触诊脉搏。

11. 测量呼吸频率。

12. 测量血压。

13. 测量体重。

14. 测量身长。

15. 测量头围。

16. 测量胸围。

二、头和颈部

（一）头颅

17. 检查头颅大小和形状。

18. 检查前囟的大小和张力。

（二）眼

19. 让新生儿自然睁眼。

20. 粗略估计视力。

21. 检查眼睑、眼球、结膜、巩膜、角膜等。

22. 新生儿 3 周以上可做直接对光反射。

（三）耳

23. 检查耳郭。

24. 粗略估计听力。

（四）鼻

25. 观察鼻外形和异常情况。

（五）口

26. 观察唇、颊黏膜、早萌牙、牙龈、舌和咽部颈。

（六）颈

27. 完全暴露颈部。

28. 检查颈部活动和异常情况。

29. 检查颈部抗力。

30. 坐位时检查颈部肌力。

31. 触诊气管的位置。

32. 触诊颈部淋巴结。

三、胸部

33. 观察胸部外形和对称性,包括乳房检查。

34. 触诊心前区。

35. 对称性叩诊双肺前、后和侧肺野。

36. 叩诊心脏相对浊音界。

37. 对称性听诊双肺前、后和侧肺野。

38. 听诊心脏。

四、腹部

39. 观察腹部外形、对称性和脐部。

40. 触诊全腹部。
41. 叩诊全腹部。
42. 听诊全腹部。

五、脊柱和四肢

43. 检查有无脑脊膜膨出。
44. 检查四肢有无畸形。
45. 检查有无先天性髋关节脱位。
46. 检查上肢肌张力（前臂回缩）。
47. 检查下肢肌张力（腘窝角）。

六、外生殖器

48. 观察外生殖器的发育。

（一）男性

49. 检查阴茎。
50. 检查睾丸。
51. 检查阴囊。

（二）女性

49. 检查大小阴唇。
50. 检查处女膜。
51. 检查阴道前庭。

七、肛门和直肠

52. 检查肛门和肛周围区。（除非有明确临床指征,新生儿一般不检查直肠。）

八、神经系统

53. 觅食反射。
54. 吸吮反射。
55. 握持反射。
56. 拥抱反射。
57. 非对称性紧张性颈反射。
58. 踏步反射。

九、新生儿 Apgar 评分

59. Apgar 评分评估。

（王涛　熊茂琦）

第六章 标准化病人问诊示范案例

问诊是医师通过对病人或相关人员的系统询问获取病史资料,经过综合分析而作出临床判断的一种诊法。问诊是病史采集的主要手段。根据问诊的临床情境和目的的不同,大致可以分为全面系统问诊和重点问诊。全面系统问诊一般针对住院病人,是重点问诊的基础,也是问诊学习的起点。教学和考核目标包括问诊内容和问诊技巧两大部分。

本章中所列举的案例均适用于全面系统问诊的教学和考核,问诊时长一般为30~45min,模拟场景为住院部病房。

示范案例包括基本情况、任务简介、病例摘要、标准化病人培训材料、评分表(问诊内容评分表和问诊技巧评分表)五大部分。其中问诊内容评分表评分条目数量不定,一般为40~55条。问诊技巧评分表为统一的等级评分量表,涉及评分项目18~20个,每个项目1~5分,技巧总分为80~100分,具体评分标准详见第二章第二节"问诊技巧及评分标准"。

第一节 腹痛案例

(一)基本情况

1. 临床情境 门诊/病房。

2. 病人就诊状态 体型消瘦,精神稍萎靡,略显疲惫。

3. 道具 相关的药盒若干。

4. 教学/考试时间 30~45分钟。

(二)任务简介

男性病人,38岁,省科分院生物所副研究员。因"腹痛"就诊。

生命体征:T 36.5℃,P 72次/分,R 20次/分,BP 120/80mmHg。

请在45分钟内完成病史采集。

(三)病例摘要

1. 主诉 反复上腹痛4年,黑便1年,呕吐3个月。

2. 现病史 4年前因饮食不节,工作劳累出现上腹疼痛,为剑突下烧灼样疼痛或钝痛,不伴反酸、呃气,疼痛牵扯至背心,多于餐后或夜间发生,尚可忍受,每次进食或热饮后减轻,发作持续半个月左右好转,未治。此后每年有类似的发作4~5次,诱因相同,经休息、饮食节制(如软食及清淡饮食)后好转。2年前曾在我院就诊,胃镜检查未从,服用"复方氢氧化铝(胃舒平)"3片/次,6~7次/天后好转,1个月后自行停药。1年前上腹痛复发,发现黑便每天1次,每次量约250g,在市第一医院诊断为"上消化道出血",经休息、输液、口服"复方氢氧化铝(胃舒平)"等治疗1周后出院,继续服用"复方氢氧化铝(胃舒平)"3片/次,6~7次/天,治疗2~3个月,未再复发。3个月前因科研任务繁重,经常熬夜,生活不规律,上腹痛再发,以胀痛为主,伴恶心,曾呕吐食糜2次,带宿食味,量大。经市第一医院门诊用"枸橼酸铋钾

（丽珠得乐冲剂）"1 包 / 次,4 次 / 天,后略有好转,但症状仍存,虑及病变恶化,有无肿瘤及是否应做检查及手术等而来诊。

发病以来,体重下降 5kg,食纳减退,从原每天 400g 减至 200g,体软乏力,但尚能坚持工作。

3. 既往史　22 年前患"黄疸型肝炎",住杭州传染病院治疗 1 个月而愈,此后每年复查肝功能 1 次,共 3 年均正常。4 年前因"阑尾炎"住市第三医院手术治疗,1 周后出院。对"磺胺类药物"过敏,用后左手尺侧出现固定药疹,瘙痒。6 年前单位集体进行乙肝疫苗接种,无不良反应。余无特殊罹患。

4. 系统回顾　病人因近视、散光于 20 年前始戴眼镜至今。

平时偶饮食不节腹泻、黄水样便,未治。

8 年前因便血检查为痔,经中医"枯痔法"治疗而愈。

5. 个人史　出生杭州,自幼当地念书,12 年前浙江大学研究生毕业后来四川省。在省科分院生物所工作,科研任务重,常熬夜、出差。在实验室工作,无毒物接触史,嗜烟 10 年,10 支 / 天,偶饮酒,50ml/ 次,3 年前因胃疾而停止。

6. 婚姻史　结婚 10 年。爱人 36 岁体健,偶尔失眠,在同一单位工作,住单位宿舍,生活条件尚好。

7. 家族史　父亲 66 岁,患"低血压"已 2 年,浙医大门诊治疗;母亲 60 岁,患"冠心病",亦在浙医大门诊治疗。有一女 9 岁,体健,无特殊罹患。

（四）标准化病人培训材料

我这 4 年来,反复上腹疼痛,多于劳累或不规律饮食后发作,疼痛为烧灼样疼痛或钝痛,牵扯至背心,但可以忍受。经常在餐后或夜间发生,进食或热饮后可缓解。没有反酸、嗳气。发作持续半个月左右好转,每年发作 4~5 次。2 年前我到这家医院看病,医生要求我去做胃镜检查,但是因为工作忙,我就没有做。医生还给我开了"胃舒平",每次吃 3 片,每天 6~7 次,有效果,之后我又坚持吃了 1 个月,自己把药停了。1 年前我的上腹疼痛又复发了,每天都会解一次黑色的大便,像柏油一样,每次量约 250g,于是去了市第一医院住院,住了一个星期,据说是"上消化道出血",休息、输液、吃"胃舒平"等就好了。出院以后继续服用"胃舒平"3 片 / 次,6~7 次 / 天,治疗 2~3 个月,未再复发。3 个月前我因科研任务繁重,经常熬夜,生活不规律,上腹疼痛再发,伴恶心,曾呕吐 2 次,都是之前吃进去的东西,量比较大。市第一医院门诊开了"丽珠得乐冲剂",每次 1 包,每天 4 次,有一点点效果,但没有完全好,我害怕病变恶化变成胃癌,考虑可能要检查和手术所以又来这家医院看病。

得病这 4 年以来,胃口都不好,食量只有原来的一半,瘦了 5kg,体软乏力,但是基本还可以坚持上班。大小便正常。

过去身体还可以。22 年前曾经得过"黄疸型肝炎",在杭州传染病院治疗了 1 个月,痊愈出院,此后每年复查肝功能 1 次,共 3 年均正常。4 年前因"阑尾炎"住市第三医院手术,1 周后出院。对"磺胺"过敏,吃了以后左手小拇指这一侧会起红色的疹子,伴瘙痒。6 年前单位集体进行乙肝疫苗接种,无不良反应。因为近视、散光戴眼镜已经 20 年了。平时偶尔还会因为饮食不规律,有点儿拉肚子,解黄色稀水便,没有特别治疗过。8 年前因便血检查为"痔疮",经中医"枯痔法"治疗而愈。

我出生于杭州,自幼当地念书,12 年前浙江大学研究生毕业后来四川省。在省科分院生物所工作,因科研任务重,常常熬夜和出差。平时在实验室工作,但不会接触有毒有害物品。家庭居住环境尚好。吸烟10年了,每天10支左右。逢年过节偶尔喝点酒,每次不超过50ml,3年前因胃病戒酒了。

我已经结婚10年了。爱人36岁,身体健康,偶尔失眠。

父亲66岁,患"低血压"已2年,浙医大门诊治疗;母亲60岁,患"冠心病",亦在浙医大门诊治疗。我有1个女儿,9岁,身体健康。

(五)评分表

1. 问诊内容及评分项目 见表6-1-1。

表6-1-1 腹痛案例问诊内容及评分项目

评分条目		分值
(一)引言		
1.	自我介绍	1分
2.	讲明自己的身份与职责	1分
3.	核实病人姓名,礼貌称呼病人	1分
4.	询问病人年龄、住址	1分
(二)主诉现病史		
5.	主诉:上腹痛	1分
6.	发病时间:4年,加重3个月	1分
7.	性质:烧灼痛、钝痛、胀痛	1分
8.	部位:上腹部,剑突下	1分
9.	放射部位:背心	1分
10.	频率:每年4~5次,每次半个月左右	1分
11.	节律:多于餐后或夜间	1分
12.	缓解因素:休息、饮食控制及热饮	1分
13.	加重因素:劳累、饮食失节等	1分
14.	病情进展情况:近3个月来因熬夜及劳累而加重	1分
15.	伴随症状1:黑便,1年前,每天1次,每次量约250g	1分
16.	伴随症状2:呕吐2次,3个月前,量大,为食糜	1分
17.	诊治经过1:2年前曾在我院就诊	1分
18.	嘱做胃镜检查,未从	1分
19.	服用复方氢氧化铝(胃舒平)3片/次,6~7次/天后好转,1个月后自行停药	1分

	评分条目	分值
20.	诊治经过 2:1 年前市第一医院诊断为"上消化道出血"	1分
21.	经休息、输液、"胃舒平"等治疗 1 周后好转出院	1分
22.	出院后继续服用"胃舒平"3 片 / 次,6~7 次 / 天,治疗 2~3 个月,未再复发	1分
23.	诊治经过 3:3 个月前市第一医院门诊	1分
24.	用"丽珠得乐冲剂"1 包 / 次,4 次 / 天,后略有好转,但症状仍存	1分
25.	一般情况:精神状态略差	1分
26.	一般情况:睡眠可	1分
27.	一般情况:食欲差,食量从 400g/ 天降至 200g/ 天	1分
28.	一般情况:小便无明显异常	1分
29.	一般情况:消瘦,体重下降 5kg	1分
（三）既往史		
30.	既往一般健康状况:良好	1分
31.	疾病史:22 年前患"黄疸型肝炎",杭州市传染病院住院 1 个月而愈	1分
32.	手术、外伤或意外事故史:4 年前"阑尾炎",市第三医院手术后 1 周而愈	1分
33.	预防接种史:6 年前做乙肝疫苗接种	1分
34.	过敏史:"磺胺"	1分
35.	左手尺侧固定药疹,伴瘙痒	1分
（四）系统回顾		
36.	眼:18 岁时始因近视散光配戴眼镜	1分
37.	消化系统:20 年来偶有饮食不节致腹泻、黄水样便,未治	1分
38.	消化系统:8 年前便血,诊断为"痔",中医用"枯痔法"治愈	1分
（五）个人史		
39.	生于杭州,自幼原籍念书	1分
40.	文化程度:12 年前研究生毕业	1分
41.	职业:省科分院工作,科研工作任务重、常出差、熬夜	1分
42.	无毒物接触史	1分
43.	吸烟史:嗜烟 10 年,平均 10 支 / 天	1分
44.	饮酒史:偶饮酒 50ml/ 次,3 年前因胃疾戒除	1分

续表

	评分条目	分值
（六）婚姻史		
45.	结婚 10 年,爱人 36 岁,偶尔失眠、余正常	1 分
（七）家族史		
46.	父亲:66 岁,杭州人,患低血压,浙医大治疗	1 分
47.	母亲:60 岁,杭州人,患冠心病,浙医大治疗	1 分
48.	女:9 岁,体健	1 分
（八）其他关心的问题		
49.	疾病对工作,前途的影响	1 分
50.	是否应做胃镜检查,是否应做手术?	1 分

2. 问诊技巧及评分项目　评分标准详见第二章第二节"问诊技巧及评分标准"。本案例见表 6-1-2。

表 6-1-2　腹痛案例问诊技巧及评分项目

评分条目	分值	评分条目	分值
1. 组织安排	1~5 分	10. 仪表礼节	1~5 分
2. 时间顺序	1~5 分	11. 友善的举止	1~5 分
3. 过渡语言	1~5 分	12. 赞扬与鼓励	1~5 分
4. 问诊进度	1~5 分	13. 病人的看法	1~5 分
5. 问题类型	1~5 分	14. 关心疾病的影响	1~5 分
6. 重复提问	1~5 分	15. 关心支持和帮助的来源	1~5 分
7. 归纳小结	1~5 分	16. 关心病人的期望	1~5 分
8. 避免医学术语	1~5 分	19. 鼓励病人提问	1~5 分
9. 引证核实	1~5 分	20. 结束语	1~5 分

（贺漫青　肖然）

第二节　血尿案例

（一）基本情况

1. 临床情境　门诊 / 急诊 / 病房。

2. 病人就诊状态　急性病容,神情痛苦,情绪焦虑。

3. 道具　无。

4. 教学 / 考试时间　30~45 分钟。

（二）任务简介

男性病人,59 岁,退休人员。因"血尿"就诊。

生命体征:T 36.5℃,P 88 次 / 分,R 22 次 / 分,BP 105/86mmHg。

请在 45 分钟内完成病史采集。

（三）病例摘要

1. 主诉　血尿 6 月余,加重 1 周。

2. 现病史　病人 6 个多月前无明显诱因出现血尿,小便全过程为鲜红色,每月 1 次,自行缓解。1 周前无明显诱因出现血尿频率增加,每天 1 次,伴排尿困难、尿频,每天排尿 10 余次,无尿量改变,无发热、头痛,无尿痛,无黑便、便血,无皮肤瘀点、瘀斑。未就诊,未使用药物。

发病以来,精神一般,睡眠质量佳,食欲正常,体重半年下降 5kg,小便如上所述,大便无异常。

3. 既往史　既往体健,20 年前于长沙市某三甲医院行"胆囊切除术"。余无特殊罹患。否认结核等传染病病史。按计划免疫接种。否认药物食物过敏史。

4. 系统回顾　近 1 年左耳听力较以往下降。

5. 个人史　出生于湖南长沙,现常居湖南长沙。已退休,退休前为当地高中保安,工作条件良好,经济状况一般,湖南省医保。吸烟 30 年,每天半包(每包 20 支)。饮茶 30 年,每天饮淡茶 1 500ml。

6. 婚姻史　已婚,结婚 38 年,妻子 60 岁,健康状况良好,夫妻关系良好,性生活状况良好,育有 1 子。

7. 家族史　父亲已故,65 岁因"膀胱癌"去世。母亲 82 岁,健康状况良好。儿子 37 岁,健康状况良好。叔叔已故,68 岁因"结肠癌"去世。

（四）标准化病人培训材料

我 6 个多月前无缘无故地出现血尿,小便全过程为鲜红色尿,每月 1 次,没管它,自己就好了。1 周前每天都出现 1 次血尿,而且开始出现解小便很费力和小便次数增加的情况,每天小便 10 多次。一直没到医院看病,也没吃药。从出现血尿开始,精神一般,睡眠还可以,食欲也正常,这半年体重半年下降了 5kg。

我从小到大身体都比较健康。20 年前在长沙市某三甲医院做了"胆囊切除术"。按时打了预防针。没出现过药物、食物过敏。最近 1 年自我感觉左耳的听力有点儿下降,但是不影响日常生活,所以也没有进一步检查。

我从出生到现在一直在湖南长沙。退休前是在当地高中当保安,工作条件良好,经济状况一般,有湖南省医保。抽烟 30 年,每天半包(每包 20 支)。平时饮食清淡,喜欢喝茶,已经饮茶 30 年,每天饮淡茶 1 500ml。

结婚 38 年了,妻子 60 岁,健康状况良好,夫妻关系良好,性生活状况良好,育有 1 子。

父亲 65 岁的时候因"膀胱癌"去世。母亲现在 82 岁,健康状况良好。儿子 37 岁,健康状况良好。叔叔 68 岁的时候因"结肠癌"去世。

（五）评分表

1. 问诊内容及评分项目　见表 6-2-1。

表 6-2-1　血尿案例问诊内容及评分项目

评分条目		分值
（一）引言		
1.	自我介绍	1 分
2.	讲明自己的身份与职责	1 分
3.	核实病人姓名，礼貌称呼病人	1 分
4.	询问病人的年龄、住址	1 分
（二）主诉现病史		
5.	主诉：血尿 6 个月余，加重 1 周	1 分
6.	起病情况：缓慢起病	1 分
7.	诱因：无明显诱因	1 分
8.	小便颜色：鲜红色	1 分
9.	小便时血尿出现时间：全程血尿	1 分
10.	小便量：无明显变化	1 分
11.	持续时间：间断发作	1 分
12.	发作频率：1 个月 1 次，近 1 周每天 1 次	1 分
13.	加重因素：无明显加重因素	1 分
14.	缓解因素：自行缓解	1 分
15.	演变发展情况：6 个多月前，最初 1 个月 1 次血尿，自行缓解，近 1 周来，每天 1 次血尿	1 分
16.	伴随症状 1：尿频 1 周，每天 10 余次	1 分
17.	尿频与饮水量无关，无明显加重或缓解因素	1 分
18.	伴随症状 2：排尿困难 1 周	1 分
19.	排尿困难无明显加重或缓解因素	1 分
20.	阴性症状 1：无发热	1 分
21.	阴性症状 2：无头痛	1 分
22.	阴性症状 3：无尿痛	1 分
23.	阴性症状 4：无黑便、便血	1 分
24.	阴性症状 5：无皮肤瘀点、瘀斑	1 分
25.	诊疗经过：未就诊，未使用药物	1 分
26.	一般情况：精神一般	1 分

	评分条目	分值
27.	一般情况:睡眠质量佳	1分
28.	一般情况:食欲正常	1分
29.	一般情况:体重半年下降 5kg	1分
30.	一般情况:小便如上所述,大便无异常	1分
（三）既往史		
31.	既往一般健康状况:良好	1分
32.	疾病史:无	1分
33.	传染病史:无结核、乙肝等传染病史	1分
34.	手术、外伤或意外事故史:有手术史,无外伤史	1分
35.	食物、药物或环境因素过敏史:无	1分
36.	20 年前于长沙市某三甲医院行"胆囊切除术"	1分
（四）系统回顾		
37.	神经精神系统:左耳听力较以往下降	1分
（五）个人史		
38.	出生地与长期居留地:出生于湖南长沙,常居于湖南长沙	1分
39.	学历:初中	1分
40.	职业与工作条件:已退休,退休前为当地高中保安,工作条件良好	1分
41.	经济状况:经济状况一般,湖南省医保	1分
42.	个人爱好:饮茶 30 年,每天饮淡茶 1 500ml	1分
43.	吸烟史:吸烟 30 年,每天半包(每包 20 支)	1分
44.	婚姻史:已婚,结婚 38 年,妻子 60 岁,健康状况良好,夫妻关系良好,性生活状况良好,育有 1 子	1分
（六）家族史		
45.	父亲:已故,65 岁因"膀胱癌"去世,生前无其他疾病	1分
46.	母亲:82 岁,健康状况良好	1分
47.	儿子:37 岁,健康状况良好	1分
48.	叔叔:已故,68 岁因"结肠癌"去世	1分
（七）其他关心的问题		
49.	这个病是不是癌症?	1分
50.	这个病需不需要手术?	1分

2. 问诊技巧及评分项目　评分标准详见第二章第二节"问诊技巧及评分标准"。本案例见表 6-2-2。

表 6-2-2　血尿案例问诊技巧及评分项目

评分条目	分值	评分条目	分值
1. 组织安排	1~5 分	10. 仪表礼节	1~5 分
2. 时间顺序	1~5 分	11. 友善的举止	1~5 分
3. 过渡语言	1~5 分	12. 赞扬与鼓励	1~5 分
4. 问诊进度	1~5 分	13. 病人的看法	1~5 分
5. 问题类型	1~5 分	14. 关心疾病的影响	1~5 分
6. 重复提问	1~5 分	15. 关心支持和帮助的来源	1~5 分
7. 归纳小结	1~5 分	16. 关心病人的期望	1~5 分
8. 避免医学术语	1~5 分	19. 鼓励病人提问	1~5 分
9. 引证核实	1~5 分	20. 结束语	1~5 分

（周舟　肖然）

第三节　少 尿 案 例

（一）基本情况

1. 临床情境　门诊 / 急诊 / 病房。

2. 病人就诊状态　急性病容,神情痛苦,情绪焦虑。

3. 道具　无。

4. 教学 / 考试时间　30~45 分钟。

（二）任务简介

女性病人,26 岁,幼师。因"咽痛"就诊。

生命体征:T 36.8℃,P 86 次 / 分,R 22 次 / 分,BP 143/98mmHg。

请在 45 分钟内完成病史采集。

（三）病例摘要

1. 主诉　咽痛 19d,少尿 7d。

2. 现病史　病人 19d 前患"感冒",咽痛,自服"感冒灵"后缓解。7 天前突发少尿,每天小便 2~3 次,24 小时小便量为 200~300ml,小便呈洗肉水颜色,泡沫多。无明显加重或缓解因素。伴头晕、头痛、颜面水肿、双下肢水肿。无发热、尿急、尿痛、排尿困难。

患病以来,精神差,睡眠差,食欲不佳,大便无异常,小便情况如前述,体重增加 2kg。

3. 既往史　既往体健。无慢性疾病史,无结核等传染病史,无手术、外伤或意外事故史。按计划免疫接种。否认药物食物过敏史。

4. 系统回顾 无特殊。

5. 个人史 出生于四川广元,现常居四川成都。职业为幼儿教师,经济状况一般,有医疗保险。居住和工作环境良好,否认有毒、有害物质接触史。无烟、酒嗜好。

6. 婚姻史 未婚。

7. 月经史与生育史 12岁初潮,行经期6天,间隔30天,末次月经时间14天前,月经量、色等无异常,无痛经。未育。

8. 家族史 父亲50岁,体健。母亲49岁,体健。无家族遗传病史。

(四)标准化病人培训材料

我19天前"感冒",嗓子痛,自己买的"感冒灵"吃,吃了就好了。7天前突然发现尿很少,每天小便2~3次,24小时小便量为200~300ml,小便呈洗肉水颜色,泡沫多。没有加重或缓解,一直那样。还有头晕、头痛、颜面水肿、双下肢水肿。无发热、尿急、尿痛、排尿困难。发病以来,精神比以前差,睡眠也差,不想吃东西,大便无异常,体重增加2kg。

我从小到大身体都比较健康。没生过大病,也没有做过手术。按时打了预防针。

我出生于四川广元,现常居四川成都。目前职业是幼儿教师,经济状况一般,有医疗保险。居住和工作环境良好,不接触有毒、有害物质。不抽烟、不喝酒。

未婚未育。12岁初潮,行经期6天,间隔30天,末次月经时间为14天前,月经量、色等无异常,无痛经。

家中父母身体都好,父亲50岁,母亲49岁。

(五)评分表

1. 问诊内容及评分项目 见表6-3-1。

表 6-3-1 少尿案例问诊内容及评分项目

评分条目		分值
(一)引言		
1.	自我介绍	1分
2.	讲明自己的身份与职责	1分
3.	核实病人姓名,礼貌称呼病人	1分
4.	问清年龄、住址	1分
(二)主诉现病史		
5.	主诉1:咽痛	1分
6.	病程:19天	1分
7.	起病情况:急性起病	1分
8.	诱因:19天前曾患"感冒"	1分
9.	主诉2:少尿	1分
10.	病程:7天	1分
11.	起病情况:急性起病	1分

续表

	评分条目	分值
12.	诱因:无明显诱因	1分
13.	小便频率:每天 2~3 次	1分
14.	小便量:24 小时小便量为 200~300ml	1分
15.	小便性质:洗肉水颜色,多泡沫	1分
16.	加重因素:无明显加重因素	1分
17.	缓解因素:无明显缓解因素	1分
18.	演变发展情况:无明显加重和缓解	1分
19.	伴随症状 1:头晕、头痛 7 天	1分
20.	伴随症状 2:颜面水肿 7 天	1分
21.	伴随症状 3:双下肢水肿 7 天	1分
22.	阴性症状 1:无发热	1分
23.	阴性症状 2:无尿急	1分
24.	阴性症状 3:无尿痛	1分
25.	阴性症状 4:无排尿困难	1分
26.	诊疗经过 1:"感冒"后自服"感冒灵",咽痛缓解	1分
27.	诊疗经过 2:出现少尿未就诊、未治疗	1分
28.	一般状况:精神差	1分
29.	一般状况:睡眠差	1分
30.	一般状况:食欲不佳	1分
31.	一般状况:大便无异常,小便情况如前述	1分
32.	一般状况:体重 7 天内增加 2kg	1分
(三)既往史		
33.	既往一般健康状况:良好	1分
34.	疾病史:无	1分
35.	传染病史:无结核等传染病史	1分
36.	手术、外伤或意外事故史:无	1分
37.	食物、药物或环境因素过敏史:无	1分
38.	计划免疫接种史:按计划接种	1分
(四)系统回顾		
39.	泌尿系统:无	1分

续表

评分条目		分值
（五）个人史		
40.	出生地与长期居留地:出生于四川广元,现常居四川成都	1分
41.	经济状况:经济状况一般,有医疗保险	1分
42.	有毒、有害物质接触史:无	1分
43.	吸烟史:无	1分
44.	饮酒史:无	1分
45.	婚姻史:未婚	1分
（六）家族史		
46.	父亲:50岁,体健	1分
47.	母亲:49岁,体健	1分
48.	家族遗传病史:无	1分
（七）其他关心问题		
49.	会有后遗症吗?	1分
50.	这个病严重吗?	1分

2. 问诊技巧及评分项目　评分标准详见第二章第二节"问诊技巧及评分标准"。本案例见表6-3-2。

表6-3-2　少尿案例问诊技巧及评分项目

评分条目	分值	评分条目	分值
1. 组织安排	1~5分	10. 仪表礼节	1~5分
2. 时间顺序	1~5分	11. 友善的举止	1~5分
3. 过渡语言	1~5分	12. 赞扬与鼓励	1~5分
4. 问诊进度	1~5分	13. 病人的看法	1~5分
5. 问题类型	1~5分	14. 关心疾病的影响	1~5分
6. 重复提问	1~5分	15. 关心支持和帮助的来源	1~5分
7. 归纳小结	1~5分	16. 关心病人的期望	1~5分
8. 避免医学术语	1~5分	19. 鼓励病人提问	1~5分
9. 引证核实	1~5分	20. 结束语	1~5分

（周舟　肖然）

第四节 头 痛 案 例

（一）基本情况

1. 临床情境 门诊 / 病房。

2. 病人就诊状态 慢性病容,情绪焦虑。

3. 道具 无。

4. 教学 / 考试时间 30~45 分钟。

（二）任务简介

女性病人,17 岁,高中生。因"头痛"就诊。

生命体征:T 36.5℃,P 76 次 / 分,R 22 次 / 分,BP 103/78mmHg。

请在 45 分钟内完成病史采集。

（三）病例摘要

1. 主诉 头痛 1 年。

2. 现病史 病人 1 年多前感冒后出现头痛,后在学习压力增加、睡眠不好时也头痛。疼痛部位为左侧翼点,呈搏动性疼痛,疼痛程度(4~6)分 /10 分,疼痛持续时间 8~15 小时,疼痛频率 5 次 / 月,疼痛可放射至左侧头面部。休息及安静环境下症状可缓解,运动、学习及吵闹环境可加重头痛。伴恶心、畏光、头晕,无发热、眩晕、晕厥、呕吐、视力障碍。未就诊,自服"布洛芬缓释片",休息 24 小时后可缓解。

发病以来,精神一般、睡眠一般、食欲佳、二便无异常、体重无明显变化。

3. 既往史 既往体健。无慢性疾病史,无结核等传染病史,4 年前"胫骨骨折"于成都某三甲医院诊治复位,已痊愈。无颅脑外伤史。按计划免疫接种。否认药物食物过敏史。

4. 系统回顾 右眼近视 200 度,左眼近视 350 度。

5. 个人史 出生于四川成都,现常居四川成都。现为高三学生,经济状况一般,有医疗保险。居住和学习环境良好,否认有毒、有害物质接触史。无烟、酒嗜好。常服用布洛芬。

6. 婚姻史 未婚。

7. 月经史与生育史 11 岁初潮,行经期 6 天,间隔 30 天,末次月经时间 7 天前,月经量、色等无异常,无痛经。未育。

8. 家族史 父亲 42 岁,体健。母亲 42 岁,体健。无家族遗传病史。

（四）标准化病人培训材料

我 1 年多前有次感冒后就出现头痛,从那以后每次学习压力增加、睡眠不好时就会出现头痛。每次都是左侧太阳穴痛,是搏动性疼痛,疼痛程度(4~6)分 /10 分,每次痛大概 8~15 小时,每个月痛 5 次左右,痛的时候左边整个头和脸都要跟着痛。休息一会儿或者到安静环境下就会好一点,稍微运动一下、学习或者到吵闹环境中就会加重。痛的时候还有恶心、畏光、头晕的症状。从来没去医院看过,自己买"布洛芬缓释片"吃,吃完休息 1 天就好了。平时精神一般、睡眠一般、食欲还可以、大小便无异常、体重无明显变化。

身体一直不错。4 年前"胫骨骨折",在成都某三甲医院进行复位,现在已经好了。右眼近视 200 度,左眼近视 350 度。按时打了预防针。没有啥东西过敏。

我从出生就一直在四川成都。现在是高三学生,经济状况一般,有医疗保险。居住和学习环境还可以,不接触有毒、有害物质。不抽烟、不喝酒,只是常吃布洛芬。

未婚未育。11 岁初潮,行经期 6 天,间隔 30 天,末次月经时间 7 天前,月经量、色等无异常,无痛经。

家中父母身体都好,父亲 42 岁,母亲 42 岁。无家族遗传病史。

(五)评分表

1. 问诊内容及评分项目　见表 6-4-1。

表 6-4-1　头痛案例问诊内容及评分项目

评分条目		分值
(一)引言		
1.	自我介绍	1 分
2.	讲明自己的身份与职责	1 分
3.	核实病人姓名,礼貌称呼病人	1 分
4.	问清年龄、住址	1 分
(二)主诉现病史		
5.	主诉:头痛	1 分
6.	病程:1 年余	1 分
7.	起病情况:缓慢起病	1 分
8.	诱因:学习压力增加、睡眠不好	1 分
9.	疼痛部位:左侧翼点	1 分
10.	疼痛性质:搏动性	1 分
11.	疼痛程度:(4~6)分 /10 分	1 分
12.	疼痛频率:每个月 5 次左右	1 分
13.	持续时间:8~15 小时	1 分
14.	放射部位:左侧头面部	1 分
15.	缓解因素:休息及安静环境缓解	1 分
16.	加重因素:运动、学习及吵闹环境加重	1 分
17.	演变发展情况:1 年多前一次感冒后出现,后随着学习压力增加,头痛的次数、程度逐渐增加	1 分
18.	伴随症状 1:恶心,与头痛伴发,持续 1 年	1 分
19.	伴随症状 2:畏光,光线过强可使头痛程度增强,持续 1 年	1 分
20.	伴随症状 3:头晕,与头痛伴发,持续 1 年多	1 分

	评分条目	分值
21.	阴性症状1:无发热	1分
22.	阴性症状2:无眩晕	1分
23.	阴性症状3:无晕厥	1分
24.	阴性症状4:无呕吐	1分
25.	阴性症状5:无视物模糊	1分
26.	诊疗经过1:未就诊,自服"布洛芬缓释片",休息24小时后缓解	1分
27.	一般状况:精神一般	1分
28.	一般状况:睡眠一般	1分
29.	一般状况:食欲佳	1分
30.	一般状况:二便无异常	1分
31.	一般状况:体重无明显改变	1分
(三) 既往史		
32.	既往一般健康状况:良好	1分
33.	疾病史:无高血压等慢性疾病史	1分
34.	传染病史:无结核等传染病史	1分
35.	手术、外伤或意外事故史:4年前"胫骨骨折"于成都某三甲医院诊治复位,已痊愈;无颅脑外伤史	1分
36.	食物、药物或环境因素过敏史:无	1分
37.	计划免疫接种史:按计划接种	1分
(四) 系统回顾		
38.	眼:右眼近视200度,左眼近视350度	1分
(五) 个人史		
39.	出生地与长期居留地:出生于四川成都,现常居四川成都	1分
40.	经济状况:经济状况一般,有医疗保险	1分
41.	居住环境:学生宿舍,条件较佳	1分
42.	有毒、有害物质接触史:无	1分
43.	吸烟史:无	1分
44.	饮酒史:无	1分

续表

	评分条目	分值
45.	常用药物:布洛芬	1分
46.	婚姻史:未婚	1分
(六)家族史		
47.	父亲:42岁,体健	1分
48.	母亲:42岁,体健	1分
49.	家族遗传病史:无	1分
(七)其他关心问题		
50.	会不会是脑袋长了肿瘤?	1分

2. 问诊技巧及评分项目 评分标准详见第二章第二节"问诊技巧及评分标准"。本案例见表6-4-2。

表6-4-2 头痛案例问诊技巧及评分项目

评分条目	分值	评分条目	分值
1. 组织安排	1~5分	10. 仪表礼节	1~5分
2. 时间顺序	1~5分	11. 友善的举止	1~5分
3. 过渡语言	1~5分	12. 赞扬与鼓励	1~5分
4. 问诊进度	1~5分	13. 病人的看法	1~5分
5. 问题类型	1~5分	14. 关心疾病的影响	1~5分
6. 重复提问	1~5分	15. 关心支持和帮助的来源	1~5分
7. 归纳小结	1~5分	16. 关心病人的期望	1~5分
8. 避免医学术语	1~5分	19. 鼓励病人提问	1~5分
9. 引证核实	1~5分	20. 结束语	1~5分

(周舟 肖然)

第五节 发 热 案 例

(一)基本情况

1. 临床情境 门诊/急诊/病房。

2. 病人就诊状态 急性病容,神情痛苦,情绪焦虑。

3. 道具　无。

4. 教学／考试时间　30~45 分钟。

（二）任务简介

男性病人，35 岁，公务员。因"发热"就诊。

生命体征：T 39.2℃，P 90 次／分，R 22 次／分，BP 100/76mmHg。

请在 45 分钟内完成病史采集。

※ 病人本次就诊前，已于发热门诊就诊，已排除新型冠状病毒感染可能，以下不再重复进行相关问诊。

（三）病例摘要

1. 主诉　发热 3 天，咳嗽、咳痰 2 天。

2. 现病史　病人 3 天前淋雨受凉后发热，最高 39.4℃，持续高热，温水浴可减轻，但不能使体温恢复正常，外出受凉后加重。2 天前出现咳嗽、咳痰，铁锈色痰，痰量较少，约 100ml/ 天。伴寒战、四肢乏力，无心悸、呼吸困难、皮疹和关节痛。自行购买感冒药"酚麻美敏（泰诺）"，1 片／次，3 次／天，共服用 3 天，效果不佳。未至医院就诊。

发病以来，精神较差，睡眠差，食欲减退，每顿 100g 米饭减至 50g 稀粥，二便无异常，体重无明显变化。

3. 既往史　既往体健。20 岁时因"突发右下腹疼痛"就诊，市医院诊断为"急性阑尾炎"，手术治疗后恢复佳。余无特殊罹患。否认结核等传染病病史。按计划免疫接种。

4. 系统回顾　双眼近视，左眼 300 度，右眼 500 度。半年前有 1 次大便后滴鲜血，市医院诊断为"内痔"，予"痔疮栓"治疗，未再复发。

5. 个人史　出生于四川德阳，现常居四川成都。职业为公务员，经济状况良好，有医疗保险。居住和工作环境良好，否认有毒、有害物质接触史。工作压力比较大，常熬夜和加班。无烟酒嗜好，饮咖啡 10 多年，黑咖啡每天 1~2 杯。

6. 婚姻史　已婚，结婚 10 年，妻子 32 岁，健康状况良好，夫妻关系良好，性生活状况良好。

7. 家族史　父亲 60 岁，健康状况良好。母亲 62 岁，诊断"高血压" 20 年，长期服用"氨氯地平"，控制良好。儿子 2 岁，健康状况良好。余无直系兄弟姊妹。

（四）标准化病人培训材料

我 3 天前淋雨受凉后开始发热，第 2 天就开始咳嗽、咳痰，咳铁锈色痰，痰量较少，每天约 100ml。体温最高 39.4℃，一直不退，洗了温水澡后体温下降了些，后来外出受凉后又开始发热，发热的时候有寒战、四肢乏力。自己买了"泰诺"吃，1 次 1 片，1 天 3 次，吃了 3 天没啥效果。因为一直发热，感觉精神不好，也睡不好，不想吃东西。

我从小到大身体都比较健康。20 岁时做过阑尾炎手术，有近视（左眼 300 度、右眼 500 度），患过"内痔"，半年前有 1 次大便后滴鲜血。按时打过预防针。

我出生在四川德阳，现长期在成都。目前是公务员，经济状况还可以，有医疗保险。居住和工作环境还可以，没接触有毒、有害物质。工作压力比较大，晚上经常加班。不抽烟、不喝酒，喜欢喝咖啡，每天喝黑咖啡 1~2 杯，大概喝了 10 多年。

已婚 10 年，妻子 32 岁，健康状况良好，夫妻关系良好，性生活状况良好。

父亲 60 岁，身体好。母亲 62 岁，"高血压" 20 年了，长期服用"氨氯地平"，控制良好。

儿子 2 岁,健康。我没有兄弟姊妹。

（五）评分表

1. 问诊内容及评分条目　见表 6-5-1。

表 6-5-1　发热案例问诊内容及评分项目

评分条目		分值
（一）引言		
1.	自我介绍	1 分
2.	讲明自己的身份与职责	1 分
3.	核实病人姓名,礼貌称呼病人	1 分
4.	问清年龄、住址	1 分
（二）主诉现病史		
5.	主诉:发热	1 分
6.	病程:3 天	1 分
7.	起病情况:急性起病	1 分
8.	诱因:3 天前淋雨后受凉	1 分
9.	发热性质 1:持续高热	1 分
10.	发热性质 2:最高温度 39.4℃	1 分
11.	演变发展情况:3 天前淋雨几小时后体温突然升高至 39℃ 以上,之后持续高热	1 分
12.	加重因素:外出受凉	1 分
13.	缓解因素:温水浴后,体温短时间降低,但从未恢复正常	1 分
14.	伴随症状 1:咳嗽 2 天	1 分
15.	伴随症状 2:咳痰 2 天	1 分
16.	铁锈色痰,痰量较少,约 100ml/ 天	1 分
17.	伴随症状 3:体温升高时伴寒战	1 分
18.	伴随症状 4:四肢乏力	1 分
19.	阴性症状 1:无心悸	1 分
20.	阴性症状 2:无呼吸困难	1 分
21.	阴性症状 3:无皮疹	1 分
22.	阴性症状 4:无关节痛	1 分
23.	诊疗经过 1:自行购买感冒药,未去医院就诊	1 分
24.	诊疗经过 2:感冒药为 “泰诺”,1 片 / 次,3 次 / 天,共服用 3 天,效果不佳	1 分
25.	一般状况:精神较差	1 分
26.	一般状况:食欲减退,每顿 100g 米饭减至 50g 稀粥	1 分
27.	一般状况:二便无异常	1 分

续表

	评分条目	分值
28.	一般状况:体重无明显变化	1分
（三）既往史		
29.	既往一般健康状况:良好	1分
30.	疾病史:无	1分
31.	传染病史:无结核等传染病史	1分
32.	过敏史:无	1分
33.	手术、外伤或意外事故史:有手术史	1分
34.	20岁时,突发右下腹疼痛,市医院诊断急性阑尾炎,手术治疗,术后恢复佳	1分
（四）系统回顾		
35.	眼:近视,左眼300度,右眼500度	1分
36.	消化系:半年前有1次大便后滴鲜血	1分
37.	市医院诊断为"内痔",予"痔疮栓"治疗,未再复发	1分
（五）个人史		
38.	出生地与长期居留地:出生于四川德阳,现常居四川成都	1分
39.	经济状况:经济状况良好,有医疗保险	1分
40.	有毒、有害物质接触史:无	1分
41.	吸烟史:无	1分
42.	饮酒史:无	1分
43.	个人爱好:饮咖啡10多年,黑咖啡每天1~2杯	1分
44.	婚姻史:已婚,结婚10年,妻子32岁,健康状况良好,夫妻关系良好,性生活状况良好	1分
（六）家族史		
45.	父亲:60岁,健康状况良好	1分
46.	母亲:62岁,有"高血压"病史	1分
47.	母亲诊断"高血压"20年,长期服用"氨氯地平",控制良好	1分
48.	儿子2岁,健康状况良好	1分
（七）其他关心问题		
49.	需不需要住院?	1分
50.	会不会传染家里其他人?	1分

　　2. 问诊技巧及评分项目　评分标准详见第二章第二节"问诊技巧及评分标准"。本案例见表6-5-2。

表 6-5-2　发热案例问诊技巧及评分项目

评分条目	分值	评分条目	分值
1. 组织安排	1~5 分	10. 仪表礼节	1~5 分
2. 时间顺序	1~5 分	11. 友善的举止	1~5 分
3. 过渡语言	1~5 分	12. 赞扬与鼓励	1~5 分
4. 问诊进度	1~5 分	13. 病人的看法	1~5 分
5. 问题类型	1~5 分	14. 关心疾病的影响	1~5 分
6. 重复提问	1~5 分	15. 关心支持和帮助的来源	1~5 分
7. 归纳小结	1~5 分	16. 关心病人的期望	1~5 分
8. 避免医学术语	1~5 分	19. 鼓励病人提问	1~5 分
9. 引证核实	1~5 分	20. 结束语	1~5 分

（贺漫青　肖然）

第六节　胸痛案例

（一）基本情况

1. 临床情境　门诊 / 急诊 / 病房。

2. 病人就诊状态　慢性病人,情绪焦虑。

3. 道具　无。

4. 教学 / 考试时间　30~45 分钟。

（二）任务简介

女性病人,56 岁,退休教师。因"反复胸痛 6 年"就诊。

生命体征:T 36.5℃,P 70 次 / 分,R 20 次 / 分,BP 145/95mmHg。

请在 45 分钟内完成病史采集。

（三）病例摘要

1. 主诉　反复胸痛 6 年。

2. 现病史　病人 6 年前突发胸痛,为胸骨后紧缩、压榨样疼痛,放射至左肩和左上臂。情绪波动或体力活动易引发,每年发作 4~6 次,每次 3~5 分钟,疼痛较剧烈,评分 7 分 /10 分。情绪激动或快走等体力活动时加重,休息或使用"硝酸甘油"可缓解。其后症状逐渐加重,4 年前发作频率为每月 1~2 次,近半年来每月发作 4~6 次,但每次胸痛程度与持续时间变化不明显。发作时伴大汗淋漓和心悸。发作间隙完全正常。无咳嗽、呼吸困难;无头晕、黑矇、晕厥;无反酸、烧心。5 年前于区医院就诊,行心电图、胸部 X 线等检查未见异常,建议观察。4 年前社区医院就诊,检查心电图正常,建议发作时舌下含服"硝酸甘油",有效,后未再次就诊。

发病以来,精神尚可,情绪焦虑,睡眠差,食欲和进食一般,大小便基本如常,体重增加 3kg。

3. 既往史　既往体健。7 年前社区医院诊断"高血压",最高 140/90mmHg,因担心药物不良反应,自觉血压高才吃药,血压控制不佳。20 余年前骑自行车发生车祸,致"左肱骨骨折",省医院手术治疗后,已痊愈。否认药物食物过敏史。否认乙肝等传染病病史。按计划免疫接种。

4. 系统回顾　有时便秘,外出出差或旅游时明显,3~4 天解一次大便,大便干结,自服"麻仁丸"可缓解。

5. 个人史　出生湖北荆州,现居住于湖北武汉。已退休,原为小学老师,经济状况较好,有医疗保险。居住和工作环境良好,否认有毒、有害物质接触史。无烟酒嗜好。

6. 婚姻史　已婚,结婚 32 年,丈夫 55 岁,健康状况良好,夫妻关系良好。

7. 月经史与生育史　13 岁初潮,行经期 6 天,间隔 30 天,50 岁绝经,顺产 1 女,人工流产 1 次。

8. 家族史　父亲因"胃癌"已故 12 年。母亲 80 岁,有"高血压"30 年,长期服药,血压控制可。妹妹 50 岁,健康状况良好。女儿 20 岁,健康状况良好。

(四)标准化病人培训材料

我 6 年前开始有时会突发胸痛,为胸骨后紧缩、压榨样疼痛,牵扯至左肩和左上臂。每次情绪激动或体力劳动时就会发作,每年大概发作 4~6 次,每次持续 3~5 分钟,疼痛较剧烈,发作的时候就不能继续工作或劳动了。情绪激动或快走等体力劳动时加重,休息或吃"硝酸甘油"可缓解。症状逐年加重,4 年前发作频率为每月 1~2 次,近半年来每月发作 4~6 次,但每次胸痛程度与持续时间变化不明显。发作时除了疼痛,还会出大汗和心慌。但是不发作的时候完全和正常人一样。5 年前去社区医院看过,医生让做了"心电图、胸部 X 线"等检查,也没有看出什么问题,就没有开药,让我继续观察。4 年前发作得多了,又去了社区医院看病,当时还是检查了"心电图",也还是说正常的,医生给开了"硝酸甘油",让疼痛发作的时候舌下含服,每次含了就不疼了,所以就再也没有去过医院了。

发病以来,精神尚可,情绪焦虑,睡眠差,食欲和进食一般,大小便基本如常,体重增加 3kg。

过去我身体都还不错。7 年前因为"头晕",去社区医院看病,诊断了"高血压",最高 140/90mmHg,因担心药物不良反应,我一般只有觉得头晕或者测出来血压高才吃药,其他时候都不吃。20 多年前骑自行车发生过车祸,当时医生说"左肱骨骨折",在省医院做了手术就好了。另外,外出出差或旅游就容易便秘,3~4 天才解一次大便,而且很干结,吃点"麻仁丸"可缓解,所以没有去看过医生。没有食物药物过敏,也没有得过乙肝等传染病,按国家要求打过预防针。

出生在湖北荆州,现在居住在湖北武汉。以前是小学老师,现在已退休。经济状况还可以,有医疗保险。居住和工作环境良好,没有接触过有毒、有害物质。不抽烟,不喝酒。

已婚,结婚 32 年,丈夫 55 岁,健康状况良好,夫妻关系良好。第一次来月经 13 岁,既往月经正常,50 岁绝经。怀孕过 2 次,顺产了 1 个女儿,人工流产过 1 次。

父亲 12 年前因"胃癌"去世。母亲 80 岁,有"高血压",吃降压药 30 年了,目前身体还可以。有 1 个妹妹,50 岁,健康状况良好。女儿 20 岁,健康状况良好。

（五）评分表

1. 问诊内容及评分项目　见表 6-6-1。

表 6-6-1　胸痛案例问诊内容及评分项目

评分条目		分值
（一）引言		
1.	自我介绍	1 分
2.	讲明自己的身份与职责	1 分
3.	核实病人姓名,礼貌称呼病人	1 分
4.	问清年龄、住址	1 分
（二）主诉现病史		
5.	主诉:胸痛	1 分
6.	病程:6 年	1 分
7.	起病情况:反复间断发作	1 分
8.	诱因:情绪波动或体力劳动	1 分
9.	疼痛部位:胸骨后疼痛	1 分
10.	放射痛:左肩和左上臂	1 分
11.	疼痛性质:紧缩、压榨样疼痛	1 分
12.	频率:每年发作 4~6 次	1 分
13.	持续时间:每次 3~5 分钟	1 分
14.	疼痛程度:评分 7 分 /10 分	1 分
15.	加重因素:情绪激动、快走等体力劳动	1 分
16.	缓解因素:休息或使用"硝酸甘油"	1 分
17.	演变发展情况:逐渐加重	1 分
18.	描述 1:4 年前发作频率为每月 1~2 次,近半年来每月发作 4~6 次	1 分
19.	描述 2:每次胸痛程度与持续时间变化不明显	1 分
20.	发作间隙完全正常	1 分
21.	伴随症状 1:出汗 4 年,发作时大汗淋漓	1 分
22.	伴随症状 2:心悸 4 年,自觉心动过速	1 分
23.	阴性症状 1:无咳嗽、呼吸困难	1 分
24.	阴性症状 2:无头晕、黑矇、晕厥	1 分
25.	阴性症状 3:无反酸、烧心	1 分

	评分条目	分值
26.	诊疗经过 1:5 年前于社区医院就诊	1 分
27.	诊疗经过 2:行"心电图、胸部 X 线"等检查未见异常,建议观察	1 分
28.	诊疗经过 3:4 年前社区医院就诊	1 分
29.	诊疗经过 4:检查"心电图"正常,建议发作时舌下含服"硝酸甘油",有效,后未再次就诊	1 分
30.	一般状况:精神尚可	1 分
31.	一般状况:因担心胸痛发作,情绪焦虑,睡眠差	1 分
32.	一般状况:食欲和进食一般	1 分
33.	一般状况:二便无异常	1 分
34.	一般状况:体重增加 3kg	1 分
(三) 既往史		
35.	既往一般健康状况:良好	1 分
36.	疾病史:"高血压"7 年	1 分
37.	社区医院诊断"高血压"7 年,最高 140/90mmHg,用药不规律,控制不佳	1 分
38.	手术、外伤或意外事故史:20 余年前有骨折史	1 分
39.	20 余年前骑自行车发生车祸,致"左肱骨骨折",省医院手术治疗后,已痊愈	1 分
40.	传染病史:无乙肝等传染病史	1 分
41.	过敏史:无	1 分
(四) 系统回顾		
42.	消化系统:有时便秘,外出出差或旅游时明显,3~4 天解一次大便,大便干结,自服"麻仁丸"可缓解	1 分
(五) 个人史		
43.	吸烟史:无	1 分
44.	饮酒史:无	1 分
(六) 婚姻史		
45.	已婚,结婚 32 年,丈夫 55 岁,健康状况良好,夫妻关系良好	1 分
(七) 月经史与生育史		
46.	初潮 13 岁,绝经 50 岁,孕 2 产 1,人工流产 1 次	1 分
(八) 家族史		
47.	父亲:已故 12 年,70 岁时因胃癌离世	1 分

	评分条目	分值
48.	母亲:80岁,有"高血压"30年,长期服药,血压控制可	1分
49.	女儿20岁,健康状况良好	1分
(九)其他关心问题		
50.	需不需要手术治疗?	1分

2. 问诊技巧及评分项目　评分标准详见第二章第二节"问诊技巧及评分标准"。本案例见表6-6-2。

表 6-6-2　胸痛案例问诊技巧及评分项目

评分条目	分值	评分条目	分值
1. 组织安排	1~5 分	10. 仪表礼节	1~5 分
2. 时间顺序	1~5 分	11. 友善的举止	1~5 分
3. 过渡语言	1~5 分	12. 赞扬与鼓励	1~5 分
4. 问诊进度	1~5 分	13. 病人的看法	1~5 分
5. 问题类型	1~5 分	14. 关心疾病的影响	1~5 分
6. 重复提问	1~5 分	15. 关心支持和帮助的来源	1~5 分
7. 归纳小结	1~5 分	16. 关心病人的期望	1~5 分
8. 避免医学术语	1~5 分	19. 鼓励病人提问	1~5 分
9. 引证核实	1~5 分	20. 结束语	1~5 分

(贺漫青　肖然)

第七节　腹泻案例

(一)基本情况

1. 临床情境　门诊/急诊/病房。

2. 病人就诊状态　急性病容,神情痛苦,情绪焦虑。

3. 道具　无。

4. 教学/考试时间　30~45分钟。

(二)任务简介

女性病人,26岁,银行职员。因"腹泻"就诊。

生命体征:T 37.5℃,P 80次/分,R 18次/分,BP 110/76mmHg。

请在45分钟内完成病史采集。

※ 病人本次就诊前,已于发热门诊就诊,已排除新型冠状病毒感染可能,以下不再重复

进行相关问诊。

（三）病例摘要

1. **主诉**　腹泻8小时，发热2小时。

2. **现病史**　病人8小时前与朋友进食火锅、饮用大量冰啤酒后突发腹泻，前4小时为黄色稀糊样便，解3次，每次100~150ml；后4小时为黄色水样便，平均每半小时腹泻1次，每次200~300ml。进食早饭后症状加重。伴腹痛，起初为中上腹痛，后来为脐周痛。并伴呕吐未完全消化的食物5次。2小时前出现发热，最高38℃。无呕血、黑便、血便；无头晕、心悸、烦渴。未去医院，自服蒙脱石散2袋，无效。聚餐同伴无类似症状。

患病以来，精神、睡眠、食欲差，体力下降，小便如常，体重未测。

3. **既往史**　既往体健。2年前体检发现"甲状腺结节"，为甲状腺右叶结节，最大径约1cm，市级医院抽血查甲状腺功能正常，未治疗，未复查。7岁时被野狗咬伤，就近的诊所行"清创缝合"，并注射"狂犬病疫苗"，已痊愈。余无特殊罹患。无结核、乙肝等传染病病史。按计划免疫接种。15岁时吃小龙虾后，出现口唇和颜面部红肿、四肢红疹，考虑过敏，未就诊，未再次进食小龙虾。

4. **系统回顾**　容易患"口腔溃疡"，未就诊。

5. **个人史**　出生并长期居住于重庆。职业为银行职员，工作和居住环境良好，无有毒、有害物质接触史。经济状况好，有医保。喜辛辣刺激饮食，平均每周吃1次火锅。饮酒6年，逢聚餐饮啤酒，每个月2~3次，每次一般不超过1 000ml。不吸烟。

6. **婚姻史**　未婚。

7. **月经史与生育史**　12岁初潮，行经期6天，间隔30天，末次月经时间10天前，月经量、色等无异常，无痛经。未育。

8. **家族史**　父亲56岁，健康状况良好。母亲51岁，健康状况良好。

（四）标准化病人培训材料

我8小时前与朋友吃火锅并喝了大量冰啤酒，之后突然开始拉肚子，前4小时大便都为黄色稀糊，总共解了3次，每次100~150ml；后4小时大便为黄色稀水，平均每半小时拉1次，每次200~300ml。今天早上吃了早饭以后，感觉更严重了，开始出现了肚子痛，中上腹先痛，然后肚脐周围也痛。不舒服以来总共呕吐了5次，每次吐出来的都是没有消化完的食物残渣。2小时前感觉发热，自己测了体温，最高38℃。其他一起聚餐同伴都没有拉肚子，所以我想着自己吃点药，好了就不去医院了，所以吃了2袋蒙脱石散，但是没有什么效果。因为一直拉肚子，昨晚也没有睡好，现在感觉精神和体力差，没有食欲，不想吃东西。

我从小到大身体都比较健康。2年前体检发现"甲状腺结节"，为甲状腺右叶结节，最大径约1cm，市级医院抽血查甲状腺功能正常，就没有吃药，也没有再看过病。7岁时曾被野狗咬伤，就近的诊所行"清创缝合"，并注射"狂犬病疫苗"，现在已经好了。15岁时吃小龙虾后，出现口唇和颜面部红肿、四肢红疹，可能是过敏了，过了几天就自己好了，从此以后再也没有吃过小龙虾。平时容易长"口腔溃疡"，不知道需不需要去看看医生，反正没有治疗过。从小到大打过预防针。

我出生并居住在重庆。目前职业为银行职员，工作和居住环境良好，不接触有毒、有害物质。经济状况还可以，有医保。喜欢吃辣，平均每周吃1次火锅。只要和朋友聚餐，就会喝啤酒，饮酒有6年了，大概每个月喝2~3次，每次一般不超过1 000ml。不吸烟。

未婚未育。12 岁初潮,行经期 6 天,间隔 30 天,末次月经时间 10 天前,月经量、色等无异常,无痛经。

家中父母身体都好,父亲 56 岁,母亲 51 岁。

(五) 评分表

1. 问诊内容及评分项目　见表 6-7-1。

表 6-7-1　腹泻案例问诊内容及评分项目

评分条目		分值
(一) 引言		
1.	自我介绍	1 分
2.	讲明自己的身份与职责	1 分
3.	核实病人姓名,礼貌称呼病人	1 分
4.	询问病人年龄、住址	1 分
(二) 主诉现病史		
5.	主诉:腹泻	1 分
6.	发病时间:8 小时	1 分
7.	起病情况:急性起病	1 分
8.	诱因:腹泻前与朋友吃火锅,饮大量冰啤酒	1 分
9.	症状描述 1:前 4 小时为黄色稀糊样便	1 分
10.	3 次,每次 100~150ml	1 分
11.	症状描述 2:后 4 小时为黄色水样便,粪质少	1 分
12.	平均每半小时 1 次,每次 200~300ml	1 分
13.	加重因素:吃早饭后腹泻更频繁	1 分
14.	缓解因素:无	1 分
15.	伴随症状 1:腹痛 8 小时	1 分
16.	起初为中上腹,后来脐周痛为主	1 分
17.	绞痛,评分 6 分 /10 分	1 分
18.	无放射痛	1 分
19.	伴随症状 2:呕吐 8 小时	1 分
20.	呕吐物为未完全消化的食物,无咖啡色样物	1 分
21.	已经呕吐了 5 次	1 分
22.	非喷射状呕吐	1 分
23.	伴随症状 3:发热 2 小时,最高 38℃	1 分
24.	阴性症状 1:无呕血、黑便、血便	1 分

续表

	评分条目	分值
25.	阴性症状2:无头晕、心悸、烦渴	1分
26.	诊疗经过:未去医院,自服蒙脱石散2袋,无效	1分
27.	一般情况:精神状态差	1分
28.	一般情况:睡眠差	1分
29.	一般情况:食欲差	1分
30.	一般情况:小便无明显异常	1分
31.	一般情况:体重未监测	1分
32.	聚餐同伴无类似症状发作	1分
（三）既往史		
33.	既往一般健康状况:良好	1分
34.	疾病史:体检发现"甲状腺结节"2年	1分
35.	甲状腺右叶结节,最大径约1cm,市级医院抽血查甲状腺功能正常,未治疗,未复查	1分
36.	传染病史:无结核、乙肝等传染病史	1分
37.	预防接种史:按计划接种	1分
38.	手术、外伤或意外事故史:7岁时被野狗咬伤	1分
39.	就近的诊所行"清创缝合",并注射"狂犬病疫苗",已痊愈	1分
40.	过敏史:小龙虾	1分
41.	15岁时吃小龙虾后,出现口唇和颜面部红肿、四肢红疹,考虑过敏,未就诊,未再次进食小龙虾	1分
（四）系统回顾		
42.	皮肤黏膜:容易患"口腔溃疡",未就诊	1分
（五）个人史		
43.	个人爱好:喜辛辣刺激饮食,平均每周吃1次火锅	1分
44.	饮酒史:6年,逢聚餐饮啤酒,每个月2~3次,每次一般不超过1 000ml	1分
（六）婚姻史		
45.	未婚	1分
（七）月经史与生育史		
46.	月经史:12岁初潮,行经期6天,间隔30天,末次月经时间10天前,月经量、色等无异常,无痛经	1分
47.	未育	

评分条目		分值
（八）家族史		
48.	父亲:56 岁,健康状况良好	1 分
49.	母亲:51 岁,健康状况良好	1 分
（九）其他关心的问题		
50.	是不是食物中毒?	1 分

2. 问诊技巧及评分项目　评分标准详见第二章第二节"问诊技巧及评分标准"。本案例见表 6-7-2。

表 6-7-2　腹泻案例问诊技巧及评分项目

评分条目	分值	评分条目	分值
1. 组织安排	1~5 分	10. 仪表礼节	1~5 分
2. 时间顺序	1~5 分	11. 友善的举止	1~5 分
3. 过渡语言	1~5 分	12. 赞扬与鼓励	1~5 分
4. 问诊进度	1~5 分	13. 病人的看法	1~5 分
5. 问题类型	1~5 分	14. 关心疾病的影响	1~5 分
6. 重复提问	1~5 分	15. 关心支持和帮助的来源	1~5 分
7. 归纳小结	1~5 分	16. 关心病人的期望	1~5 分
8. 避免医学术语	1~5 分	19. 鼓励病人提问	1~5 分
9. 引证核实	1~5 分	20. 结束语	1~5 分

（贺漫青　肖然）

第八节　消瘦案例

（一）基本情况

1. 临床情境　门诊 / 病房。

2. 病人就诊状态　消瘦,神情焦虑。

3. 道具　无。

4. 教学 / 考试时间　30~45 分钟。

（二）任务简介

女性病人,46 岁,个体经营者。因"消瘦"就诊。

生命体征:T 36.3℃,P 105 次 / 分,R 22 次 / 分,BP 108/76mmHg。

身高:164cm,体重 50kg。

请在 45 分钟内完成病史采集。

（三）病例摘要

1. 主诉　消瘦 2 个月。

2. 现病史　病人 2 个月前无明显诱因出现消瘦,起病缓,2 个月来体重下降 10kg,无明显加重或缓解因素。伴无明显诱因的情绪激动、心悸、心率 >90 次 / 分,以及手抖。无发热、盗汗、恶心呕吐、腹泻、多饮、多尿、眼睑水肿,无腹痛、黑便、便血。未就诊,自行购买"西洋参补品"服用,无缓解。

发病以来,精神一般,睡眠一般,食欲增加(每顿由 100g 米饭增加至 200~250g 米饭),大便溏稀(黄色,无脓血,每天 3~4 次),小便无异常,体重如前所述。

3. 既往史　既往体健,3 年前于峨眉山市某三甲医院诊断为"反流性食管炎";服用"铋剂、奥美拉唑、阿莫西林、克拉霉素"间断治疗 6 个月,当时得到控制。否认肝炎、结核等传染病史。计划免疫接种不详。否认药物、食物过敏史。

4. 系统回顾　近 3 年,常于餐后反酸,偶伴餐后胃痛;有时餐后自感腹胀,自服"多潘立酮片"可缓解,未就诊。

5. 个人史　出生于四川峨眉山市,现常居四川省峨眉山市。职业为个体经营者,经济状况良好,有医疗保险。居住和工作环境良好,否认有毒、有害物质接触史。饮淡茶 28 年,每天约 2 000ml,无饮咖啡史等。无吸烟史。常用药物"多潘立酮片"。

6. 婚姻史　已婚,结婚 23 年,丈夫 48 岁,健康状况良好,夫妻关系良好,性生活状况良好。

7. 月经史与生育史　13 岁初潮,行经期 7 天,间隔 28 天,末次月经时间 8 天前,月经量、色等无异常,无痛经。孕 1 产 1,顺产。

8. 家族史　父亲 71 岁,"高血压"10 余年,长期服用"氨氯地平",控制良好。母亲 69 岁,"糖尿病"10 年,长期服用"二甲双胍",控制良好。女儿 20 岁,健康状况良好。无其他家族遗传病史。

（四）标准化病人培训材料

我这两个月突然就瘦了很多,称了一下大概瘦了 10kg。我自己觉得没有什么原因,也没有加重或缓解的因素。这两个月情绪也比较容易激动,无缘无故地老发火,还感觉心慌,有的时候自己数一下脉搏,会发现脉搏每分钟超过 90 次。另外,感觉手还有点抖,但是拿东西和做事情不受影响。我自己买了"西洋参补品"来吃,没有什么效果,于是就来看病了。发病以来,精神和睡眠一般。食欲增加了,以前每顿大概吃 100g 米饭,现在要吃 200~250g 米饭才够,不然很快就饿了。大便不成形,稀便为主,每天解 3~4 次,黄色的,没有脓液血液。小便正常。

以前身体都很好,没有得过肝炎、结核,没有做过手术,没有食物、药物过敏,就是有点儿胃病。3 年前在我们市的医院诊断为"反流性食管炎",医生给开了"铋剂、奥美拉唑、阿莫西林、克拉霉素",断断续续吃了 6 个月,就好了。另外近 3 年,常常有饭后反酸,偶尔伴有胃痛,还有的时候感觉胃胀,自己买了"多潘立酮片"来吃,有效果,就没有去看过病了。

我出生并居住在四川峨眉山市。职业为个体户,经济状况良好,有医疗保险。居住和工作环境良好,平时不接触有毒、有害物质。喜欢喝淡茶,已经有 28 年了,每天约 2 000ml,不喝咖啡,不喝酒,不吸烟。

我已结婚 23 年了,丈夫 48 岁,健康状况良好,夫妻关系良好,性生活状况良好。我 13 岁初潮,行经期 7 天,间隔 28 天,末次月经时间 8 天前,月经量、色等无异常,无痛经。只怀孕并且分娩过 1 次,顺产的。

家里面父亲 71 岁,"高血压" 10 余年,长期服用"氨氯地平",目前血压控制良好。母亲 69 岁,"糖尿病" 10 年,长期服用"二甲双胍",血糖控制良好。女儿 20 岁,健康状况良好。

(五)评分表

1. 问诊内容及评分项目　见表 6-8-1。

表 6-8-1　消瘦案例问诊内容及评分项目

评分条目		分值
(一)引言		
1.	自我介绍	1 分
2.	讲明自己的身份与职责	1 分
3.	核实病人姓名,礼貌称呼病人	1 分
4.	问清年龄、住址	1 分
(二)主诉现病史		
5.	主诉:消瘦	1 分
6.	病程:2 个月	1 分
7.	起病情况:缓慢起病	1 分
8.	诱因:无明显诱因	1 分
9.	消瘦程度:2 个月内体重下降 10kg	1 分
10.	加重因素:无	1 分
11.	缓解因素:无	1 分
12.	伴随症状 1:情绪激动 2 个月,无明显诱因	1 分
13.	伴随症状 2:心悸 2 个月	1 分
14.	心率 >90 次 / 分,无加重缓解因素	1 分
15.	伴随症状 3:手抖,2 个月,无明显诱因	1 分
16.	阴性症状 1:无发热	1 分
17.	阴性症状 2:无恶心、呕吐	1 分
18.	阴性症状 3:无多饮	1 分
19.	阴性症状 4:无多尿	1 分
20.	阴性症状 5:无眼睑水肿	1 分
21.	阴性症状 6:无腹痛、黑便、便血	1 分
22.	诊疗经过:未就诊	1 分
23.	自行购买西洋参补品服用,无缓解	1 分
24.	一般状况:精神一般	1 分

	评分条目	分值
25.	一般状况:睡眠一般	1分
26.	一般状况:食欲增加	1分
27.	每顿由 100g 米饭增加至 200~250g 米饭	1分
28.	一般状况:大便溏稀	1分
29.	每天 3~4 次,黄色、无脓血	1分
30.	一般情况:小便无异常	1分
31.	一般状况:2 个月内体重下降 10kg 以上	1分
32.	一般状况:体力状况不佳,自觉与本次疾病相关	1分
(三) 既往史		
33.	既往一般健康状况:良好	1分
34.	疾病史:3 年前于峨眉山市某三甲医院诊断为 "反流性食管炎";服用 "铋剂、奥美拉唑、阿莫西林、克拉霉素" 间断治疗 6 个月,当时得到控制	1分
35.	传染病史:无肝炎、结核等传染病史	1分
36.	手术、外伤或意外事故史:无	1分
37.	食物、药物或环境因素过敏史:无	1分
(四) 系统回顾		
38.	消化系统:近 3 年,常于餐后反酸,偶伴餐后胃痛;有时餐后自感腹胀	1分
(五) 个人史		
39.	出生地与长期居留地:出生于四川省峨眉山市,现常居四川省峨眉山市	1分
40.	经济状况:经济状况良好,有医疗保险	1分
41.	有毒、有害物质接触史:无	1分
42.	吸烟史:无	1分
43.	饮酒史:无	1分
44.	个人爱好:饮淡茶 28 年,每天约 2 000ml,无饮咖啡史等	1分
45.	常用药物:多潘立酮片	1分
(六) 婚姻史		
46.	婚姻史:已婚,结婚 23 年,丈夫 48 岁,健康状况良好	1分
(七) 月经史与生育史		
47.	13 岁初潮,行经期 7 天,间隔 28 天,末次月经时间 8 天前,月经量、色等无异常,无痛经。孕 1 产 1,顺产	1分
(八) 家族史		
48.	父亲:71 岁,"高血压" 10 余年,长期服用 "氨氯地平",控制良好	1分
49.	母亲:69 岁,"糖尿病" 10 年,长期服用 "二甲双胍",控制良好	1分

续表

	评分条目	分值
50.	女儿:20岁,健康状况良好	1分
（九）其他关心问题		
51.	会不会是癌症?	1分

2. 问诊技巧及评分项目　评分标准详见第二章第二节"问诊技巧及评分标准"。本案例见表6-8-2。

表 6-8-2　消瘦案例问诊技巧及评分项目

评分条目	分值	评分条目	分值
1. 组织安排	1~5 分	10. 仪表礼节	1~5 分
2. 时间顺序	1~5 分	11. 友善的举止	1~5 分
3. 过渡语言	1~5 分	12. 赞扬与鼓励	1~5 分
4. 问诊进度	1~5 分	13. 病人的看法	1~5 分
5. 问题类型	1~5 分	14. 关心疾病的影响	1~5 分
6. 重复提问	1~5 分	15. 关心支持和帮助的来源	1~5 分
7. 归纳小结	1~5 分	16. 关心病人的期望	1~5 分
8. 避免医学术语	1~5 分	19. 鼓励病人提问	1~5 分
9. 引证核实	1~5 分	20. 结束语	1~5 分

（贺漫青　肖然）

第九节　情绪低落案例

（一）基本情况

1. 临床情境　住院部病房。

2. 病人就诊状态　病人已住院治疗一段时间,拟安排次日出院,因入院时部分病史不确切,故再次询问病史,以核实信息。病人衣着时尚,但欠整洁;语速慢,声音低微;神情痛苦,情绪低落;对涉及隐私问题言辞谨慎,不愿暴露内心想法。

3. 道具　无。

4. 教学/考试时间　30~45 分钟。

（二）任务简介

女性病人,34 岁,个体经营者。因"情绪低落"入院治疗数天,因入院时从病人处所获部分病史不确切,故再次询问病史。

生命体征:T 37.2℃,P 80 次/分,R 18 次/分,BP 110/76mmHg。

请在 45 分钟内完成病史采集。

（三）病历摘要

梁某,女性,34 岁,初中文化程度,已婚,户口所在地:××县××乡××村。常住地址:××省××市。病史提供者:病人本人,病人母亲。

1. **主诉**　情绪低落 1 个月余,自杀未遂 2 天。

2. **现病史**　据病人本人及家属提供,入院前 1 个月余,病人不明显诱因出现情绪低落,高兴不起来,对家里的生意也不像以往认真关注(家里开了一家小超市,病人为主要经营者,1 个月前家人发现未按时进货,并未按以往惯例向供货商结清款项)。终日唉声叹气,时常抱着孩子哭泣,家人反复询问,病人均不予回答,多数时间均在店中二楼自己房间呆坐,家务和孩子均由其母亲照料。母亲询问原因,病人称觉得自己丈夫不爱自己,想要和自己离婚(病人丈夫因工作调动在外地工作,每周末回家。家属未发现丈夫对病人的态度变化)。2 天前病人丈夫回家后,病人与其争吵。丈夫争吵后外出到朋友家,病人在家中抱着孩子哭泣,并对孩子说"爸爸不要我们了,不如死了算了"。病人母亲对病人安慰劝解,并将孩子带出去玩耍,回家后发现病人用剪刀割破自己左手腕。遂立即送当地医院清创缝合。住院观察 1 天,病人生命体征正常后转精神科门诊,以"抑郁症"收入。

3. **既往史**　病人母亲诉病人既往身体健康。无重大躯体疾病和外伤史。1 年前有 1 个月时间感身体虚弱,自行到当地医院就诊,具体诊治经过不详。后未发现有持续患病经历。

4. **个人史**　病人自幼与母亲在农村长大,初中毕业后因家庭经济原因辍学,在县城打工时认识其丈夫。夫妻感情一直很好,丈夫大专毕业后到××市工作,病人随即跟随丈夫到该市居住。平日操持家务正常。

据病人母亲提供,病人自幼性格好强,吃苦耐劳。自从经营超市后经济条件好转,喜欢打扮。到省城进货时,经常会购买时尚衣物和化妆品打扮自己。因工作原因需要频繁与供货商交往。逐渐能够熟练应对商场交际。

5. **家族史、月经生育史正常。**

（四）标准化病人培训材料

标准化病人穿着时尚但略显凌乱,未化妆。表情悲苦。

我入院前 1 个多月开始每天都觉得情绪低落,高兴不起来,家里的小生意也不想管,不想去进货,也不想和供货商算钱,每天就愁得很,动不动就抱着孩子哭,不想做家务,也不想带孩子,只想坐到自己房间呆坐。因为我总觉得邻居都背后议论我,指指点点的。另外,我觉得我丈夫没有以前爱我了,我们总是吵架,他可能想和我离婚,我也不想和他同房。

我自己晓得原因,我心理压力大,心里也知道不怪邻居们议论我,也不怪我丈夫,我这段时间可能太敏感了,主要是我真的觉得过不下去了……所以,住院前 2 天,我决定自杀,所以喊我妈把孩子带出去玩耍,然后我就在家用剪刀割了自己的左手腕。结果还是被我妈发现了,把我送来了医院。

医生,我是真的过不下去了,有件事我一直没有告诉其他人,请你一定要为我保密。大概 1 年半以前,我因为感情上的原因有过一次意外怀孕人工流产,我觉得这个秘密保不住了,丈夫肯定要跟我离婚的。

另外,我这段时间睡眠也很差,早上 3 点左右醒,醒了就睡不着了,睡着了也老是做梦,很容易惊醒。胃口不好,不想吃。大小便正常,体重倒是没有变化。

我以前没有生过什么病,也没有受过大的外伤,手术就是那次做"人流"。这之前情绪一直都还可以。没有食物、药物过敏。喝了酒之后,有时会觉得恶心,食欲不佳,喝多了偶尔会"断片儿",什么都不知道了,但是酒醒了就正常了。其他都挺好,没有特殊的。

我在农村长大,家里经济拮据,从小性格就好强。22 岁结婚,结婚后跟着丈夫搬到县城居住,生活环境和经济状况都得到了改善,所以渐渐喜欢上了打扮,性格也比较外向了。有孩子以后,我妈就过来帮我带孩子,平时夫妻关系和家庭氛围都很好,我妈和我丈夫相处也比较融洽。我饮酒 10 年,逢应酬聚会就喝点儿白酒,每次 1~2 两。其他时候都不喝酒,对酒也不上瘾。吸烟 10 年了,每月 1 包(约 20 支)。

家里面父母都在,家里面没有人得过精神方面的疾病。

今天医生告诉我明天可以出院,我觉得我的病还没好,虽然在医院里这段时间心情慢慢好起来,但一想到回家后要面对邻居甚至整条街上的风言风语,就高兴不起来。再加上我还不知道我丈夫对我的态度,是不是也像别人那样怀疑我的过去,是不是已经打算不再跟我一起生活。心里就觉得难过。我这么多年辛苦打拼,总算有一点起色,但是现在家就要没有,孩子还很小。如果是离婚的话,就没脸见人了。我觉得我还没有准备好面对出院后的生活。

(五)评分表

1. 问诊内容及评分条目　见表 6-9-1。

表 6-9-1　情绪低落案例问诊内容及评分项目

评分条目		分值
(一)引言		
1.	自我介绍	1分
2.	讲明自己的身份与职责	1分
3.	介绍隐私保护原则	1分
4.	核实病人姓名,礼貌称呼病人	1分
(二)主诉现病史		
5.	主诉:情绪低落,自杀未遂	1分
6.	发病时间:1 个月	1分
7.	发病前是否有生活事件诱因:与丈夫感情破裂	1分
8.	症状描述 1:情绪变化	1分
9.	症状描述 2:觉得周围人都在议论自己	1分
10.	症状描述 3:入院前自杀行为	1分
11.	具体描述 1:入院前 2 天	1分
12.	具体描述 2:1 个月前开始出现与自杀有关的想法	1分
13.	具体描述 3:本次自杀前有准备(如准备自杀工具、选择自杀地点、遗书等)	1分
14.	具体描述 4:自杀行为实施后无后悔的想法,无呼救的想法或行为	1分
15.	具体描述 5:既往无故意伤害自己身体的行为	1分
16.	伴随症状:睡眠障碍	1分
17.	具体描述 1:早醒(3 点左右醒,醒后难以入睡)	1分

	评分条目	分值
18.	具体描述 2：入睡困难（上床后 1.5~2.0 小时才能入睡）	1 分
19.	具体描述 3：眠浅易醒	1 分
20.	具体描述 4：多梦 / 噩梦	1 分
21.	工作状况变化（未按时进货、未按时向供货商结清款项）	1 分
22.	日常生活变化（不管孩子、不做家务、发呆等）	1 分
23.	食欲变化（食欲差，不想吃）	1 分
24.	性欲变化（性欲降低）	1 分
25.	阴性症状 1：无听幻觉、视幻觉等感觉障碍	1 分
26.	阴性症状 2：无被害妄想、夸大妄想等知觉障碍	1 分
27.	阴性症状 3：无思维奔逸或思维迟缓，无思维破裂等障碍	1 分
28.	阴性症状 4：无记忆减退、注意力集中困难、理解判断能力受损等认知功能	1 分
29.	一般情况 1：大、小便基本如常	1 分
30.	一般情况 2：体重无明显变化	1 分
（三）既往史		
31.	既往一般健康状况：良好	1 分
32.	否认既往躁狂或轻躁狂表现	1 分
33.	外伤史：否认头部外伤史	1 分
34.	手术史：有人工流产手术史	1 分
35.	具体描述：1 年前，瞒着家人至私人医院就医，手术过程顺利，3 天后出院，恢复好	1 分
36.	有精神活性物质使用（有酒精、香烟，无其他精神活性物质）	1 分
37.	饮酒 10 年，应酬聚会时饮白酒，1~2 两；无规律饮酒行为，无酒精依赖及戒断症状；吸烟 10 年，每月 1 包，约 20 支	1 分
38.	过敏史：无	1 分
（四）系统回顾		
39.	偶有消化系统症状（恶心，食欲不佳，多在饮酒后发生）	1 分
40.	偶有饮酒后意识不清，持续时间短，无后遗效应	1 分
（五）个人史		
41.	结婚前后家庭经济情况：婚前农村长大，经济拮据。婚后经济条件好转，结婚前后家庭情况：家庭经济情况及生活环境明显变化，婚后经济条件好转	1 分
42.	个人喜好：爱好时尚，好打扮	1 分
43.	婚前性格好强，吃苦耐劳	1 分
44.	婚后爱打扮，善于交际应酬	1 分
45.	婚后家庭生活情况：长期家庭成员包括病人母亲、配偶、孩子，与家人相处融洽	1 分

续表

	评分条目	分值
（六）婚姻史		
46.	丈夫体健,既往夫妻关系和谐	1分
（七）月经史与生育史		
47.	月经正常,有人工流产史	1分
（八）家族史		
48.	父母健在,无家族精神病史	1分
（九）其他关心的问题		
49.	担心出院后无法面对家人	1分
（十）对获取内容真实性的评价 问诊结束后,由考官或标准化病人向询问者提问: 请问你觉得病人提供的病史可靠吗?		
50.	回答:基本真实,有细节尚待进一步确认	1分

2. 问诊技巧及评分条目　评分标准详见第二章第二节"问诊技巧及评分标准"。本案例见表6-9-2。

表 6-9-2　情绪低落案例问诊技巧及评分项目

评分条目	分值	评分条目	分值
1. 组织安排	1~5分	10. 仪表礼节	1~5分
2. 时间顺序	1~5分	11. 友善的举止	1~5分
3. 过渡语言	1~5分	12. 赞扬与鼓励	1~5分
4. 问诊进度	1~5分	13. 病人的看法	1~5分
5. 问题类型	1~5分	14. 关心疾病的影响	1~5分
6. 重复提问	1~5分	15. 关心支持和帮助的来源	1~5分
7. 归纳小结	1~5分	16. 关心病人的期望	1~5分
8. 避免医学术语	1~5分	19. 鼓励病人提问	1~5分
9. 引证核实	1~5分	20. 结束语	1~5分

（张波　肖然）

第十节　新生儿黄疸案例

（一）基本情况

1. 临床情境　儿科门诊。

2. 患儿就诊状态　急性病容,精神萎靡,皮肤黄染。

3. 道具　婴儿模型。

4. 教学 / 考试时间　30~45 分钟。

（二）任务简介

患儿女性，出生后 4 天，足月新生儿。因"发现皮肤黄染"就诊。

生命体征：T 37.3℃，P 165 次 / 分，R 40 次 / 分，BP 76/50mmHg。

请在 45 分钟内完成病史采集。

※ 患儿由父母护送至医院就诊。本次就诊前，已于发热门诊就诊，已排除新型冠状病毒感染可能，以下不再重复进行相关问诊。

（三）病例摘要

1. 主诉　发现皮肤黄染 2 天，反应差、拒乳 10 小时。

2. 现病史　患儿 2 天前无明显诱因出现头面部、颈部皮肤轻微黄染。皮肤黄染进行性加重，逐渐波及四肢皮肤、双侧手心及脚心。10 小时前患儿反应差、拒乳，伴面色苍白、腹胀、小便量少，无发热、皮疹、腹泻、浮肿，无恶心、呕吐、抽搐、嗜睡，无咳嗽、吐沫、气促、发绀、呼吸困难等症状。患儿出生后纯母乳喂养，大便为黄色稀便。现急诊转入我院进一步诊治。

患病以来，精神萎靡，食欲下降，小便量少、色黄，体重未测。

3. 个人史　母亲孕 1 产 1，孕 39 周。患儿经阴道分娩，出生无窒息史，Apgar 评分 10'-10'-10'，出生体重为 3.24kg，纯母乳喂养，出生后 2 小时开奶，每 2~3 小时一次，每次量不详。出生后第 1 天已接种卡介苗和第 1 剂乙肝疫苗。

4. 家族史　父亲 36 岁，公务员，健康状况良好，血型为 Rh 阳性，B 型。母亲 31 岁，小学教师，健康状况良好，血型为 Rh 阳性，O 型。否认孕期感染史，否认传染病史，否认家族性及遗传性疾病。

（四）标准化病人培训材料

标准化病人为患儿母亲。

我的宝宝今天才出生满 4 天，是在我们当地妇幼保健院顺产的。我平时都是按照医生要求定期做产检的，而且婚前检查和孕前检查都是正常的。这次出生过程很顺利，宝宝刚生下来的时候很健康，出生体重 3.24kg，哭声响亮。出生以后两个多小时就开奶了，吃的纯母乳，吃了就睡，睡了就吃，生下来第 2 天一早我们就出院了，出院的时候护士给我们用黄疸仪测了一下，说正常的。回家以后第 2 天我就发现宝宝的脸和脖子皮肤有点黄，后来双手、双腿的皮肤也发黄了，不过宝宝精神挺好，听老人说刚生下来的小宝宝多多少少都会有点黄，我也没有太在意。今天早上喂奶的时候，我突然发现宝宝不吃奶，乳头含在嘴里吸吮两口就停了，感觉精神特别差，而且黄疸越来越明显了，我看到手心、脚心都是黄的，脸色也有点发白，但是没有发热、吐奶、拉肚子，身上也没有长皮疹。我很担心，想请问医生，这是什么情况，是不是很严重？会不会是遗传性疾病呢？是否有出生医院的误诊和过错？所以我和孩子爸爸马上就带着宝宝专门赶到医院来了。

我从小到大身体都比较健康，没有肝炎，也没有出现过黄疸。这次怀孕期间我没有生过病，也没有用过特别的药。孕中期的时候产检医生说我血糖有点偏高，通过饮食调整，后来复查就正常了。我是 O 型血，宝爸是 B 型血，不过还不知道宝宝是什么血型。2 年前体检发现"甲状腺结节"，为甲状腺右叶结节，最大径约 1cm，市医院抽血查甲状腺功能正常，就没有吃药，也没有再看过病。对海鲜过敏，有一次吃龙虾出现口唇和颜面部红肿、四肢红疹，从此以后再也没有吃过龙虾这一类的海鲜。

我出生并居住在成都，31 岁。目前职业为小学教师，工作和居住环境良好，不接触有毒、有害物质。经济状况还可以，有医保，喜欢吃辣。不喝酒，不吸烟。我爱人是公务员，36 岁，偶尔抽烟喝酒，属于应酬性的。

家中父母身体都好，父亲 58 岁，母亲 56 岁，没有家族性和遗传性疾病。

（五）评分表

1. 问诊内容及评分条目　见表 6-10-1。

表 6-10-1　新生儿黄疸案例问诊内容及评分项目

评分条目		分值
（一）引言		
1.	自我介绍	1分
2.	讲明自己的身份与职责	1分
3.	询问清楚患儿的姓名、称谓及病史陈述者的姓名、称谓、身份	1分
4.	询问病人年龄（需准确到几天几小时）、住址	1分
（二）主诉现病史		
5.	主诉：黄疸	1分
6.	发病时间：2 天	1分
7.	起病情况：急性起病	1分
8.	诱因：无明显诱因	1分
9.	症状描述 1：皮肤黄染	1分
10.	起始于头面部、颈部，进行性加重，逐渐波及躯干、四肢、手心、脚心	1分
11.	症状描述 2：反应差、拒奶	1分
12.	奶量明显下降，偶尔吸吮，睡觉时间增多，醒时精神差	1分
13.	第一次开奶时间出生后 2 小时，喂养方式（母乳喂养）	1分
14.	是否有胎粪排出延迟（否），第一次解胎便时间（出生后 8 小时内）	1分
15.	伴随症状 1：面色苍白	1分
16.	无水肿、心率增快、腹泻（肝脏、脾肿大）	1分
17.	无呕血、瘀斑、瘀点、黑便、血便等出血征象	1分
18.	伴随症状 2：尿少	1分
19.	近 6 小时未解小便	1分
20.	无血尿、茶色尿、酱油色尿	1分
21.	伴随症状 3：腹胀	1分
22.	无发热、气促、发绀，无陶土色大便	1分
23.	无嗜睡、抽搐、昏迷等神经系统症状	1分
24.	无皮肤脓疱、脐部红肿伴有脓性分泌物等感染症状	1分

	评分条目	分值
25.	诊疗经过:未经诊治	1分
26.	一般情况:精神状态差	1分
27.	一般情况:睡眠多	1分
28.	一般情况:食欲差	1分
29.	一般情况:小便量少	1分
30.	一般情况:体重未监测	1分
31.	是否检查过血型和血型抗体(未检测)	1分
(三) 个人史		
32.	患儿发病前一般健康状况良好	1分
33.	患儿母亲婚前检查和孕前检查正常	1分
34.	患儿母亲孕期定期产检,无产前感染史,无宫内发育迟缓,曾发现血糖增高,饮食调整后恢复,余无异常	1分
35.	患儿出生史:孕 39 周,经阴道分娩,出生后无窒息史,Apgar 评分 10'-10'-10',出生体重为 3.24kg	1分
36.	患儿母亲孕期传染病史:无结核、肝炎等传染病史	1分
37.	患儿预防接种史:生后第 1 天已接种卡介苗和第 1 剂乙肝疫苗	1分
38.	患儿母亲妊娠期疾病:无妊娠期高血压,先兆子痫,糖尿病	1分
39.	患儿母亲患甲状腺右叶结节,最大径约 1cm,市级医院抽血查甲状腺功能正常,未治疗,未复查	1分
40.	患儿母亲血型:O 型,Rh 阳性	1分
41.	患儿父亲血型:B 型,Rh 阳性	1分
42.	过敏史:患儿无食物、药物过敏	1分
43.	患儿母亲过敏史:海鲜,吃龙虾出现口唇和颜面部红肿、四肢红疹	1分
44.	喂养史:纯母乳喂养,每 2~3 小时一次,每次量不详	1分
45.	是否除了母乳,还给孩子喂养过其他食物(无)	1分
(四)家族史		
46.	父母非近亲结婚	1分
47.	父亲 36 岁,公务员,健康状况良好。母亲 31 岁,小学教师,健康状况良好	1分
48.	家族中无人罹患肝炎、结核、HIV 感染以及 G-6-PD 酶缺乏症(长期面色苍黄、贫血病人)	1分
(五)患儿家属其他关心的问题		
49.	是不是遗传性疾病?	1分
50.	是否有出生医院的误诊和过错?	1分

2. 问诊技巧及评分条目 评分标准详见第二章第二节"问诊技巧及评分标准"。本案例见表 6-10-2。

表 6-10-2 新生儿黄疸案例问诊技巧及评分项目

评分条目	分值	评分条目	分值
1. 组织安排	1~5 分	11. 友善的举止	1~5 分
2. 时间顺序	1~5 分	12. 赞扬与鼓励	1~5 分
3. 过渡语言	1~5 分	13. 病人的看法	1~5 分
4. 问诊进度	1~5 分	14. 关心疾病的影响	1~5 分
5. 问题类型	1~5 分	15. 关心支持和帮助的来源	1~5 分
6. 重复提问	1~5 分	16. 关心病人的期望	1~5 分
7. 归纳小结	1~5 分	19. 鼓励病人提问	1~5 分
8. 避免医学术语	1~5 分	20. 结束语	1~5 分
9. 引证核实	1~5 分	21. 重视病人及家庭隐私保护	1~5 分
10. 仪表礼节	1~5 分	22. 问诊与患儿年龄相称	1~5 分

（六）新增问诊技巧及评分条目

1. 重视病人及家庭隐私保护（体现儿科问诊特点）《中华人民共和国医师法》第二十三条规定，医师在执业活动中履行下列义务：尊重、关心、爱护患者，依法保护患者隐私和个人信息。《护士条例》（2008 年 1 月 31 日中华人民共和国国务院令第 517 号公布，根据 2020 年 3 月 27 日《国务院关于修改和废止部分行政法规的决定》修订）第十八条规定，护士应当尊重、关心、爱护患者，保护患者的隐私。

随着社会发展和网络信息化，全民自我保护的法律意识不断提升，病人就诊时不仅关注诊疗结果，更加注重医疗服务、就诊过程体验。医疗机构和医务人员应加强病人隐私及个人信息保护合规管理。医务人员应提升对病人隐私及个人信息保护的法律意识及职业自律性，对病人问诊、查体须严格依照诊疗规范；对于与病情无关的、涉及病人隐私的个人信息不予刺探。对于与病情无关的、不需要检查的病人隐私部位不予查看。征询病人意见时，若需以某病人为案例进行医学教学或者需要对诊疗过程进行拍摄时，须征询病人的意见，取得病人同意，在法律允许的范围内进行。若医务人员问诊后与其他不相关人员讨论病人病情和治疗方案，存在导致病人隐私及个人信息泄露的风险。

评分标准：

5 分：尊重病人权益，保护病人隐私，维护病人有权要求隐私保密的权利，具有法律意识。对病史中包含病人隐私的内容，如试管婴儿、非血缘关系儿童、儿童特殊嗜好、青春期性生活等，应与患儿或监护人充分交流、做好解释，告知医生掌握病人基本情况的必要性。

3 分：对包含病人隐私的内容，未充分交流，未向病人说明其有权要求隐私保密。如对病人不愿回答的问题不断追问，让其难堪等。

1 分：不加解释、不问缘由直接询问隐私情况。

2. 问诊与患儿年龄相称（体现儿科问诊特点）　儿科病史采集虽与成人基本相同，但在内容、方法及分析判断方面具有自身的特点。如询问年龄，不足 1 天应记录多少小时，不足 1 个月记录天数，婴儿记录月数，1 岁以上记录几岁几个月。儿科历来被称为"哑"科，婴幼儿不会通过语言来表达，年长儿也不能完整、准确地表达病情。患儿的病史多是通过询问其家属或带养人员获得。他们所提供的信息是否可靠，与其文化水平、观察能力及其与小儿接触的程度有关。在问诊过程中，一般先请家属叙述病情经过。对年长儿鼓励其述说一些有关病情的细节，但要注意判断其准确性。有的患儿可能因为害怕打针而把病情叙述得轻微，也有的为达到某种目的而无病装病，要通过反复详细询问并结合体格检查进行鉴别。

评分标准：

5 分：掌握不同年龄儿童的特点和疾病谱变化，问诊有针对性，如儿科疾病腹泻、呼吸道感染常有明显的季节性，营养不良、佝偻病等儿科疾病具有典型的年龄特征。

3 分：未根据年龄和病种进行相关的询问，如漏问询问是否患过婴幼儿期常见急性传染病，使问诊内容不够完整。

1 分：问诊内容与年龄完全不相符。如在既往史询问常见的成人病，婴儿是否患过高血压、冠心病、糖尿病等。

（王涛　肖然）

第七章 标准化病人重点问诊查体示范案例

重点问诊(focused history taking)是指针对就诊的最主要或单个问题(现病史)来问诊并收集除现病史外的其他病史部分中与该问题密切相关的资料。重点查体(problem-focused physical examination)是指基于问诊中的诊断假设和计划,为了排除可能性较小的疾病,寻找支持诊断的依据,而进行有的放矢的体格检查。重点问诊查体考核一般面向高年级临床医学生或住院医师,甚至年轻的主治医师,考核目标包括问诊和查体的内容与技巧,更包括临床诊断思维、病情告知能力和医患沟通技巧。

本章中所列举的标准化病人重点问诊查体示范案例,适用于客观结构化临床考试(OSCE)。考站时长为15分钟,模拟场景为门诊或急诊。

示范案例包括病例简介、检查者任务、重点问诊内容评分表、重点问诊技巧评分表、重点查体内容评分表和重点查体技巧评分表六大部分。个别案例因标准化病人模拟有限,而增设了查体提示卡,以帮助考生获得必要的阳性体征,做出临床诊断和治疗。其中重点问诊和查体内容评分表评分项目数量不等,一般不超过30条。而重点问诊和查体技巧评分表为统一的等级评分量表,每个表总分15分,各有3条评分项目,具体评分标准详见下表7-0-1和表7-0-2。

表 7-0-1 重点问诊技巧评分标准

评分	5分(最好)	3分(一般)	1分(最差)
收集资料的技巧	组织安排合理,提问目的明确,重点突出,能按顺序提问,问题清楚:由一般提问开始(你哪里不舒服?)或直接提问(你疼痛多长时间了?是钝痛还是锐痛?),让病人思考清楚,真实回答。引证核实资料时,应用以下提问,例如"你提到对青霉素过敏,用后究竟有什么反应?"小结:应用小结技巧	组织安排一般,提问有时遗漏,然后再重新追问。部分问题欠清楚,有时用了诱导性提问(如:你从来没有这种症状是吗?)、暗示性提问或连续性提问(如你有心脏病、高血压、糖尿病、癌症的家族史吗?)小结欠佳或没有小结	组织安排不合理,提出问题不明确和/或重复提问,问题不清楚难于回答,未能引证核实资料
交流的技巧	检查者作出令病人满意的答复,了解病人想要提出的问题,并提供足够的信息。语言通俗易懂,避免难懂的医学术语,检查者主动鼓励病人提问,既能获得更多的信息,又能弄清原来的信息。使用体语正确,如适当的视线接触。适当使用鼓励性语言如"继续讲,我明白"等鼓励病人说出病史,不打断病人,适当应用停顿技巧	检查者能给病人一些信息,但不明确病人想要问的问题或不能鉴别病人是否理解其意思。谈话中有时出现专业用语。有时打断病人或有较长而尴尬的停顿。不能抓住时机及时鼓励病人提问	检查者忽视病人真正需要或对信息的要求,谈话中多次出现专业用语,检查者不给病人提问的机会,出现不适当的体语,例如用笔频繁敲击桌面

续表

评分	5分(最好)	3分(一般)	1分(最差)
医生的态度、融洽的医患关系	检查者穿着整洁的工作服,尊重病人,态度认真。关心、同情病人,使病人感到舒服,建立了良好的医患关系。有清楚明确的隐私保护的承诺	工作服不够整洁,不够尊重病人,无明显的同情心,也无责备和厌烦病人的言行。不能时时使病人感到舒服。有隐私保护承诺	衣着脏乱。言行使病人感到不舒服,不尊重病人。无隐私保护承诺

表 7-0-2　重点查体技巧评分标准

评分	5分(最好)	3分(一般)	1分(最差)
体格检查系统性与规范化	系统性强,从头到足,有条不紊,查体认真、细致,重点突出,基本按列出的条目顺序进行。能遵循视、触、叩、听顺序(腹部例外)	注意到系统性,照顾全身,次序可能有颠倒,但主要列举条目顺序正确	系统性不强,只注意局部,未顾及全身
重点器官系统检查	重点查体安排有序,详尽完整(同前)	重点查体基本按顺序进行,无明显遗漏	重点查体粗糙,有重大遗漏
查体技巧	视、触、叩、听的方法规范、正确,检查熟练,节奏适度,与病人有一定交流,注意病人反应和隐私保护	视、触、叩、听的手法基本正确,但不熟练,注意与病人交流,未造成病人不适	手法不规范,不注意交流及反应,引起病人不适

第一节　腹 痛 案 例

病例简介

病人男性,50 岁,已婚,教师,因腹痛数小时来诊。

生命体征:T　　37.5℃

　　　　　P　　80 次 / 分

　　　　　R　　20 次 / 分

　　　　　BP　110/76mmHg

※ 已筛查排除新型冠状病毒感染。

检查者任务

(15 分钟内完成 1~3 条)

1. 进行重点问诊。

2. 进行重点查体(不必重复检查生命体征)。

3. 请与病人讨论初步诊断和诊治计划。

重点问诊及查体的内容评分表见表 7-1-1、表 7-1-2。

表 7-1-1　腹痛案例重点问诊内容评分表

考生姓名：　　　　　　考号：	
问诊内容得分：　　　　　分	
重点问诊内容评分表	**36 分**
（1）检查者自我介绍	1 分
（2）解释自己的职务和作用	1 分
（3）询问病人的姓名	1 分
（4）主要症状：右上腹痛	1 分
（5）起病时间：夜间	1 分
（6）疼痛特征：右上腹绞痛	1 分
（7）疼痛特征：绞痛向右肩部放射	1 分
（8）病情进展：进行性加重	1 分
（9）伴随症状：恶心	1 分
（10）伴随症状：发热	1 分
（11）重要阴性症状：无呕吐	1 分
（12）重要阴性症状：无腰背痛	1 分
（13）重要阴性症状：无皮肤黄染	1 分
（14）重要阴性症状：无腹泻及便血	1 分
（15）无饮酒、油腻饮食等诱因	1 分
（16）既往体健，无手术史	1 分
（17）妻子和孩子均体健	1 分
（18）母亲有糖尿病	1 分
（19）父亲有高血压病、冠心病	1 分
（20）病人反复提问：我得了什么病？ 　　　　参考诊断：急性胆囊炎	1 分
（21）病人反复提问：我需要怎么治疗？ 　　　　参考回答（答到其中 2 条给分）： 　　　　　1）完善血常规、腹部彩超等辅助检查； 　　　　　2）一般治疗：禁食、补液、解痉止痛； 　　　　　3）抗感染	1 分
重点问诊技巧评分表 最差 1 分，最好 5 分，标准参见"重点问诊技巧评分标准"	
收集资料的技巧	
交流的技巧	
医生态度、融洽的医患关系	

表 7-1-2 腹痛案例重点查体内容评分表

考生姓名：	考号：	
查体内容得分：	分	
重点查体内容评分表		30 分
（1）洗手		1 分
（2）皮肤巩膜无黄染		1 分
（3）全身浅表淋巴结无肿大（至少颈部 8 组淋巴结）：无异常		1 分
（4）听诊肺部（至少听诊双下肺野）：无异常		1 分
（5）听诊心前区（至少心尖部听诊）：无异常		1 分
（6）腹部视诊：腹式呼吸减弱		1 分
（7）腹部听诊：肠鸣音存在		1 分
（8）腹部触诊：全腹未及包块		1 分
（9）腹部触诊：标准化病人表演右上腹压痛、反跳痛、肌紧张		1 分
（10）腹部触诊：标准化病人表演墨菲征阳性		1 分
（11）麦氏点压痛：阴性		1 分
（12）肝脏触诊：标准化病人表演因疼痛无法配合检查		1 分
（13）脾脏触诊：无异常		1 分
（14）肝脏叩诊：无异常		1 分
（15）腹部叩诊移动性浊音：阴性		1 分
重点查体技巧评分表		
最差 1 分，最好 5 分，标准参见"重点查体技巧评分标准"		
收集资料的技巧		
重点器官系统检查		
查体技巧		

第二节 下腹痛案例

病例简介

病人女性，35 岁，因腹痛急诊就诊。2 小时前，妇科会诊发现右盆侧壁轻压痛，宫颈无举痛，子宫大小正常无压痛，盆腔无包块。

生命体征　　T　　37.8℃

　　　　　　　P　　84 次/分

　　　　　　　R　　20 次/分

　　　　　　　BP　130/80mmHg

实验室检查:Hb　11g/L;WBC　11×10^9/L;

尿常规　WBC　1~4 个 /HPF,蛋白(−),糖(−)

※ 已筛查排除新型冠状病毒感染。

检查者任务

(15 分钟内完成 1~3 条)

1. 进行重点问诊。
2. 进行重点查体(不必重复检查生命体征,不必重复盆腔检查)。
3. 请与病人讨论初步诊断和诊治计划。

重点问诊及查体的内容评分表见表 7-2-1、表 7-2-2。

表 7-2-1　下腹痛案例重点问诊内容评分表

考生姓名:	考号:	
问诊内容得分:	分	
重点问诊内容评分表		40 分
(1)检查者自我介绍		1 分
(2)解释自己的职务和作用		1 分
(3)询问病人的姓名		1 分
(4)主要症状:下腹痛		1 分
(5)起病时间:渐起、渐加重 3 天		1 分
(6)疼痛特征:开始间歇,昨天起持续痛		1 分
(7)病情进展:开始满腹隐痛,上腹重些		1 分
(8)病情进展:现在局限在右下腹		1 分
(9)伴随症状:发热,自觉稍热但未量体温		1 分
(10)伴随症状:昨天起轻度恶心,不想吃,最后一餐昨天中午只吃了一点点		1 分
(11)伴随症状:阴道白带稍增多,白色		1 分
(12)伴随症状:排尿次数稍多		1 分
(13)重要阴性症状:无尿痛、血尿		1 分
(14)重要阴性症状:无呕吐		1 分
(15)重要阴性症状:无腹泻、便血		1 分
(16)重要阴性症状:无腰痛		1 分
(17)有尿路感染,10 年前发病,大约每年 1 次		1 分
(18)月经 15 岁初潮,周期 28 天,经期 3 天,末次月经为 10 天前		1 分
(19)现采用宫内节育器避孕		1 分

续表

（20）最近一次性生活为 5 天前	1 分
（21）丈夫、孩子均体健	1 分
（22）母亲有糖尿病	1 分
（23）父亲死于车祸	1 分
（24）病人反复提问：我得了什么病？ 　　　参考诊断：急性阑尾炎	1 分
（25）病人反复提问：我需要怎么治疗？ 　　　参考回答（答到其中 2 条给分）： 　　　　1）完善腹部彩超 /CT 等辅助检查； 　　　　2）一般治疗：禁食、补液、抗感染； 　　　　3）手术	1 分
重点问诊技巧评分表 最差 1 分，最好 5 分，标准参见"重点问诊技巧评分标准"	
收集资料的技巧	
交流的技巧	
医生态度、融洽的医患关系	

表 7-2-2　下腹痛案例重点查体内容评分表

考生姓名：	考号：	
查体内容得分：　　　　分		
重点查体内容评分表		30 分
（1）洗手		1 分
（2）听诊肺部（至少听诊右下后肺野）：无异常		1 分
（3）听诊心前区（至少二尖瓣区）：无异常		1 分
（4）视诊腹部：标准化病人表演腹式呼吸减弱		1 分
（5）听诊腹部（至少 1 处）：肠鸣音存在		1 分
（6）叩诊腹部：标准化病人表演右下腹叩击痛		1 分
（7）左下腹触诊：阴性		1 分
（8）左上腹触诊：阴性		1 分
（9）右上腹触诊：阴性		1 分
（10）右下腹触诊：标准化病人表演明显压痛，反跳痛，肌紧张		1 分
（11）麦氏点压痛：标准化病人表演压痛和反跳痛		1 分
（12）肝脏触诊：阴性		1 分
（13）墨菲征：阴性		1 分
（14）脾脏触诊：阴性		1 分
（15）肾区叩击痛：阴性		1 分

续表

重点查体技巧评分表	
最差 1 分,最好 5 分,标准参见"重点查体技巧评分标准"	
收集资料的技巧	
重点器官系统检查	
查体技巧	

第三节 胸痛案例

病例简介

病人男性,60 岁,已婚,公务员,因胸痛数天来诊。

生命体征:T   37.2℃

           P   78 次 / 分

           R   20 次 / 分

           BP   140/80mmHg

检查者任务

(15 分钟内完成 1~3 条)

1. 进行重点问诊。
2. 进行重点查体(不必重复检查生命体征)。
3. 请与病人讨论初步诊断和诊治计划。

重点问诊及查体的内容评分表见表 7-3-1、表 7-3-2。

表 7-3-1 胸痛案例重点问诊内容评分表

考生姓名:	考号:	
问诊内容得分:	分	
重点问诊内容评分表		36 分
(1)检查者自我介绍		1 分
(2)解释自己的职务和作用		1 分
(3)询问病人的姓名		1 分
(4)发病:20 天前开始自觉胸骨后疼痛,间断发作,逐渐加重		1 分
(5)持续时间:10~15 分钟		1 分
(6)性质和程度:呈压迫性痛或紧缩感伴有窒息感觉		1 分
(7)部位:胸骨后		1 分

续表

(8) 频率:开始半个月仅感间断性胸骨后疼痛,1~2 天,发作 1 次,持续 3~5 分钟。最后 5 天来每天发作 2~3 次,持续 10~15 分钟	1 分
(9) 放射痛:无	1 分
(10) 诱因:不很清楚,但近一个月来工作较忙,尤其是最近 5 天,应酬较多,得不到很好休息	1 分
(11) 伴随症状:轻度恶心	1 分
(12) 缓解因素:休息或舌下含化硝酸甘油	1 分
(13) 加重因素:工作劳累、饱餐、情绪激动时易发作	1 分
(14) 一般情况:睡眠不好,易疲劳	1 分
(15) 30 年前患胃病	1 分
(16) 无高血压,糖尿病病史	1 分
(17) 吸烟 20 年,每天 0.5~1 包	1 分
(18) 饮酒 7 年,频繁,每次 2~3 瓶啤酒	1 分
(19) 父亲患高血压 15 年,2 年前因脑血管意外去世	1 分
(20) 病人反复提问:我得了什么病? 　　　参考诊断:冠心病;劳力性心绞痛	1 分
(21) 病人反复提问:我需要怎么治疗? 　　　参考回答(答到其中 1 条给分): 　　　　1)完善心电图、心肌标志物等辅助检查; 　　　　2)对症治疗:休息、监测血压、硝酸甘油、阿司匹林等	1 分
重点问诊技巧评分表	
最差 1 分,最好 5 分,标准参见"重点问诊技巧评分标准"	
收集资料的技巧	
交流的技巧	
医生态度、融洽的医患关系	

表 7-3-2　胸痛案例重点查体内容评分表

考生姓名:	考号:	
查体内容得分:	**分**	
重点查体内容评分表		31 分
(1) 洗手		1 分
(2) 检查口唇黏膜颜色:无发绀		1 分
(3) 检查甲床:无发绀		1 分
(4) 检查颈静脉:未充盈		1 分
(5) 听诊肺部(至少听诊双下肺野):无异常		1 分

续表

（6）触诊心尖搏动：无异常	1分
（7）触诊心前区：无震颤	1分
（8）叩诊心脏浊音界（至少叩诊二尖瓣区）：无异常	1分
（9）听诊二尖瓣区：无异常	1分
（10）听诊肺动脉瓣区：无异常	1分
（11）听诊主动脉瓣区：无异常	1分
（12）听诊主动脉瓣第二听诊区：无异常	1分
（13）听诊三尖瓣区：无异常	1分
（14）腹部触诊：无压痛	1分
（15）腹部触诊：肝脾无肿大	1分
（16）检查双下肢：无浮肿	1分
重点查体技巧评分表 最差1分，最好5分，标准参见"重点查体技巧评分标准"	
收集资料的技巧	
重点器官系统检查	
查体技巧	

第四节　血 尿 案 例

病例简介

病人中年女性，因"血尿"来诊。

生命体征：T　　36.5℃

P　　76次/分

R　　20次/分

检查者任务

（15分钟内完成1~3条）

1. 进行重点问诊。

2. 进行重点查体（不必重复检查已给出的生命体征）。

3. 请与病人讨论初步诊断和诊治计划。

重点问诊及查体的内容评分表见表7-4-1、表7-4-2。

表 7-4-1　血尿案例重点问诊内容评分表

考生姓名：　　　　　　　考号：	
问诊内容得分：　　　　　分	
重点问诊内容评分表	**38 分**
（1）检查者自我介绍	1 分
（2）解释自己的职务和作用	1 分
（3）询问病人的姓名、年龄	1 分
（4）主要症状：肉眼血尿	1 分
（5）起病时间：1 周前	1 分
（6）起病诱因：2 周前有受凉后咽痛、咳嗽病史	1 分
（7）血尿特征 1：全程均匀肉眼血尿	1 分
（8）血尿特征 2：无血凝块	1 分
（9）病情进展：第 1 天为洗肉水样，第 2~3 天为酱油色，后再次为洗肉水样	1 分
（10）伴随症状 1：小便泡沫增多	1 分
（11）伴随症状 2：乏力	1 分
（12）伴随症状 3：阵发头昏	1 分
（13）重要阴性症状 1：无腰痛	1 分
（14）重要阴性症状 2：无发热	1 分
（15）重要阴性症状 3：无皮疹	1 分
（16）重要阴性症状 4：无关节肿痛	1 分
（17）重要阴性症状 5：无明显尿量减少	1 分
（18）重要阴性症状 6：无尿路刺激征（尿频、尿急、尿痛）	1 分
（19）既往体健，无传染病史、手术史、输血史、过敏史等	1 分
（20）月经规律，近 1 周不在月经期	1 分
（21）父亲患慢性肾炎 10 余年	1 分
（22）病人反复提问：我得了什么病？ 　　　参考诊断（答到其中 1 条给分）： 　　　1）感染后急性肾小球肾炎？ 　　　2）泌尿系肿瘤？	1 分
（23）病人反复提问：我需要怎么治疗？ 　　　参考回答（答到其中 1 条给分）： 　　　1）对症处理：休息，监测血压、尿量； 　　　2）完善检查：血常规、肝功能、肾功能、电解质、尿常规、24 小时尿蛋白定量、尿红细胞形态、泌尿系彩超、补体、抗链球菌溶血素 O 试验（ASO）、免疫全套、抗中性粒细胞胞质抗体（ANCA）检查等	1 分

续表

重点问诊技巧评分表	
最差 1 分,最好 5 分,标准参见"重点问诊技巧评分标准"	
收集资料的技巧	
交流的技巧	
医生态度、融洽的医患关系	

查体提示卡

在问诊查体结束后、讨论初步诊断前,无论考生是否检查到以下项目,标准化病人均给出本提示卡。

1. BP 145/95mmHg。
2. 颜面部视诊:双侧眼睑水肿不明显。
3. 双下肢触诊:踝关节处轻度凹陷性水肿。

表 7-4-2　血尿案例重点查体内容评分表

考生姓名:	考号:
查体内容得分:	分

重点查体内容评分表	30 分
(1)洗手	1 分
(2)测血压:标准化病人无需表演,结果见"查体提示卡"	1 分
(3)全身浅表淋巴结无肿大(至少检查颈部 8 组淋巴结):无异常	1 分
(4)颜面部视诊:标准化病人无需表演,结果见"查体提示卡"	1 分
(5)听诊肺部(至少听诊双下肺野):无异常	1 分
(6)听诊心前区(至少心尖部听诊):无异常	1 分
(7)腹部视诊:腹部平坦	1 分
(8)腹部听诊:肠鸣音正常	1 分
(9)腹部触诊:全腹未触及包块,无肌紧张、反跳痛	1 分
(10)触诊肝脏:无异常	1 分
(11)触诊脾脏:无异常	1 分
(12)双手法触诊双侧肾脏:无异常	1 分
(13)肾区叩诊:无叩击痛	1 分
(14)双下肢视诊:无紫癜或其他皮疹	1 分
(15)双下肢触诊:标准化病人无需表演,结果见"查体提示卡"	1 分

续表

重点查体技巧评分表	
最差 1 分,最好 5 分,标准参见"重点查体技巧评分标准"	
收集资料的技巧	
重点器官系统检查	
查体技巧	

（贺漫青　曾多）

第八章　临床诊断思维教学示范案例

第一节　水肿的诊断思路

> 崔某，男性，60岁，退休职工，因"反复双下肢浮肿1年余，加重伴咳嗽咳痰1周"入院。

一、基础知识

（一）水肿的分类及发生机制

1. 水肿可分为全身性与局部性。当液体在体内组织间隙呈弥漫性分布时称全身性水肿（常为凹陷性）；液体积聚在局部组织间隙时称局部性水肿。一般情况下，"水肿"这一术语，不包括内脏器官局部的水肿，如脑水肿、肺水肿等。

2. 水肿的发生机制　在正常人体中，血管内液体不断地从毛细血管小动脉端滤出至组织间隙成为组织液，另一方面组织液又不断从毛细血管小静脉端回收入血管中，两者经常保持动态平衡，因而组织间隙无过多液体积聚。保持这种平衡的主要因素有：①毛细血管静水压；②血浆胶体渗透压；③组织间隙机械压力（组织压）；④组织液的胶体渗透压。当维持体液平衡的因素发生障碍出现组织间液的生成大于回收时，则可产生水肿。

3. 产生水肿的几项主要因素

（1）钠与水的潴留，如继发性醛固酮增多症等。

（2）毛细血管滤过压升高，如右心衰竭等。

（3）毛细血管通透性增高，如急性肾小球肾炎等。

（4）血浆胶体渗透压降低，如血清白蛋白减少、肾病综合征等。

（5）淋巴回流受阻，如丝虫病等。

（二）体格检查对水肿诊断的意义

1. 通过体格检查可以对水肿的临床分类（全身性或局部性）及严重程度（轻度、中度或重度）进行准确的判断。

2. 通过体格检查发现水肿的伴随症状从而有利于对水肿的病因作出可能的判断。

（1）双下肢对称性水肿伴肝大者可为心源性、肝源性与营养不良性，而同时有颈静脉怒张者则为心源性。

（2）双下肢对称性水肿伴重度蛋白尿，则常为肾源性，而轻度蛋白尿也可见于心源性。

（3）双下肢对称性水肿伴呼吸困难与发绀者常提示心脏病、上腔静脉阻塞综合征等。

（4）双下肢对称性水肿与月经周期有明显关系者可见于经前期紧张综合征。

（5）双下肢对称性水肿伴心跳减慢、血压偏低者可见于甲状腺功能减退症。

（6）双下肢对称性水肿伴消瘦、体重减轻者可见于营养不良。

（7）单侧下肢水肿伴皮肤瘙痒、色素沉着或疼痛麻木者可见于下肢静脉曲张。

二、问诊查体要点

（一）问诊要点

1. 水肿出现的时间,起病急缓。

2. 水肿发生的部位（开始及蔓延情况）,范围和性质（全身性或局部性、是否对称性、是否凹陷性）。

3. 水肿加重或缓解的因素,与体位变化及活动关系。

4. 水肿的伴随症状　有无心、肾、肝、内分泌及过敏性疾病病史及其相关症状,如发热、心悸、气促、咳嗽、咳痰、咯血、头晕、头痛、失眠、腹胀、腹痛、皮疹、口腔溃疡、关节痛、视力障碍等。

5. 水肿与药物、饮食、月经及妊娠的关系。

6. 食欲、体重及尿量变化;小便颜色变化、大便颜色变化等。

7. 既往史　既往过敏史、手术史、输血史、寄生虫感染等。

8. 个人史　疫区旅游史、饮酒史、长期使用药物、疫苗接种史、女性月经史等。

9. 家族史　家族人员是否有相关病史或类似发作。

（二）查体要点

1. 一般检查/生命体征、营养状况。

2. 检查皮肤、结膜弹性,色泽,有无皮疹、脱屑、皮下出血,有无水肿（如有,应对其进行凹陷性及非凹陷性的区分以及轻、中、重度水肿的判断）。

3. 触诊浅表淋巴结（至少颈部8组）、颈部包块;视诊及听诊颈部血管。

4. 视诊及听诊甲状腺。

5. 心脏及胸部的检查。

6. 腹部查体,重点应叩诊肝浊音界、移动性浊音,触诊肝脏、脾脏及有无压痛、反跳痛等。

7. 准确测量病人双上肢和双下肢血压。

8. 脊柱、四肢及神经系统检查。

病人近1年无明显诱因反复出现双下肢水肿,伴泡沫尿,无皮肤红斑,无头晕头痛、咳嗽咳痰、腹痛腹泻、畏寒发热,无皮疹及关节痛等不适,下午及活动后下肢水肿明显加重,休息后减轻,未予重视。1周前该病人劳累后下肢水肿明显加重,呈双侧对称性、凹陷性水肿,尿色加深呈深茶色,伴咳嗽咳痰,为白色泡沫痰,无发热,无腹痛、腹泻,无尿频、尿急、尿痛,休息后水肿改善不明显。大便每天1次,为黄色成形,每天尿量具体不详,食欲、睡眠稍差,体重增加2kg。既往有高血压病史3年,糖尿病病史2年,口服药物治疗血糖和血压尚可。不嗜烟,有饮酒史（每天饮酒约200ml）,无输血史,无特殊家族史。

体格检查:T 36.6℃,P 85次/分,R 20次/分,BP 143/95mmHg,身高171cm,体重92kg。神志清醒,对答切题,皮肤、巩膜无黄染,颜面部及双眼睑水肿,双肺呼吸音稍粗,双下肺呼吸音减弱,未闻及干、湿啰音,心律齐,心脏各瓣膜区无杂音,腹壁皮肤水肿,触诊全腹柔软,无压痛、反跳痛,阴囊水肿,双下肢重度凹陷性水肿,四肢肌力Ⅴ级,四肢关节活动正常,神经系统查体未见明显异常。眼科检查无异常发现。

三、水肿病因的诊断思路

1. 全身性水肿(systemic edema)

（1）心源性水肿(cardiac edema):主要是右心衰竭的表现。发生机制主要是有效循环血量减少,肾血流量减少,继发性醛固酮增多引起水钠潴留以及静脉淤血,毛细血管内静水压增高,组织液回收减少。前者决定水肿程度,后者决定水肿部位。水肿程度可由于心力衰竭程度而有所不同,可自轻度的踝部水肿以至严重的全身性水肿。水肿特点是首先出现于身体下垂部位(下垂部流体静水压较高)。能起床活动者,最早出现于踝内侧,行走活动后明显,休息后减轻或消失;经常卧床者以腰骶部明显,颜面部一般不肿。水肿为对称性、凹陷性。此外,通常有颈静脉怒张、肝大、静脉压升高,严重时还出现胸腔积液、腹水等右心衰竭的其他表现。

（2）肾源性水肿(renal edema):可见于各型肾炎和肾病。发生机制主要是由多种因素引起肾排泄水、钠减少,导致水钠潴留,细胞外液增多,毛细血管静水压升高,引起水肿。水钠潴留是肾源性水肿的基本机制。水钠潴留可能与下列因素相关:①肾小球滤过功能降低,肾小管对钠水重吸收增加,导致水钠潴留;②大量蛋白尿导致低蛋白血症,血浆胶体渗透压下降致使水分外渗;③肾实质缺血,刺激肾素-血管紧张素-醛固酮系统活性增加,醛固酮活性增加导致水钠潴留;④肾内前列腺素(如PGI2、PGE2等)产生减少,致使肾排钠减少。水肿特点是疾病早期晨间起床时有眼睑与颜面水肿,以后发展为全身水肿(肾病综合征时为重度水肿)。常有尿常规改变、高血压、肾功能损害的表现。肾源性水肿需与心源性水肿相鉴别,鉴别要点见表8-1-1。

表 8-1-1 心源性水肿与肾源性水肿的鉴别

鉴别要点	肾源性水肿	心源性水肿
开始部位	从眼睑、颜面开始而延及全身	从足部开始,向上延及全身
发展快慢	发展常迅速	发展较缓慢
水肿性质	软而移动性大	比较坚实,移动性较小
伴随病症	伴有其他肾病病症,如高血压、蛋白尿、血尿、管型尿、眼底改变等	伴有心功能不全病症,如心脏增大、心脏杂音、肝大、静脉压升高等

（3）肝源性水肿(hepatic edema):失代偿期肝硬化是肝源性水肿最常见的原因,主要表现为腹水,也可首先出现踝部水肿,逐渐向上蔓延,而头、面部及上肢常无水肿。门静脉高压症、低蛋白血症、肝淋巴液回流障碍、继发性醛固酮增多症等因素是水肿与腹水形成的主要机制。肝硬化在临床上主要有肝功能减退和门静脉高压两方面表现。

（4）内分泌代谢疾病所致水肿

1）甲状腺功能减退症（hypothyroidism）：由于组织间隙亲水性物质增加而引起的一种特殊类型的水肿，称为黏液性水肿（myxedema）。该水肿特点为非凹陷性，水肿不受体位影响，水肿部位皮肤增厚、粗糙、苍白，皮温降低。

2）甲状腺功能亢进症（hyperthyroidism）：部分病人可出现凹陷性水肿及局限性黏液性水肿，其原因可能为蛋白质分解加速而致低蛋白血症及组织间隙黏多糖、黏蛋白等胶体物质沉积。

3）原发性醛固酮增多症（primary aldosterionism）：可出现面部和下肢轻度水肿，其主要原因为醛固酮及脱氧皮质酮分泌过多导致水钠潴留。

4）库欣综合征（Cushing symdrome）：可出现面部和下肢轻度水肿，其主要原因为肾上腺皮质激素分泌增多导致水钠潴留。

5）腺垂体功能减退症：又称 Simmond 病，最常见的病因是产后垂体缺血性坏死［希恩综合征（Sheehan syndrome）］及垂体腺瘤，多出现面部黏液性水肿伴上肢水肿。

6）糖尿病（diabetes mellitus）：部分病人在出现心肾并发症时就可出现下肢水肿，当心肾并发症严重时水肿会进一步加重。

（5）营养不良性水肿（nutritional edema）：由于慢性消耗性疾病长期营养缺乏、蛋白丢失性胃肠病、重度烧伤等所致低蛋白血症或维生素 B_1 缺乏，可产生水肿。其特点是水肿发生前常有消瘦、体重减轻等表现。皮下脂肪减少所致组织松弛，组织压降低，加重了组织间液的潴留。水肿常从足部开始逐渐蔓延至全身。

（6）妊娠水肿（gestational edema）：大多数妇女在妊娠后期出现不同程度的水肿，其多为生理性，待分娩后水肿可自行消退。部分妊娠妇女的水肿为病理性的，主要原因为水钠潴留，血浆胶体渗透压降低，静脉和淋巴回流障碍。

（7）结缔组织疾病所致水肿（connective tissue disease induced edema）：可见于系统性红斑狼疮、硬皮病、皮肌炎等。

（8）变态反应性水肿（allergic edema）：常见变应原有致病微生物、异种血清、动植物毒素、某些食物及动物皮毛等。

（9）药物性水肿（pharmaco edema）：可见于钙通道阻滞剂（CCB）类降压药物、糖皮质激素、雄激素、雌激素、胰岛素、萝芙木制剂、甘草制剂等药物治疗疗程中，水肿一般较轻，多局限于足背或踝关节。

（10）经前期紧张综合征（premenstrual syndrome）：特点为育龄妇女在月经前 7~14d 出现眼睑、踝部及手部轻度水肿，可伴乳房胀痛及盆腔沉重感，月经后水肿逐渐消退，水肿的发生与女性月经周期内分泌激素改变有明显的相关性。

（11）特发性水肿（idiopathic edema）：多见于妇女，主要表现在身体低垂部位，原因未明，被认为是内分泌功能失调与直立体位的反应异常所致。

（12）功能性水肿（functional edema）：病人无引起水肿的器质性疾病，而是在环境、体质、体位等因素的影响下，使体液循环功能发生改变而产生的水肿。功能性水肿包括：①高温环境引起的水肿；②肥胖型水肿；③老年性水肿；④旅行者水肿；⑤久坐者水肿。

2. 局部性水肿（local edema）　常由于局部静脉、淋巴回流受阻或毛细血管通透性增加所致，如肢体血栓形成致血栓性静脉炎、丝虫病致象皮肿、局部炎症、创伤或皮肤过敏等。

（1）炎性水肿（inflammatory edema）：局部炎症导致的皮肤蜂窝织炎、疖肿、痈、丹毒、高温及化学灼伤等。

（2）淋巴回流障碍性水肿（lymphedema）：见于非特异性淋巴管炎，淋巴结切除后，丝虫病局部淋巴回流受阻致象皮肿等。

（3）静脉回流障碍性水肿（venous reflux obstruction edema）：见于静脉曲张、静脉血栓和血栓性静脉炎、上腔静脉阻塞综合征、下腔静脉阻塞综合征等。

（4）血管神经性水肿（angioneurotic edema）：多发生在皮肤组织疏松处，与荨麻疹类似，常见原因有食物及食物添加剂、吸入物、感染、药物，物理因素如机械刺激、冷热、日光等及昆虫叮咬。

（5）局部黏液性水肿（local myxedema）：多见于甲状腺功能亢进症的病人。

血常规示：血红蛋白 105g/L，血小板和白细胞正常。

血生化：白蛋白 19.7g/L。肾功能正常。血脂：甘油三醇 2.00mmol/L；胆固醇 6.95mmol/L。血电解质：钾离子 2.91mmol/L；血钙 2.01mmol/L。

空腹血糖 6.57mmol/L。糖化血红蛋白 7.3%。

尿常规：尿蛋白（++++），尿白细胞和红细胞阴性。尿蛋白定量 22.3g/L。大便隐血：弱阳性。

输血前全套：乙肝标志物、梅毒螺旋体（TP）、人类免疫缺陷病毒（HIV）、丙型肝炎病毒（HCV）抗体阴性。

甲状腺功能：促甲状腺激素 1.800mU/L，血清游离三碘甲状腺原氨酸 1.73pmol/L，血清游离甲状腺素 11.4pmol/L。

凝血功能：凝血酶原时间 10.3 秒，活化部分凝血活酶时间 27.4 秒，纤维蛋白原 6.82g/L，纤维蛋白原降解产物 17.0mg/L，D- 二聚体 10.80mg/L。

降钙素原：0.40ng/ml。

T 细胞绝对计数：CD4/CD8 2.29；CD4 绝对计数 651cell/μl。

心电图：①窦性心律；②心电轴左偏 −57°，左前分支传导阻滞。

胸部 CT：双肺间质性改变伴感染，慢性支气管炎伴肺气肿，左肺上叶肺大疱，双侧胸腔少量积液；主动脉及左冠状动脉壁、主动脉瓣及二尖瓣钙化；升主动脉稍增粗。

腹部彩超：脂肪肝，左肾囊肿，右肾强光团，前列腺钙化灶。

心脏彩超：左房增大，主肺动脉增宽，室间隔基底段增厚，主动脉瓣轻度反流，左室收缩功能测值正常范围（左室射血分数 68%），舒张功能减退。

下肢静脉彩超：左侧小腿部分肌间静脉血栓，双下肢软组织肿胀。

四、拟诊列表

（一）临床诊断：肾病综合征

1. 临床诊断依据

（1）病史：反复水肿伴泡沫尿。

（2）体征：双下肢对称性凹陷性水肿。

（3）实验室检查：大量蛋白尿，低蛋白血症，高脂血症。

2. 疾病要点　缓慢起病，水肿为主要临床表现，大量蛋白尿（24 小时尿蛋白定量 >3.5g），低蛋白血症（血清白蛋白 <30g/L）。

3. 重要检查　24 小时尿蛋白定量，肝肾功能检查，血脂，血糖，彩超或 CT，肾穿刺活检病理学检查。

（二）其他可能的诊断

1. 肺部感染

（1）临床线索：老年病人，糖尿病基础疾病，有咳嗽、咳痰症状，降钙素原偏高，CT 提示双肺间质性改变伴感染。

（2）疾病要点：呼吸道感染是肾病综合征病人最常见的并发症。

（3）重要检查：血常规、降钙素原、痰涂片 / 培养、胸部 X 线 /CT 检查。

2. 非酒精性脂肪肝

（1）临床线索：肥胖、2 型糖尿病、高血压、高脂血症、胰岛素抵抗等代谢综合征表现。

（2）疾病要点：除代谢综合征外，全胃肠外营养、饥饿、营养不良、快速消瘦和药物、遗传代谢因素等均可引起，诊断需除外其他肝病。

（3）重要检查：血糖、血脂、胰岛素，B 超或 CT，肝穿刺活检病理学检查。

3. 下肢肌间静脉血栓

（1）临床线索：糖尿病，低蛋白血症，下肢水肿，下肢血管彩超提示左侧小腿部分肌间静脉血栓。

（2）疾病要点：血栓栓塞并发症是由肾病综合征病人低蛋白血症、高脂血症、高凝状态导致，是影响肾病综合征治疗和预后的重要原因。

（3）重要检查：肝肾功能、血脂、凝血功能、血管彩超。

（三）应筛查的诊断

1. 糖尿病肾脏疾病

（1）临床线索：肥胖、2 型糖尿病、高血压、高脂血症。

（2）疾病要点：水肿是糖尿病肾病病人最常见的临床症状，有糖尿病基础疾病合并水肿、肥胖、高血压，尤其老年病人均应筛查本病。

（3）重要检查：血常规、肝肾功能、血糖、血脂、糖化血红蛋白、尿常规、尿微量白蛋白及尿蛋白定量、糖尿病眼底病变检查、腹部和泌尿系统彩超、肾穿刺活检病理学检查。

2. 自身免疫性疾病相关肾损伤

（1）临床线索：多起病隐匿，乏力、消瘦、皮疹。

（2）疾病要点：多克隆高球蛋白血症多见，可合并关节炎、皮疹、自身免疫性贫血等多系统受累。

（3）重要检查：血常规、肝肾功能、尿常规、尿蛋白定量、自身抗体、肾穿刺活检病理学检查。

3. 乙型肝炎病毒相关肾损伤

（1）临床线索：多起病隐匿，有乙型肝炎病毒携带或慢性乙型肝炎病史，乙肝表面抗原、乙肝 e 抗原或乙肝核心抗体持续阳性或乙肝脱氧核糖核酸曾多次阳性。

（2）疾病要点：伴或不伴氨基转移酶升高，有血尿、水肿、高血压等肾炎表现；或表现为肾病综合征,症状不典型。

(3)重要检查:血常规、肝肾功能、尿常规、尿蛋白定量、乙型肝炎病毒(HBV)标志物、HBV-DNA、肾穿刺活检病理学检查。

4. 肿瘤疾病相关肾损伤

(1)临床线索:多起病隐匿,临床表现为大量蛋白尿和/或肾病综合征,可有镜下血尿和轻度肾功能减退。

(2)疾病要点:肾脏受累常常是全身表现的一部分。

(3)重要检查:血常规、肝肾功能、尿常规、尿蛋白定量、肿瘤标志物〔甲胎蛋白(AFP)、癌胚抗原(CEA)、糖类抗原 12-5(CA12-5)、前列腺特异性抗原(PSA)等〕、血清蛋白电泳、免疫固定电泳、彩超或 CT、胃肠镜、肾穿刺活检病理学检查。

(岳荣铮 肖然)

第二节 胸痛的诊断思路

李某,男性,59 岁,劳力性胸闷痛不适 2 个月,加重 3 小时。

一、基础知识

(一)概述和病因

1. 胸痛是胸部疼痛不适的症状概述,胸部各个器官病变都可引起胸痛,病人的主观表述多变而缺乏特异性。

2. 胸痛的常见病因可包括胸部的各个器官,如心脏大血管、肺、食管、胃、纵隔、胸膜等,腹腔内脏的疾病也可能引起胸痛不适。

3. 胸痛程度因个体痛阈差异主观感受不同,与疾病病情轻重程度不完全一致。其后果轻重不一,轻则疾病转归良好,重则可危及生命。因此,对急性非创伤性胸痛,首要评估胸痛危险性,鉴别致命性病因。

(二)体格检查对胸痛鉴别的意义

1. 生命体征 高危表现如晕厥、意识障碍,血压 <90/60mmHg,心率 >100 次/分。

2. 呼吸系统 呼吸过速,双肺广泛啰音,双肺呼吸不对称,胸痛和呼吸相关,矛盾呼吸,连枷胸等。

3. 循环系统 颈静脉怒张,心动过速,心音能否闻及,心脏杂音,双上肢血压差,差异性发绀。

4. 胸壁皮肤 成簇带状疱疹,肋软骨局限性肿痛,胸骨压痛,胸壁静脉曲张等。

二、问诊查体要点

(一)问诊要点

1. 起病情况、持续时间和发展演变情况。

2. 胸痛部位和性质

（1）疼痛发作情况：如突发或逐渐加重,发作程度和范围。

（2）诱发/加重/缓解因素：诱发或加重因素如劳力、呼吸、饮食、体位、情绪波动等;缓解因素如休息、进食、屏气,特殊体位如俯身,服用药物如硝酸甘油等。

（3）疼痛性质：如锐痛、压榨样痛、钝痛、撕裂感、烧灼感等。

（4）放射部位：如肩部、背部、颈部、咽部、下颌等。

（5）疼痛部位：如胸骨后、胸壁、背部、弥漫性、局部。

（6）发作频率：如持续性或间歇发作、发作间歇时间、持续时间、疼痛开始时间。

3. 伴随症状　呼吸相关如咳嗽、咳痰、咯血;循环相关如水肿、呼吸困难、血压不稳等;消化相关如反酸、呃逆、恶心、呕吐、大便异常等;胸壁皮肤相关如皮疹、局部肿痛等;其他如发热、畏寒、皮疹等。

4. 病情演变和诊疗经过。

5. 病后一般情况。

6. 既往史　既往高血压、糖尿病、高脂血症、感染和传染病史等。

7. 个人史　烟酒史,体重和生活方式,长期使用药物等。

8. 家族史　早发心脑血管疾病家族史。

（二）查体要点

1. 一般检查/生命体征。

2. 检查皮肤、巩膜　发绀,杵状指,水肿。

3. 头颈部　有无颈静脉怒张和肝颈静脉回流征,气管位置,血管杂音。

4. 胸部查体:视诊、触诊、叩诊、听诊。

5. 视诊心脏。

6. 触诊心脏。

7. 叩诊心脏。

8. 听诊心脏:心率、心律、心音,有无额外心音（奔马律）、杂音、心包摩擦音。

9. 外周血管检查。

10. 腹部查体:视诊、触诊、叩诊、听诊。

病人2个月来反复发作劳力性胸闷痛不适,局限于胸骨中下段后方,持续数分钟,休息或含化"速效救心丸"可缓解,病人未予重视。3小时前病人晨练活动中上述胸痛加重突发,胸痛持续存在,即刻自行含服"速效救心丸"10粒不缓解,伴大汗、心悸、气紧,自诉濒死感,为求进一步治疗来我院急诊。

患病2个月来,病人精神、睡眠正常,食纳可,二便如常,体重未见明显异常。

既往发现血压高10余年,最高190/110mmHg,血压高时伴头昏,长期不规律自服"氨氯地平和厄贝沙坦氢氯噻嗪片",未监测血压。

血糖偏高3年,未及多饮、多尿、烦渴等高血糖症状,不规律自服"二甲双胍缓释片"0.5g,1次/天,空腹血糖波动于6~8mmol/L。

既往体检多年脂肪肝病史,曾体检发现颈动脉粥样硬化斑块。

否认肝炎、结核等传染病病史，否认输血史。常年吸烟，平均 20~30 支 / 天，未戒；应酬性饮酒 20 余年，每周 3~5 次，每次白酒 250ml。

体格检查：T 36.2℃，P 95 次 / 分，R 24 次 / 分，BP 110/75mmHg，身高 171cm，体重 92kg。未见皮肤、巩膜苍白黄染，气管居中，双肺呼吸音清，未及确切干、湿啰音。心界不大，心音律齐，未及确切病理性杂音。腹丰软，无肌卫，无压痛反跳痛，未及肝脾及腹部包块。双下肢不肿，脊柱、四肢未见异常。

三、鉴别诊断思路

（一）致命性高危胸痛排除

1. 急性冠脉综合征

（1）不稳定型心绞痛。

（2）心肌梗死。

2. 急性主动脉夹层。

3. 肺动脉栓塞。

4. 张力性气胸。

5. 心脏压塞。

（二）其他常见胸痛病因排查

1. 心血管疾病　冠状动脉粥样硬化性心脏病（心绞痛）、心肌病、二尖瓣或主动脉瓣病变、急性心包炎、胸主动脉瘤等。

2. 呼吸系统疾病　胸膜炎、胸膜肿瘤、自发性气胸、血胸、支气管炎、支气管肺癌等。

3. 消化系统疾病　胃食管反流、食管痉挛、食管破裂、食管炎、食管癌、食管裂孔疝、膈下脓肿、肝脓肿、脾梗死等。

4. 胸壁疾病　急性皮炎、皮下蜂窝织炎、带状疱疹、肋间神经炎、肋软骨炎、流行性肌炎、肋骨骨折等。

5. 纵隔疾病　纵隔炎、纵隔气肿、纵隔肿瘤等。

6. 其他　如神经精神疾病、心血管神经症、惊恐发作、过度换气等。

18 导联心电图：窦性心律，Ⅱ、Ⅲ、aVF 导联可见病理性 Q 波，ST 段弓背上抬，V4R ST 段抬高。

心肌标志物和利尿钠肽：利尿钠肽 317pg/ml，肌酸激酶同工酶（CK-MB）0.59ng/ml，肌红蛋白 249.72ng/ml，肌钙蛋白 T 18.7ng/L。

血常规：白细胞 $6×10^9$/L，中性粒细胞百分比 72%，血红蛋白 122g/L，血小板 $118×10^9$/L。

生化：肝肾功能未见明显异常，空腹血糖 7.4mmol/L，血清胆固醇 6.8mmol/L，甘油三酯 3.6mmol/L，低密度脂蛋白 4.5mmol/L，高密度脂蛋白 0.8mmol/L，血钾 3.62mmol/L。

血清糖化血红蛋白：6.5%。

急诊床旁心脏超声：左心室 50mm，升主动脉增宽 45mm，室间隔增厚 13mm，左心室前间隔节段运动异常，未见心包积液征象，三尖瓣轻度反流，左心室射血分数（EF）50%。

四、拟诊列表

（一）可能性最大的诊断

可能性最大的诊断：冠状动脉粥样硬化性心脏病，急性下壁及右室心肌梗死。

1. 临床线索　老年男性，劳力胸痛，肥胖，高血压、糖尿病、高血脂，烟酒史。

2. 疾病要点　初发劳力性胸痛，急性加重，"速效救心丸"不缓解，心电图特征性改变，心肌标志物阳性。

3. 重要检查　动态 18 导联心电图，心肌标志物，冠脉造影。

（二）其他可能的诊断

1. 冠状动脉粥样硬化性心脏病，不稳定型心绞痛

（1）临床线索：老年男性，劳力胸痛，肥胖，高血压、糖尿病、高血脂，烟酒史。

（2）疾病要点：劳力性胸痛急性加重，心电图特征性改变。

（3）重要检查：动态 18 导联心电图，心肌标志物，冠脉造影。

2. 肺动脉栓塞

（1）临床线索：长时间制动、手术、肿瘤等高凝状态，深静脉血栓，不对称肢体肿胀。

（2）疾病要点：进行性呼吸困难，顽固低氧血症，低血压，晕厥，咯血。

（3）重要检查：心电图，血气分析，心脏彩超，肺动脉 CT，肺灌注显像。

3. 主动脉夹层

（1）临床线索：老年男性，控制不良的高血压，马方综合征家族史。

（2）疾病要点：撕裂样胸痛，双上肢血压差，胸主动脉增宽。

（3）重要检查：心脏彩超，夹层动脉 CT，心脏大动脉 MRI。

（三）应筛查的诊断

1. 心瓣膜病　主动脉瓣狭窄或反流。

（1）临床线索：心脏瓣膜区相关杂音。

（2）疾病要点：老年或者有游走性关节肿痛史，胸痛、晕厥。

（3）重要检查：心脏彩超提示瓣膜病变。

2. 心脏压塞

（1）临床线索：心累、乏力、胸闷。

（2）疾病要点：进行性心累、乏力、胸闷，心界扩大，贝克三联征（心音遥远低钝；静脉压升高；动脉压降低，脉压减小）。

（3）重要检查：心脏彩超。

3. 张力性气胸

（1）临床线索：进行性胸闷、呼吸困难，吸烟史。

（2）疾病要点：气管偏移向健侧，一侧呼吸音减弱或消失。

（3）重要检查：查体，胸部 X 线检查。

（曾静 肖然）

第三节 呼吸困难的诊断思路

> 病人 1：贺某，男性，72 岁，活动后呼吸困难 18 余年，突然加重半小时。
> 病人 2：陈某，女性，50 岁，活动后胸闷、气短 1 个月。

一、呼吸困难的相关定义

美国胸科学会（ATS）定义（狭义）：某种包括不同强度、不同性质的呼吸不适感的主观感受。

中国共识（广义）：病人主观感受及体征描述，包括不同程度、不同性质的空气不足、呼吸不畅、呼吸费力及窒息等呼吸不适的主观体验，伴或不伴呼吸困难的客观表现（如口唇发绀、张口呼吸、端坐呼吸、鼻翼扇动、辅助呼吸肌参与呼吸、呼吸频率增快等）。

由于呼吸困难为病人的主观感受，因此其具体表述在病人间存在差异，常见的描述呼吸困难的词语有"气紧""气短""气促""气急""憋气""喘息""胸闷""气不够用""提不上气""胸部紧缩感""呼吸费力""呼吸压迫感""窒息感"等。同时需注意病人对呼吸困难的语言描述具有文化、地域及语种的差异。

二、呼吸困难的病理机制及分类

（一）呼吸困难的病理机制

呼吸困难的病理机制尚未完全阐明，目前公认的常见的呼吸困难机制有：

1. 呼吸系统的机械负荷增加　如胸腔积液、肺部或腹部巨大肿块、支气管哮喘、胸壁或膈肌扩展受限、喉头水肿、气管狭窄等。

2. 呼吸驱动异常增加　如心排血量减少、中毒引起有效血红蛋白减少、肺纤维化引起氧气弥散障碍等。

3. 神经肌肉功能下降　如重症肌无力、脊髓灰质炎等。

4. 通气血流比例严重失调　如肺栓塞。

5. 精神心理异常　如焦虑、抑郁、诈病、躯体化障碍。

（二）呼吸困难的分类

根据病因和临床表现特点，通常将呼吸困难分为以下 5 种类型。

1. 肺源性呼吸困难　由呼吸道、肺、肺循环、胸膜、纵隔、胸廓及呼吸肌的各种疾病引起通气、换气功能障碍，导致缺氧和 / 或二氧化碳潴留。又分为以下 3 种类型：

（1）吸气性呼吸困难：主要是由于气流进入气道阻力增加，呼吸肌极度用力，胸腔负压增加。常见于喉部或大气道狭窄、阻塞性疾病。临床表现为吸气显著费力，严重者可见"三凹征"，即胸骨上窝、锁骨上窝和肋间隙明显凹陷，可伴干咳及吸气相高调喉鸣。

（2）呼气性呼吸困难：主要是由于小气道痉挛和/或肺泡弹性降低。常见于慢性阻塞性肺疾病、支气管哮喘、弥漫性泛细支气管炎等小气道病变为主的疾病。临床表现为呼气费力、呼气时间延长，常伴呼气相哮鸣音。

（3）混合型呼吸困难：主要是由于气体交换面积减少或通气血流比例严重失调。常见于严重肺部感染（如重症肺炎）、大量胸腔积液、大面积肺梗死、肺动脉高压等。临床表现吸气及呼气相均感费力、呼吸频率增加、呼吸浅快，可伴异常呼吸音或附加呼吸音。

2. 心源性呼吸困难　由各种原因引起的左心衰竭或右心衰竭、心包疾病（如大量心包积液）所致，尤以左心衰竭时更为显著。

左心衰竭引起的呼吸困难常有大量补液诱因或心血管基础疾病，如冠心病、高血压、二尖瓣狭窄。主要机制为肺循环压力增加导致肺淤血、氧气弥散障碍，肺泡弹性及肺活量降低，肺泡张力增加刺激牵张感受器，继而通过迷走神经反射兴奋呼吸中枢。临床表现为混合性呼吸困难，通常为劳力性，活动时明显，休息时缓解，卧位加重，坐位减轻（也称端坐呼吸）；左心衰竭急性发作时可出现咳粉红色泡沫痰，听诊双下肺较多湿啰音。

3. 中毒性呼吸困难　由药物、化学毒物、体内代谢物质等刺激或抑制呼吸中枢。

（1）药物中毒：常见于吗啡类、巴比妥类药物的过量使用。主要机制为抑制呼吸中枢。临床表现为呼吸浅慢、呼吸节律异常［如陈-施呼吸（Cheyne-Stokes respiration）、比奥呼吸（Biot reathing）］。

（2）化学毒物中毒：常见于一氧化碳、亚硝酸盐、氰化物等中毒，主要机制为化学毒物使血红蛋白发生变化、丧失正常的携氧能力，引起组织缺氧。有机磷杀虫剂中毒会引起肺间质改变最终纤维化，因严重呼吸困难、窒息而死亡。

（3）代谢物中毒：常见于尿毒症、糖尿病酮症酸中毒等，以酸性代谢物增多为主。主要机制为增多的酸性代谢物刺激颈动脉窦、主动脉体化学感受器或直接抑制呼吸中枢。临床可表现为深大规则的呼吸［库斯莫尔呼吸（Kussmaul respiration）］，可伴有鼾音。

4. 血源性呼吸困难　见于各种原因引起的贫血、休克，以及白血病、变性血红蛋白血症等血液系统疾病。主要机制为携氧红细胞大量减少。

5. 神经与精神性呼吸困难　常见于脑炎、脑膜炎、脑出血、脑外伤、脑肿瘤、重症肌无力等疾病，主要由颅内压升高和/或脑供血减少而使呼吸中枢抑制，或神经肌肉麻痹致通气不足，以及心理因素（如癔症）等引起。

6. 其他疾病所致呼吸困难　如大量腹水、腹内巨大肿瘤、妊娠后期、急性传染性疾病伴高热、肺出血性钩端螺旋体病、中暑、高原病及肺移植后排斥反应等。

三、体格检查对呼吸困难诊断的意义

体格检查对呼吸困难的意义见表 8-3-1。

表 8-3-1　体格检查对呼吸困难的意义

体格检查	基础病史	临床意义/提示疾病
三凹征,喉鸣、哮鸣音	异物吸入史	喉痉挛、大气道阻塞、气道异物

续表

体格检查	基础病史	临床意义/提示疾病
喘息、呼气延长,口唇发绀、双肺哮鸣音;双肺呼吸音或哮鸣音消失("寂静肺")*	支气管哮喘	支气管哮喘急性发作
口唇发绀、缩唇呼吸、呼气延长、桶状胸、双肺呼吸音减弱,伴或不伴哮鸣音	慢性支气管炎、肺气肿、慢性阻塞性肺疾病	慢性阻塞性肺疾病急性加重
单侧鼓音、胸廓饱满、呼吸音消失,伴或不伴气管移位	—	气胸
浊音、胸廓饱满、呼吸音消失,伴或不伴气管移位	—	胸腔积液、胸腔巨大占位
局限性或双肺湿啰音	发热、咳嗽、咳痰	感染或肺水肿、左心衰竭
口唇发绀、湿啰音、颈静脉充盈、肝颈静脉回流征阳性、下肢水肿	慢性阻塞性肺疾病	慢性阻塞性肺疾病、肺心病、肺动脉高压、右心衰竭
心界扩大、心音遥远	—	心包积液
眼睑下垂、肢体无力	—	重症肌无力等神经肌肉性疾病
口唇、眼睑、甲床苍白	—	贫血

*需注意支气管强烈痉挛时双肺呼吸音或哮鸣音消失(称为"寂静肺"),提示病情十分危急。

四、问诊查体要点

(一)问诊要点

1. 起病诱因、缓急、持续时间和发展演变情况。

2. 呼吸困难的性质(出现的时相、是否劳力性)。

3. 伴随症状　有无发热、咳嗽、咳痰、咯血、胸痛、下肢水肿、夜间憋醒、肌无力等。

4. 基础疾病病史　哮喘、慢性阻塞性肺疾病、高血压、冠心病、风湿性心脏病、糖尿病、胸廓畸形、贫血、肝硬化等。

5. 既往史　外伤史、输血史、结核感染等。

6. 个人史　职业史(粉尘、毒物等接触史),疫区旅游史,吸烟及饮酒史,长期使用药物等。

7. 家族史　家族人员是否有相关肺部疾病史或类似发作。

(二)查体要点

1. 一般检查/生命体征。

2. 检查口唇、皮肤巩膜颜色、下肢。

3. 视诊颈静脉、胸廓外形、呼吸动度及节律。

4. 叩诊胸部　前胸、后胸及侧胸。

5. 听诊胸部　前胸、后胸及侧胸。

6. 叩诊心界。

7. 听诊心脏:注意心尖搏动位置、肺动脉瓣区心音。

8. 视诊腹部。

病人1:近18余年活动后呼吸困难,活动耐量进行性下降,近期平地快速行走、爬楼等活动即感呼吸困难,外院诊断"慢性阻塞性肺疾病",长期给予"沙美特罗替卡松气雾剂(舒利迭)"吸入治疗,控制可;9余年前检查发现前上纵隔肿物,考虑胸腺瘤,未予手术,长期服用"溴吡斯的明"。半小时前突感呼吸困难加重,无胸痛、咳嗽等。既往大量吸烟,已戒烟10余年,无长期饮酒史。家族史无特殊。体格检查:BP 120/68mmHg,HR 116 次 / 分,R 38 次 / 分,指尖 SPO_2 80%,口唇发绀,气管居中,左肺呼吸音消失,右肺呼吸音明显减弱,未闻及干、湿啰音,心脏查体无特殊,双下肢不肿。床旁胸部 X 线检查双肺未见明显异常。血气分析(吸入空气):pH 7.39,PO_2 59.1mmHg,PCO_2 48.6mmHg,SO_2 88%,血糖 6.9mmol/L,乳酸 1.7mmol/L。

病人2:近1个月余活动后感胸闷、气短,无咳嗽、咳痰、发热、胸痛等,体重下降 2kg。当地医院行胸部 CT、全套肺功能、心脏彩超、心电图检查未见明显异常,无糖尿病、高血压等病史,无烟酒及毒物接触史。查体:眼睑及口唇苍白,心脏、胸部查体无特殊。进一步查血常规:白细胞 $6×10^9$/L,中性粒细胞百分比72%、血红蛋白 64g/L,血小板 $118×10^9$/L。肝肾功、血脂、血糖均正常。追问病史:近期大便黑褐色。

五、鉴别诊断思路

病人1:首先通过基础病病史及体格检查初步判断诊断方向。常见有阻塞性肺疾病(包括大、小气道阻塞性病变)、限制性肺疾病、心血管疾病、神经系统疾病、血液系统疾病。病人1为老年男性,有慢性阻塞性肺疾病和胸腺瘤基础,查体肺部呼吸音减弱或消失,未闻及哮鸣音,需鉴别慢性阻塞性肺疾病急性加重、并发气胸、急性肺栓塞、肌无力危象等,进一步通过血气分析、胸部 X 线 /CT、床旁超声、D- 二聚体等检查明确。该病人床旁胸部 X 线检查未见双肺明显异常,可除外气胸、胸腔积液、重症肺炎。但呼吸困难 + 氧合下降 + 呼吸音明显减弱究竟是什么原因? 此时结合病人胸腺瘤病史,考虑重症肌无力危象可能性最大。

病人2:中年女性,无心肺基础疾病,胸部 CT、肺功能、心脏彩超均无异常,基本排除心肺相关疾病,但查体明显贫血貌,需排查血液系统相关疾病和肿瘤等,进一步完善血常规、肿瘤标志物、腹部超声或 CT 等检查,迅速锁定方向——中度贫血,可解释病人临床症状。遂需进一步完善胃肠镜等搜寻贫血原因。

六、拟诊列表

(一)病人1可能性最大的诊断

可能性最大的诊断:重症肌无力危象。

1. 临床线索　胸腺瘤基础病病史、突发呼吸困难加重、呼吸音明显减弱。

2. 疾病要点　累及呼吸肌时引起呼吸肌无力、膈肌麻痹。

3. 重要检查　胸部 X 线检查未见明显异常,排除了气胸。

（二）病人 2 可能性最大的诊断

可能性最大的诊断：中度贫血，原因上消化道出血？

1. 临床线索　查体贫血貌，黑便。

2. 疾病要点　胃十二指肠溃疡、胃肠道肿瘤等引起慢性失血，血红蛋白明显降低，与氧气结合的有效血红蛋白减少，组织输送氧减少。

3. 重要检查　胃肠镜、贫血相关血液指标、肿瘤标志物。

（三）应筛查的诊断

病人 1

1. 急性肺栓塞

（1）临床线索：突发呼吸困难、氧饱和度下降。

（2）疾病要点：多有血栓高危因素、D- 二聚体升高。

（3）重要检查：D- 二聚体，四肢静脉彩超，心脏彩超，CT 肺动脉造影（computed tomographic pulmonary angiography，CTPA）。

2. 气胸

（1）临床线索：突发呼吸困难、氧饱和度下降、单侧呼吸音消失。

（2）疾病要点：多有肺大疱等气胸危险因素，常伴胸痛、胸闷。

（3）重要检查：胸部 X 线或 CT 检查。

3. 累及呼吸中枢的脑卒中

（1）临床线索：多起病急，呼吸抑制。

（2）疾病要点：多有高血压、糖尿病、凝血功能障碍等危险因素，常伴肢体感觉及运动功能障碍等神经系统症状。

（3）重要检查：头部增强 CT、MRI，头部血管增强 CT 扫描。

病人 2

1. 消化系统肿瘤

（1）临床线索：起病隐匿，短期体重下降明显。

（2）疾病要点：大便隐血阳性，消化道慢性失血。

（3）重要检查：胃肠镜、全腹部增强 CT、肿瘤标志物。

2. 胃 / 十二指肠溃疡

（1）疾病要点：大便隐血阳性，消化道慢性失血。

（2）重要检查：胃肠镜、^{14}C 呼气试验。

（万春　肖然）

第四节　心悸的诊断思路

李某，女性，29 岁，手抖、易怒伴发作性心悸 3 个月。

一、基础知识

（一）心悸概述

1. 心悸是一种主观症状,指病人自觉心脏跳动的不适感或心慌感。

2. 作为心血管系统最常见的症状之一,心悸的主观表述多样,缺乏特异性,可以被描述为心跳强、发慌、停搏感、快速拍动、重击感、紧缩感、乱跳等。

3. 心悸的原因通常是良性的,病人心率可快、可慢、可正常,心律可整齐,也可不整齐。

4. 详尽的病史采集和查体有助于心悸病因的筛查。

5. 心悸不一定有心脏疾病,心脏病病人也可没有心悸。

（二）体格检查对心悸诊断的意义

1. 作为发作性疾病,发病时的查体有助于病因诊断,但医生很少有机会在发作时检查病人。

2. 心悸发作时的脉搏、心率和心律情况有助于明确病人当时有无心律失常,并判断发作时的循环稳定性。

3. 心悸间歇期的重点查体,尤其是生命体征和心脏查体也可为病因分析提供线索。

二、问诊查体要点

（一）问诊要点

1. 起病情况、持续时间和发展演变情况。最早发作心悸的时间,有无诱因,与体位、情绪、运动的相关性等。

2. 心悸特点

（1）发病方式:缓慢发作,突然发作,瞬时发作立即终止;发作前有无先兆,尤其是有无晕厥先兆或者晕厥症状。

（2）发病频率:可估计最短和最长时间,持续数分以上;瞬时发作立即终止,有明显的停搏感多为期前收缩。

（3）发作表现:发作时有无血流动力学不稳定的表现,如黑矇、晕厥或者晕厥先兆等,自觉心悸是否整齐,有无发作时心电图或者血压、心率记录。

（4）如何终止:如自行终止,或特殊手法如催吐或按压颈动脉窦等终止,或药物终止。

3. 伴随症状　如有无胸痛、发热、晕厥、贫血、呼吸困难、多汗、体重下降等。

4. 诊治经过和结果。

5. 病后一般情况　如睡眠、体重、饮食改变。

6. 既往史　心脏病,内分泌系统疾病(如甲状腺功能亢进症、嗜铬细胞瘤),呼吸系统疾病(如肺气肿等),血液系统疾病(如贫血等),神经症等病史。

7. 个人史　有无使用某些药物如肾上腺素、麻黄碱、咖啡因等用药史,嗜好浓茶、咖啡、烟酒情况,有无精神刺激史;嗜好浓茶、咖啡、烟酒情况,有无精神刺激史。

8. 家族史　家族人员有无类似发作史,尤其猝死家族史。

（二）查体要点

1. 一般检查/生命体征。

2. 检查皮肤、巩膜　有无湿热、多汗。

3. 头颈部　突眼,眼征,触诊浅表淋巴结、甲状腺。

4. 听诊胸部　包括前胸、后胸。

5. 视诊心脏。

6. 触诊心脏。

7. 叩诊心脏。

8. 听诊心脏　心率、心律、心音、额外心音、杂音、心包摩擦音。

9. 周围血管征。

10. 听诊腹部　尤其是血管杂音。

11. 脊柱、四肢　有无双上肢细颤、腱反射活跃。

　　病人3个月来无明显诱因自觉多汗、易怒,多食、易饥,发作性心悸。自觉静息心率加快达90余次/分(原来60余次/分),活动下尤甚,运动手环监测每日心率波动于90~148次/分,自觉心跳强而整齐,心前区搏击扑打感。发作时不伴头昏、黑蒙、晕厥,休息可渐好转。病人未予诊治,现病情逐渐加重来诊。

　　本次患病以来,眠差多梦,精神尚可,多食(饭量增加1倍),二便如常,体重下降5kg。

　　体格检查:BP 140/85mmHg,身高171cm,体重61kg。未见突眼,双眼调节辐辏反射正常,双手平伸细颤。双侧甲状腺Ⅱ度肿大,质软不痛,未及震颤和血管杂音。双肺呼吸音清,未及干、湿啰音。心率95次/分,心音律齐有力,二尖瓣区2/6收缩期杂音。腹部平软,未及压痛、反跳痛及腹部包块,未及肝、脾、双肾,双下肢不肿。

三、鉴别诊断思路

(一)基础评估

病史和查体之外,标准12导联心电图是常规基础评估。

(二)需要排除结构性心脏疾病的病人

结合病人病史和体格检查,若怀疑病人有结构性心脏疾病,需要进行超声心动图检查来评估心脏结构血流和心功能。常见疾病如下:

1. 瓣膜性心脏病　风湿性心脏病,退行性心脏病,先天性瓣膜损害。

2. 心肌病　肥厚型心肌病,扩张型心肌病,限制型心肌病。

3. 高血压　高血压心脏病。

4. 冠心病　心肌梗死,有无心室壁节段运动异常。

5. 先天性心脏病　房间隔缺损,室间隔缺损,动脉导管未闭,法洛四联症等。

(三)需要排除心律失常的病人

1. 常见病因

(1)快速性心律失常:窦性心动过速,异位心动过速,心房/心室扑动。

(2)缓慢性心律失常:二度以上房室传导阻滞、病态窦房结综合征等。

(3)心律不齐性心律失常:期前收缩、心房颤动。

结合病人病史和体格检查,常规12导联标准心电图检查,是否有房室肥大,心肌缺血和梗死,有无期前收缩、房颤、异位心动过速,有无短 PR 和 δ 波提示预激综合征等。

2. 对下列伴有心悸不适的病人可考虑动态心律监测

(1) 频繁发作,持续且症状明显难以耐受的心悸。

(2) 伴有晕厥先兆 / 晕厥、黑矇的心悸。

(3) 明确器质性心脏疾病伴发的心悸,如陈旧性心肌梗死、扩张型心肌病等。

(4) 有明确晕厥、猝死、心肌病的个人史或者家族史。

3. 可选择的动态心律监测手段

(1) 24~48 小时连续 Holter 记录。

(2) 连续心电事件记录器:2~4 周。

(3) 置入式连续心电记录器(ICM)。

当病人心悸发作频繁且有晕厥症状的病人可考虑住院,甚至侵入性心脏电生理来评估其可能的心律失常。

(四) 其他原因的心悸

1. 高心排血量相关

(1) 甲状腺功能亢进症。

(2) 贫血。

(3) 发热。

(4) 低血糖症。

(5) 嗜铬细胞瘤。

(6) 妊娠。

2. 其他系统疾病:如慢性阻塞性肺疾病等。

3. 药物和毒麻药品使用。

4. 心脏神经症。

血常规:WBC $6×10^9$/L,中性粒细胞 72%,Hb 102g/L,PLT $118×10^9$/L。

生化检查:总胆红素 14.1μmol/L,直接胆红素 4.8μmol/L,间接胆红素 9.3μmol/L,丙氨酸氨基转移酶 13IU/L,门冬氨酸氨基转移酶 17IU/L,AST/ALT 1.31,总蛋白 79.2mmol/L,白蛋白 46g/L,球蛋白 22.8g/L,白球比例 1.94,葡萄糖 5.21mmol/L,尿素 6.65mmol/L,肌酐 126μmol/L,估算肾小球滤过率 80.73ml/(min·1.73m²),尿酸 350μmol/L,甘油三酯 1.94mmol/L,胆固醇 4.04mmol/L,高密度脂蛋白 0.74mmol/L,低密度脂蛋白 3.13mmol/L,碱性磷酸酶 61IU/L,谷氨酰转肽酶 25IU/L,肌酸激酶 132IU/L,乳酸脱氢酶 131IU/L,羟丁酸脱氢酶 132IU/L,总胆汁酸 5.9μmol/L。

甲状腺功能:FT_3 8.2pmol/L,FT_4 56pmol/L,TSH<0.001mU/L。

ECG:窦性心动过速,心率 105 次 / 分,未见 ST-T 异常,偶发房早。

四、拟诊列表

(一) 可能性最大的诊断

可能性最大的诊断为甲状腺功能亢进症:弥漫性毒性甲状腺肿(Graves disease)。

1. 临床线索　青年女性,手抖、易怒、心悸3个月。

2. 疾病要点　心悸合并高代谢症状全身改变,查体甲状腺肿大,甲状腺功能异常。

3. 重要检查　甲状腺功能,甲状腺彩超,甲状腺相关抗体。

（二）其他可能的诊断

1. 甲状腺自主功能腺瘤

（1）临床线索:甲状腺功能亢进症的临床表现。

（2）疾病要点:甲状腺自主高功能结节。

（3）重要检查:甲状腺彩超,甲状腺放射性核素扫描。

2. 桥本甲状腺炎

（1）临床线索:青年女性,病毒感染。

（2）疾病要点:女性,病毒感染,自身免疫异常,黏液性水肿。

（3）重要检查:甲状腺过氧化物酶自身抗体(TPOAb),甲状腺球蛋白抗体(TgAb),促甲状腺激素刺激阻断性抗体(TSBAb);甲状腺 ^{131}I 摄取率。

（三）应筛查的诊断

1. 嗜铬细胞瘤

（1）临床线索:阵发性高血压,发作性心悸、多汗、面红。

（2）疾病要点:青年女性,发作性高血压伴多汗、心悸等高儿茶酚胺表现。

（3）重要检查:尿香草基扁桃酸(VMA)、血尿儿茶酚胺水平、肾上腺超声、肾上腺薄层CT。

2. 贫血

（1）临床线索:女性,苍白贫血貌。

（2）疾病要点:摄入异常,月经及其他失血可能,进行性乏力、心悸。

（3）重要检查:血常规、网织红细胞、铁蛋白、总铁结合力等。

3. 心脏神经症

（1）临床线索:青壮年女性,非特异多发神经衰弱表现,与情绪相关。

（2）疾病要点:没有器质性心脏结构异常,发作相关的窦性心动过速。

（3）重要检查:血常规、甲状腺功能、心脏彩超、常规心电图。

（曾静　肖然）

第五节　腹痛的诊断思路

张某,男性,49岁,上腹痛1天。

一、基础知识

（一）腹痛的病因

1. 急性腹痛

（1）腹腔器官急性炎症:见于急性胃肠炎、急性胰腺炎、急性胆囊炎、急性胆管炎等。

（2）空腔脏器阻塞或扩张：见于肠梗阻、泌尿系统结石梗阻、胆道梗阻等。

（3）脏器扭转或破裂：见于肠扭转、卵巢囊肿蒂扭转、肝破裂、脾破裂等。

（4）腹膜炎症：见于结核、细菌感染、肿瘤浸润等引起的腹膜炎。

（5）腹腔内血管栓塞：见于缺血性肠病、门静脉血栓等。

（6）腹壁疾病：见于腹壁挫伤、脓肿及腹壁皮肤带状疱疹。

（7）胸腔疾病：见于肺炎、肺梗死、心绞痛、心肌梗死、胸膜炎等。

（8）全身疾病：腹型过敏性紫癜、糖尿病酮症酸中毒、尿毒症、铅中毒、卟啉病等。

2. 慢性腹痛

（1）腹腔脏器慢性炎症：见于反流性食管炎、慢性胃炎伴胆汁反流、慢性胆囊炎、慢性胰腺炎、消化性溃疡等。

（2）脏器包膜的牵张：见于肝淤血、肝癌、肝脓肿等。

（3）中毒与代谢障碍：见于铅中毒、尿毒症等。

（4）肿瘤压迫及浸润：见于肝癌、腹膜肿瘤等。

（5）胃肠神经功能紊乱：见于胃肠神经症。

（二）腹痛的特点

1. 部位　中上腹痛通常见于胃、十二指肠疾病、急性胰腺炎等；右上腹痛常见于胆囊炎、胆石症、肝脓肿等；右下腹痛常见于回盲部、末段小肠或右半结肠疾病、急性阑尾炎等；脐周痛可见于小肠疾病；下腹痛见于膀胱炎、盆腔炎及异位妊娠破裂等；弥漫性或疼痛部位不定见于弥漫性腹膜炎、卟啉病、铅中毒、腹型过敏性紫癜等。

2. 性质与程度　中上腹持续性剧痛或阵发性加剧应考虑急性胰腺炎、急性胃炎等。剧烈阵发性绞痛，难以忍受，见于胆石症或泌尿系结石等。胆道蛔虫的典型表现为阵发性剑突下钻顶样疼痛。持续性、广泛性剧烈腹痛伴腹肌紧张或板状腹见于急性弥漫性腹膜炎。隐痛或钝痛多为内脏性疼痛，多由胃肠张力变化引起。

3. 诱因　进食油腻食物常为胆石症的诱因。急性胰腺炎发作前可有大量饮酒、暴饮暴食史。部分肠梗阻与腹部外科手术有关。

4. 发作时间　餐后痛可见于胆胰疾病、胃肿瘤、胃食管反流等。饥饿痛周期性及节律性发作见于消化性溃疡。与月经来潮相关的腹痛见于子宫内膜异位。

5. 与体位的关系　十二指肠壅滞症病人膝胸位或俯卧位可使腹痛及呕吐等症状缓解。胰体癌病人仰卧位时疼痛明显，前倾位或俯卧位时减轻。

二、问诊查体要点

（一）问诊要点

1. 年龄、性别、职业　中老年腹痛需考虑胆石症、心血管疾病、恶性肿瘤，需注意有无报警症状。育龄期妇女需排除宫外孕、卵巢囊肿蒂扭转等。有铅接触史要考虑铅中毒。

2. 腹痛起病情况　有无饮食、药物、手术等诱因。

3. 腹痛的部位　胃、十二指肠疾病、急性胰腺炎、下壁心肌梗死等可表现为中上腹痛；胆囊炎、胆石症、肝脓肿等常表现为右上腹痛。

4. 腹痛的性质　阵发性绞痛、隐痛、胀痛、烧灼痛等。中上腹持续性胀痛、阵发性加剧应考虑急性胰腺炎。肠梗阻表现为阵发性绞痛。脏器炎症或肿瘤常为持续性钝痛。

5. 腹痛与进食、排便、活动、体位的关系。

6. 伴随症状 恶心、呕吐，以及肛门停止排气、排便通常提示肠梗阻、肠麻痹。发热、黄疸常提示胆石症、胆管炎等。呕血、黑便、便血可能提示消化性溃疡、肿瘤等。

7. 既往病史 如心肺、肝胆疾病等。

（二）查体要点

1. 一般检查/生命体征 神志、呼吸、脉搏、血压、体温等。

2. 检查皮肤、巩膜 有无皮肤、巩膜黄染及贫血貌等。

3. 触诊浅表淋巴结，至少颈部 8 组。

4. 心肺查体，必要时妇科会诊。

5. 腹部视诊 肠型及蠕动波常见于机械性肠梗阻；胃肠型及蠕动波在慢性肠梗阻及腹壁较薄的病例较明显；肠扭转时腹胀常不对称；麻痹性肠梗阻则腹胀均匀。

6. 腹部听诊 腹部听诊 5 分钟，注意肠鸣音是否亢进，音调是否改变。机械性肠梗阻早期，可在梗阻部位听到一阵密集气过水声，此为肠鸣音亢进；肠腔明显扩张时，肠鸣音可呈高调金属音；肠梗阻合并腹膜炎时，肠鸣音明显减弱或消失。

7. 腹部触诊 注意疼痛部位，有无压痛、反跳痛、肌紧张，是否可触及包块，肝脾是否肿大。各种原因导致腹膜炎时可出现腹膜刺激征；绞窄性肠梗阻表现为固定点压痛及反跳痛、肌紧张；压痛的包块常为绞窄的肠袢。

8. 叩诊 注意有无叩击痛、肝浊音界是否存在。胃肠道穿孔时肝浊音界消失；肠梗阻病人肠腔内大量气体积聚，腹部叩诊呈鼓音；绞窄性肠梗阻时可出现腹水，移动性浊音可呈阳性。

入院前 1 天，病人饮酒后出现上腹痛，左上腹尤为明显，为持续性胀痛，进行性加重，伴恶心、呕吐，为胃内容物，呕吐后腹痛不缓解，伴腹胀，肛门排气减少，无发热，无皮肤、巩膜黄染，无呕血、黑便、便血、腹泻，无咳嗽、咳痰，为进一步诊治入院。患病以来，精神差，大便未解，小便减少，体重无明显变化。既往不嗜烟，无输血史，无过敏史，无外伤手术史。体格检查：急性病容，BP 89/50mmHg，呼吸 30 次/分，平车入科。全身皮肤、黏膜无皮疹。皮肤、巩膜无黄染，心率 120 次/分，律齐，双下肺呼吸音低，未闻及明显干、湿啰音，腹部张力高，散在压痛，以中上腹及左上腹为甚，可疑反跳痛，肝脾未满意扪及，移动性浊音（+），肠鸣音 1 次/分，双下肢不肿。

三、鉴别诊断思路

（一）消化系统疾病的鉴别诊断

1. 胃肠道穿孔。

2. 急性肠梗阻。

3. 急性胰腺炎。

4. 胆囊炎或胆石症。

（二）非消化系统疾病的鉴别诊断

1. 心血管疾病　心绞痛、心肌梗死。

2. 肺部疾病　左下肺及胸膜炎症、肺梗死。

3. 泌尿系统疾病　左肾结石或肾盂肾炎。

4. 其他　左膈下脓肿。

　　血常规：白细胞 $15.9×10^9/L$，中性粒细胞百分比 86.5%、血红蛋白 140g/L，血小板 $107×10^9/L$。血淀粉酶 1 146.8U/L，血脂肪酶 2 299.3U/L。血电解质：钙 1.3mmol/L，钠 130mmol/L，钾 5.95mmol/L，氯 99mmol/L。肌酸激酶同工酶 32U/L，乳酸脱氢酶 740U/L，肝肾功能正常，随机血糖 23.68mmol/L，尿蛋白（+），酮体（±），尿葡萄糖（++++）。

　　腹部 CT：胰腺肿胀，胰腺体部最大横径约为 4.6cm；肝周、小网膜囊、双肾前后间隙、腹膜腔脂肪间隙内弥漫水样密度影，双肾周脂肪间隙受累。肝脏饱满，实质密度普遍减轻。

四、拟诊列表

（一）可能性最大的诊断

可能性最大的诊断：急性胰腺炎。

1. 临床线索　发病前有饮酒史。

2. 疾病要点

（1）起病急，急性腹痛，急性胰腺炎典型腹痛表现：左上腹持续性胀痛，进行性加重，伴呕吐、肛门排气减少或停止的肠麻痹表现，严重者腹膜炎体征。

（2）严重者休克表现。

3. 重要检查

（1）血淀粉酶及脂肪酶明显升高，超过正常值 3 倍以上。

（2）腹部 CT 提示胰腺肿胀、胰体部增大，肾周、前后间隙炎性改变。

（3）血钙、肌酐、血糖等。

（二）其他可能的诊断

1. 胃肠道穿孔

（1）临床线索：消化性溃疡病史或慢性腹痛病史。

（2）疾病要点：腹痛骤然急剧加重，腹肌紧张，肝浊音界消失，血淀粉酶、脂肪酶轻度升高（未超过正常值 3 倍以上）。

（3）重要检查：腹部 CT 或 X 线检查。

2. 急性肠梗阻

（1）临床线索：腹部外科手术病史、肠粘连病史等。

（2）疾病要点：腹痛为阵发性，腹胀、呕吐，可表现为肠鸣音亢进或减弱，可见肠型，肛门排气减少或肛门停止排气、排便，血淀粉酶、脂肪酶轻度升高（未超过正常值 3 倍以上）。

（3）重要检查：腹部 CT 或 X 线检查。

3. 胆囊炎或胆石症

（1）临床线索：既往胆绞痛病史。

（2）疾病要点：疼痛位于右上腹或中上腹，常放射至肩背部，墨菲征可阳性，血淀粉酶、脂肪酶轻度升高（未超过正常值 3 倍以上）。

（3）重要检查：腹部彩超或 CT。

（三）应筛查的诊断

1. 心绞痛 / 心肌梗死

（1）临床线索：中老年，冠心病病史。

（2）疾病要点：突然发病，可表现为上腹痛，心电图提示急性心肌梗死表现，血清心肌酶升高，血淀粉酶正常。

（3）重要检查：心电图、心肌标志物、冠脉 CT 或造影。

2. 主动脉夹层动脉瘤

（1）临床线索：大多高血压病史。

（2）疾病要点：起病急，撕裂样疼痛，血管迷走样反应，休克。

（3）重要检查：动脉夹层 CT 血管造影（CTA）。

3. 大叶性肺炎

（1）临床线索：发病前多有上呼吸道感染的前驱症状。

（2）疾病要点：起病急，高热、咳嗽、胸痛、咳血痰或铁锈色痰。

（3）重要检查：胸部 CT、降钙素原（PCT）、血气分析、痰标本病原学检查、血培养等。

（李静　肖然）

第六节　黄疸的诊断思路

张某，女性，22 岁，厌油、乏力 3 个月，加重伴皮肤、巩膜黄染 3 天。

一、基础知识

1. 黄疸是指血清胆红素增高，致巩膜，皮肤、黏膜以及其他组织和体液发生黄染的现象。血清胆红素超过 34.2μmol/L 时，临床出现黄疸。

2. 在肝脏中胆红素代谢分为 3 步。

（1）摄取：非结合胆红素（间接胆红素）与血清白蛋白结合输送至肝脏，在血窦与清蛋白分离后被肝细胞摄取。

（2）结合：非结合型胆红素在肝细胞光面内质网的微粒体部分与葡糖醛酸结合形成结合胆红素（直接胆红素）。

（3）排泌：肝细胞将结合胆红素排入胆汁；如果排泌受阻，结合胆红素将通过肝细胞窦膜回到血流中。

3. 胆汁中的结合型胆红素通过胆管进入十二指肠。

（1）可以在肠道被细菌转化成尿胆原,尿胆原大部分氧化成为尿胆素从粪便中排出,称为粪胆素。

（2）小部分尿胆原可以重吸收进入门脉循环;其中大部分再次转变为结合胆红素,形成胆红素的肠肝循环;小部分经体循环由肾脏排出体外。

4. 非结合胆红素由于与白蛋白结合而不能经肾小球滤过,所以不会出现在尿中。

5. 高胆红素血症时结合型胆红素可以经肾小球滤过,由尿中排出。

二、问诊查体要点

（一）问诊要点

1. 起病情况、持续时间和发展演变情况。

2. 腹痛部位和性质。

3. 确定有无黄疸;黄疸持续时间和发展演变情况;小便颜色变化;大便颜色变化。

4. 伴随症状 有无呕吐、厌油、发热、皮肤瘙痒、视力障碍等。

5. 是否群体发病。

6. 既往史 既往肝胆胰病史、肝胆胰手术史、输血史、寄生虫感染等。

7. 个人史 疫区旅游史、饮酒史、长期使用药物等。

8. 家族史 家族人员是否有相关传染病史或类似发作。

（二）查体要点

1. 一般检查/生命体征。

2. 检查皮肤、巩膜。

3. 触诊浅表淋巴结,至少颈部8组。

4. 听诊胸部 包括前胸、后胸。

5. 听诊心尖部。

6. 视诊腹部。

7. 听诊腹部。

8. 叩诊 包括腹部、肝浊音界及移动性浊音。

9. 触诊 包括腹部、肝脏、脾脏。

病人近3个月无明显诱因感到厌油、乏力,近3天加重,并发现皮肤、巩膜黄染,尿色加深,最深时呈深茶色,无呕吐、发热,大便每1~2天一次,黄色成形,体重无明显变化。既往半年前体检:BP 140/95mmHg,血谷丙转氨酶（ALT）、胆固醇升高,未诊治。不嗜烟酒,无输血史。1年前曾于诊所拔除智齿。10个月前曾不规律服用数种"减肥药"。半年前因"月经不调",校医院就诊后给予口服"避孕药"治疗2个月后好转。病人为大学生,同学中有1人半个月前诊为"乙肝"。体格检查:BP 140/95mmHg,身高162cm,体重65kg。皮肤、巩膜黄染,心肺（-）。腹软,无压痛,肝肋下2cm,轻触痛,脾肋下及边,移动性浊音（-）,肠鸣音3次/分,双下肢不肿。

眼科检查无异常。

三、鉴别诊断思路

（一）高非结合胆红素血症（非结合胆红素占总胆红素的 80%~85% 以上）的鉴别诊断

1. 溶血性贫血

（1）遗传性溶血性贫血。

（2）获得性溶血性贫血。

2. 遗传性高非结合胆红素血症（UGT 基因变异）

（1）吉尔伯特综合征（Gilbert syndrome）。

（2）克纳综合征（Crigler-Najjar syndrome）：又称先天性非梗阻性非溶血性黄疸。

（3）其他：饥饿、心脏手术后黄疸。

3. 其他原因

（1）药物：利福平、利巴韦林等。

（2）充血性心力衰竭等。

（二）高结合胆红素血症（结合胆红素占总胆红素的 30% 以上）的鉴别诊断

1. 肝细胞性黄疸

（1）病毒性肝炎。

（2）酒精性肝病。

（3）自身免疫性肝炎。

（4）药物与毒物。

2. 胆汁淤积性黄疸

（1）肝外胆管梗阻：胆石症，胆管炎、寄生虫、胆道系统息肉；肿瘤压迫或浸润：胰腺癌、十二指肠壶腹周围癌、肝癌、胆管癌；手术后胆管狭窄。

（2）肝内胆管梗阻：肝内胆管泥沙样结石，肝内胆管肿瘤浸润或癌栓，华支睾吸虫病。

（3）非梗阻性胆汁淤积（肝内胆汁淤积）：药物或毒物，酒精性肝病，原发性胆汁性肝硬化，原发性硬化性胆管炎，病毒性肝炎，妊娠期肝内胆汁淤积。

3. 遗传性高胆红素血症

（1）迪宾 - 约翰逊综合征（Dubin-Johnson 综合征）：又称先天性非溶血性黄疸 - 结合胆红素增高Ⅰ型。

（2）先天性非落血性黄疸 - 结合胆红素增高Ⅱ型（Rotor 综合征）。

血常规：白细胞 5×10^9/L，中性粒细胞百分比 72%、血红蛋白 122g/L，血小板 118×10^9/L。肝功能：总胆红素（TBIL）60μmol/L，直接胆红素（DBIL）37μmol/L，谷草转氨酶（AST）20U/L，谷丙转氨酶（ALT）213U/L，谷氨酰转肽酶（GGT）156U/L，碱性磷酸酶（ALP）148U/L，白蛋白（ALB）35g/L。凝血酶原时间（PT）11.4 秒。肾功能正常，空腹血糖 7.2mmol/L，餐后 2 小时血糖 10.2mmol/L，血清糖化血红蛋白 6.5%，血清胆醇 6.8mmol/L，甘油三酯 3.6mmol/L，低密度脂蛋白 4.5mmol/L，高密度脂蛋白 0.8mmol/L。乙肝标志物：HBsAg、HbeAg、HBeAb、HBcAb 均（-），HBsAb（+），HAV-IgM、

HCV-Ab、HEV-IgM、CMV-Ab、EBV-Ab、HSV-IgM（−）。免疫指标：ANA、抗 SMA、抗 LKM、抗 SLA 等（−）。血清铜氧化酶吸光度正常,为 13%。

腹部 B 超：脂肪肝,肝脾大,胆总管 0.8cm。

四、拟诊列表

（一）可能性最大的诊断

可能性最大的诊断：药物性肝炎。

1. 临床线索　"减肥药" 和 "避孕药" 用药史。

2. 疾病要点　多于用药后 1~4 周内出现；有肝内胆汁淤积或肝实质细胞损害；偶然再次给药后又发生肝损害；HBsAg、HAV-IgM、HCV-Ab、HDV 和 HEV-IgM 阴性。

3. 重要检查　停药后肝功能。

（二）其他可能的诊断

1. 非酒精性脂肪性肝病

（1）临床线索：肥胖、2 型糖尿病、高血压、高脂血症、胰岛素抵抗等代谢综合征表现。

（2）疾病要点：除代谢综合征外,全胃肠外营养、饥饿、营养不良、快速消瘦和药物、遗传代谢因素等均可引起,诊断需除外其他肝病。

（3）重要检查：血糖、血脂、胰岛素,B 超或 CT,肝穿刺活检病理学检查。

2. 自身免疫性肝炎

（1）临床线索：多见于女性,任何年龄均可发病,起病隐匿。

（2）疾病要点：血清 IgG 升高,存在多种自身抗体,可合并关节炎、肾炎、自身免疫性贫血等。

（3）重要检查：自身抗体［抗核抗体（ANA）、抗平滑肌肌动蛋白抗体（抗 SMA）、抗肝肾微粒体抗体（抗 LKM）、抗可溶性肝抗原抗体（抗 SLA）等］,肝穿刺活检病理学检查。

（三）应筛查的诊断

1. 病毒性肝炎（肝炎病毒所致）

（1）临床线索：流行病学接触史。

（2）疾病要点：乙肝可由垂直传播、密切接触传播、性传播和血液传播；丙肝主要由血液传播；甲肝、戊肝主要由粪口途径传播。

（3）重要检查：HBsAg、HAV-IgM、HCV-Ab、HDV 和 HEV-IgM,HBV-DNA 和 HCV-RNA。

2. 肝豆状核变性［又称威尔逊病（Wilson disease）］

（1）临床线索：常染色体隐性遗传病；常为青春期和年轻病人；合并锥体外系症状和精神异常；合并眼病（如角膜色素环）。

（2）疾病要点：青少年不明原因的慢性肝炎、肝硬化均应筛查本病。

（3）重要检查：血清铜蓝蛋白或铜氧化酶吸光度,24 小时尿铜。

（贺漫青　肖然）

第七节 腰痛的诊断思路

姜某,女性,55岁,反复腰痛5年,加重伴右下肢疼痛、麻木6个月。

一、基础知识

(一)腰椎间盘突出症

1. 腰椎间盘突出压迫神经根引起疼痛的机制

(1)机械压迫学说。

(2)化学性神经根炎学说。

(3)椎间盘自身免疫学说。

2. 腰椎间盘的5种病理类型

(1)椎间盘膨出。

(2)椎间盘突出。

(3)椎间盘脱出。

(4)游离型椎间盘。

3. 腰椎间盘突出的节段定位 需要结合病人的症状、体征和影像学检查进行综合判断。体征主要依赖准确的查体,包括感觉、肌力、反射等。关键肌力检查如表8-7-1所示。关键皮肤感觉分布如图8-7-1所示。

值得注意的是,一个节段的椎间盘突出可能因突出的位置不同,导致不同的神经根受压。因此,只有当病人症状、体征与影像学检查相符时,才能进行手术。

4. 马尾综合征 为腰椎间盘突出症的严重表现,多由巨大的中央型腰椎间盘突出压迫马尾神经导致,目前一般认为对出现马尾综合征的病人应尽早实施手术治疗解除神经压迫。与神经根受压的主要鉴别点在于病人单独或同时存在以下症状:感会阴区麻木、排便和排尿不能控制、括约肌功能障碍、男性出现阳痿、女性出现尿潴留和假性尿失禁。其中,会阴区麻木一般为最早出现的马尾综合征症状,一旦出现需高度警惕。

表 8-7-1 关键肌力检查

神经根	动作	支配主要肌肉
L_2	屈髋	髂腰肌
L_3	伸膝	股四头肌
L_4	踝背伸	胫前肌
L_5	踇趾背伸	趾长伸肌
S_1	跖屈	腓肠肌

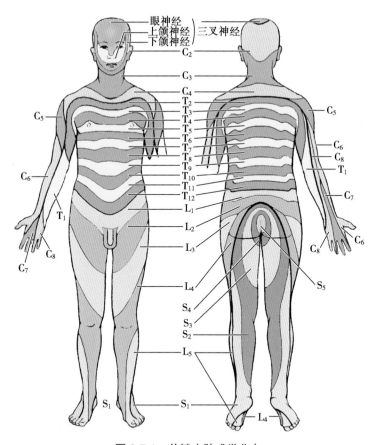

图 8-7-1　关键皮肤感觉分布

引自:吴江,贾建平.神经病学[M].3版.北京:人民卫生出版社,2015.

(二)腰椎管狭窄症

1. 腰椎管狭窄的分型

(1)中央管狭窄。

(2)神经根管狭窄。

(3)侧隐窝狭窄。

2. 临床表现特点

(1)症状重、体征轻。

(2)间歇性跛行。

(3)喜前倾体位。

(三)腰椎滑脱症

腰椎滑脱的分类如下。

(1)发育不良性。

(2)峡部裂性。

(3)退变性。

(4)创伤性。

(5)病理性。

二、问诊查体要点

(一) 问诊要点

1. 起病情况(急性、慢性)。

2. 疼痛的部位、性质、持续时间、加重或缓解因素。

3. 伴随症状　有无下肢放射痛、下肢麻木、间歇性跛行、鞍区感觉异常、大小便功能异常、性功能异常等。

4. 既往史　有无外伤史、手术史等。

5. 个人史　职业,运动、生活习惯等。

(二) 查体要点

1. 一般检查。

2. 皮肤、外观视诊。

3. 棘突及椎旁压痛、叩击痛。

4. 感觉是否异常。

5. 肌力是否异常。

6. 肌张力是否异常。

7. 反射是否异常。

8. 病理征是否存在。

9. 特殊体征

(1) 直腿抬高试验。

(2) 直推抬高加强试验。

(3) 股神经牵拉试验。

(4) 屈颈试验。

(5) "4" 字试验。

病人 5 年前无明显诱因逐渐出现下腰部胀痛,久坐、长时间弯腰后疼痛加重,平躺休息后可缓解,不伴双下肢疼痛、麻木,腰痛反复发作,发作频率逐年增加,发作间期逐年缩短,按摩、针灸后症状有所缓解,未至医院行相关检查或治疗。6 个月前感腰痛症状加重,久坐、久站或长时间行走后出现右下肢疼痛、麻木,部位为大腿后外侧、小腿外侧及足背,行走大约 50m 后腰痛及右下肢疼痛麻木症状加重,蹲坐休息一段时间后症状部分缓解可继续行走。大小便功能无异常,会阴区无麻木。

病人为出租车司机,无外伤及手术史。

初潮年龄 14 岁,平素月经规律,经期 5~6 天,周期 28~30 天,经量正常,无痛经,无凝血块,末次月经 ×××× 年 ×× 月(50 岁)。

体格检查:生命体征平稳,身高 155cm,体重 70kg,脊柱未见畸形,下腰段棘突及椎旁压痛,肾区无叩击痛,腰椎活动度减低,右小腿外侧及足背皮肤感觉减退,左侧屈髋、伸膝、踝背伸、踇背伸、踇屈肌力 5 级,右侧屈髋、伸膝、踝背伸肌力 5 级,右侧踇背伸肌力 4 级,右侧踇屈肌力 5 级,双侧膝反射、踝反射正常引出,双下肢肌张力无异常增高,鞍区感觉无减退,肛门括约肌收缩无异常,双侧 Babinski 征(-),右侧直腿抬高试验(+),右侧直腿抬高加强试验(+)。

三、鉴别诊断思路

(一)腰椎相关病损

1. 腰椎间盘突出症。

2. 纤维组织炎。

3. 腰椎关节突关节综合征。

4. 腰椎管狭窄症。

5. 腰椎滑脱症。

6. 腰椎化脓性感染、椎间盘炎。

7. 腰椎结核。

8. 腰骶椎原发 / 转移肿瘤。

9. 强直性脊柱炎。

10. 骨质疏松性椎体压缩性骨折。

(二)腰椎外病损

1. 泌尿系结石。

2. 腹主动脉瘤。

3. 腹膜后肿瘤。

4. 异位妊娠。

5. 子宫内膜异位症。

腰椎 X 线正侧位片:腰椎退变,腰椎未见侧凸畸形,腰 4/5 椎间隙高度下降,腰 4 椎体后下缘、腰 5 椎体后上缘骨赘形成。

腰椎 MRI 普通扫描:T_2 相腰 4/5 椎间盘呈中度信号,腰 4/5 椎间盘向右后方突出,腰 4~5 黄韧带增生。

骨密度检查(DXA):腰椎最低 T 值:-2.0,Wards 三角 T 值:-2.2。

四、拟诊列表

(一)可能性最大的诊断

可能性最大的诊断:腰 4/5 椎间盘突出症。

1. **临床线索** 腰痛伴下肢放射痛,直腿抬高试验阳性。

2. **疾病要点** 若为急性发作,通过卧床休息多数病人症状可缓解,但若出现马尾综合征,需尽早手术治疗。

3. **重要检查** 腰椎 X 线,腰椎 CT 三维重建,腰椎 MRI 普通扫描。若为游离型椎间盘,可行腰椎 MRI 增强扫描用以鉴别椎管内肿瘤。

（二）其他可能的诊断

其他可能的诊断:腰椎管狭窄症。

1. 临床线索　间歇性跛行。

2. 疾病要点　症状重、体征轻,腰椎后伸时可诱发下肢麻木症状,病人喜前倾体位。

3. 重要检查　腰椎 X 线,腰椎 CT 三维重建,腰椎 MRI 普通扫描。

（三）应筛查的诊断

1. 腰椎肿瘤（原发、转移）

（1）临床线索:腰痛深在,可有夜间痛,可伴有下肢放射痛、麻木等神经根压迫症状。

（2）疾病要点:起病多隐匿,有时是因体检发现腰椎骨质破坏异常;若为腰椎转移肿瘤,常有原发部位肿瘤的相关症状和体征;腰痛在平躺时减轻或消失,坐起或站立时加重（机械性疼痛）。腰椎骨质破坏,但椎间盘多无受累。

（3）重要检查:腰椎 X 线,腰椎 CT 三维重建,腰椎 MRI 普通扫描,肿瘤标志物,必要时行 PET-CT 检查。

2. 腰椎结核

（1）临床线索:腰痛,可伴有低热、消瘦、盗汗、乏力等全身症状;结核脓肿若压迫神经根可引起根性症状。

（2）疾病要点:腰痛在平躺时减轻或消失,坐起或站立时加重（机械性疼痛）;可有椎旁及椎管内脓肿形成,腰大肌脓肿,以及流注脓肿。分为中央型、边缘型、韧带下型、附件型。

（3）重要检查:腰椎 X 线,腰椎 CT 三维重建,腰椎 MRI 普通扫描,痰涂片、痰培养,结核菌素试验、γ- 干扰素释放试验、结核分枝杆菌 / 利福平耐药实时荧光定量核酸扩增检测方法（X-pert）、结核感染 T 细胞斑点试验（T-spot）,以及活检。

（戎鑫　肖然）

第八节　头痛的诊断思路

王某,男性,55 岁,因突发右前额部剧烈胀痛、意识丧失伴喷射性呕吐 3 小时入院。

一、基础知识

（一）头痛的概述

头痛通常是指发生于头部及上颈部的疼痛,是临床最常见的症状之一。头痛的病因复杂,为了便于明确头痛的病因,临床上可分为原发性头痛(未找到明确的病变所引起的头痛,如偏头痛、紧张性头痛、丛集性头痛等)、继发性头痛(有明确病变所引起的头痛,如感染、出血、脑肿瘤)和痛性脑神经病变和其他面痛及其他类型头痛。在临床工作中,及时正确地判断头痛类别及病因十分重要。

（二）头痛的分类

根据 2018 年《国际头痛疾病分类（第三版）》（ICHD-3）,将头痛疾病分成三部分:原发性头痛,继发性头痛,痛性脑神经病变、其他面痛及其他类型头痛。具体分类方法如下。

1. 原发性头痛

（1）偏头痛。

（2）紧张性头痛。

（3）三叉神经自主神经性头痛。

（4）其他原发性头痛。

2. 继发性头痛

（1）缘于头颈部创伤的头痛。

（2）缘于头颈部血管性疾病的头痛。

（3）缘于颅内非血管性疾病的头痛。

（4）缘于某种物质的或物质戒断性头痛。

（5）缘于感染的头痛。

（6）缘于内环境紊乱的头痛。

（7）缘于头颅、颈部、眼、耳、鼻、鼻窦、牙、口腔或其他面部或颈部构造疾病的头痛或面痛。

（8）缘于精神障碍的头痛。

3. 痛性脑神经病变、其他面痛及其他类型头痛

（1）痛性脑神经病变和其他面痛。

（2）其他类型头痛。

二、问诊查体要点

（一）问诊要点

1. 头痛的起病形式　头痛是突然出现,还是数小时内快速进展的急性起病,或是数日内逐步进展的亚急性起病,抑或是数月甚至数年内反复发作的慢性起病,对于判断头痛的病因十分重要。如突发性头痛,在数秒或数分钟内达到顶峰的剧烈持续性头痛,需警惕蛛网膜下腔出血、脑出血、颈动脉和椎动脉夹层、静脉窦血栓形成、急性闭角型青光眼、高血压急症等严重的继发性头痛;缓慢进行性加重的头部胀痛需要考虑头部占位性病变;偏头痛、紧张性头痛等通常开始时为轻至中度疼痛,然后疼痛在 1~2 小时逐渐加重至最大强度,往往反复发作。

2. 头痛的性质　头痛可分为胀痛、跳痛（搏动样头痛）、紧压痛、刀割样痛、电击样痛、烧灼样痛。如搏动样头痛可能提示偏头痛,紧绷样头痛提示紧张性头痛,刀割样剧烈的头痛提示蛛网膜下腔出血。

3. 头痛的部位　头痛的部位也对头痛病因的鉴别十分重要,如一侧性额颞部头痛最常见于偏头痛;眼眶深部的头痛见于丛集性头痛;而整个头顶或后枕部的疼痛提示紧张性头痛,全头痛提示颅内病变,如颅内高压或颅内低压性头痛等。

4. 头痛的持续时间　持续数秒或数分钟的面部或咽部、枕后分布区的疼痛提示三叉神经痛、舌咽神经痛、枕大神经痛;持续数小时的头痛可能提示丛集性头痛,持续数小时的头痛提示偏头痛（往往不超过 72 小时）;持续数日或更长时间的头痛提示紧张性头痛或脑膜炎;持续数月或更长时间的头痛提示脑肿瘤、慢性紧张性头痛。

5. 头痛的加重缓解因素　站立时加重而平卧时缓解或消失的头痛提示低颅压性头痛；剧烈咳嗽、摇头等加重的头痛提示高颅压性头痛。

6. 头痛的先兆症状　部分偏头痛发作前可出现感觉障碍，如闪光、盲点、视力变化或视力丧失，或手或面部有刺痛感。

7. 既往史　既往有无高血压、糖尿病、高血脂等疾病，有无输血史、寄生虫感染病史等。

8. 个人史　疫区旅游史、饮酒史、长期使用药物等。

9. 家族史　家族人员是否有相关或类似病史。

（二）查体要点

病人目前处于昏迷状态，必须快速和准确地对全身情况，特别是神经系统功能做出评价，尽早发现病因并进行救治。

1. 生命体征　病人呼吸、血压、脉搏以及体温等。

2. 内科查体

（1）检查皮肤及骨骼等有无明显外伤。

（2）肺部：观察病人胸廓有无明显异常；触诊病人呼吸动度；听诊胸部，包括前胸、后胸。

（3）心脏：听诊心音、有无杂音等。

（4）腹部：视诊腹部，触诊腹部、肝脏、脾脏等，听诊肠鸣音，叩诊腹部、肝浊音界、移动性浊音等。

3. 神经专科查体

（1）一般情况：病人意识丧失，需要评估病人目前昏迷的程度，如浅昏迷、中昏迷、深昏迷；认知功能不能配合。同时检查脑膜刺激征，包括屈颈试验、凯尔尼格征（Kernig sign）、布鲁津斯基征（Brudzinski sign）。

（2）脑神经查体：由于病人处于昏迷状态，脑神经检查不能配合，此时需重点检查瞳孔大小及对光反射，明确病人是否存在脑疝；病人若有"船帆征"，提示有面瘫的可能；眼球有无凝视、眼震、眼球浮动等。

（3）运动查体：由于病人处于昏迷状态，肌力检查不配合，应观察有无自发性肢体运动，给予痛刺激后观察肢体运动的情况，粗略判断瘫痪的程度；观察病人是否有不自主运动，如肌阵挛、肌张力障碍等。

（4）感觉查体：病人昏迷，应重点检查痛觉反应，如观察压眶、针刺肢体等痛刺激后肢体的反应，如果病人昏迷程度浅，但瘫痪严重，也会造成病人对针刺无反应，不代表病人痛觉丧失，此时仔细观察是否有面部的痛苦表情。

（5）反射查体：检查病人的浅反射、深反射和病理反射。浅昏迷病人，浅反射和深反射可能减弱，病理征阳性；而深昏迷病人的浅反射、深反射消失，病理征引不出。

　　　3小时前，病人在活动中突发右前额部爆裂样头痛，头痛呈持续性，随后出现意识障碍，摔倒在地，伴呕吐，呈喷射性，呕吐物为胃内容物。同时伴大小便失禁，呼吸急迫，院外未给予任何处理，经急诊入院治疗。既往患有高血压病10多年，未规律服用降压药物，血压控制欠佳。个人史和家族史无特殊，否认溃疡病、输血史。

体格检查:生命体征:T 38.7℃,P 102 次 / 分,R 24 次 / 分,BP 160/100mmHg。双肺呼吸音稍粗,双肺未闻及干、湿啰音。心律齐。病人呈深昏迷状态,高级神经功能查体无法配合。压眶反应迟钝,眼球固定,双侧瞳孔等大、等圆,直径约 3.0mm,对光反射迟钝。鼻唇沟对称。病人四肢有自发性活动,肌力检查不配合,四肢腱反射减弱,双侧巴宾斯基征(Babinski sign)(±)。颈阻抗,凯尔尼格征(Kernig sign)(+)、布鲁津斯基征(Brudzinski sign)(+)。

三、完善相关检查

1. 血液学检查　血常规:RBC 3.2×10^{12}/L,Hb 84g/L,WBC 20.26×10^9/L,NEUT 17.94×10^9/L,占 88.61%。

2. 影像学检查

(1) 头部 CT 示:蛛网膜下腔脑池内高密度影。

(2) 头颈部 CTA 示:右侧大脑中动脉 M2 段分叉处血管稍增粗,微动脉瘤不除外。

3. 腰椎穿刺　腰椎穿刺时测压力 240mmH$_2$O。

4. 脑脊液相关检查　脑脊液均匀血性,无凝块,脑脊液 RBC 4.5×10^9/L。

四、诊断与诊断依据

1. 诊断

(1) 定位:脑膜。

(2) 定性:出血。

(3) 诊断:蛛网膜下腔出血,右侧大脑中动脉动脉瘤。

2. 诊断依据

(1) 定位诊断依据

1) 颈阻抗,凯尔尼格征(+)、布鲁津斯基征(+)。

2) 无其他神经系统局灶定位体征。

(2) 定性诊断依据

1) 病人中年男性,活动中突然起病,突发爆裂样头痛,伴意识丧失。高血压病史多年,未规律服用降压药物。

2) 头颅 CT 显示蛛网膜下腔脑池内高密度影。

3) 腰穿脑脊液常规示均匀血性,RBC 4.5×10^9/L。

4) 头颈部 CTA 显示右侧大脑中动脉 M2 段分叉处血管稍增粗,微动脉瘤不除外。

五、鉴别诊断思路

1. 脑出血　病人突发剧烈头痛,伴有呕吐、意识障碍,需要与脑出血进行鉴别诊断。脑出血通常有局灶性神经系统缺损体征,如偏瘫、偏身感觉障碍、失语、偏盲等,但是脑叶出血、脑室内出血、尾状核头出血病人不常伴有局灶神经系统缺损体征。该病人发病后很快进入昏迷状态,由于神经系统查体不能配合,需要仔细观察病人自发性肢体活动,两侧是否有不对称的表现,从而明确病人是否有局灶神经系统缺损体征。该病人双侧肢体均有自发性活动,无局灶神经系统缺损体征,脑出血的可能性不大。头颅 CT 仅发现蛛网膜下腔脑池内高密度影,也进一步排除了脑出血,证实了蛛网膜下腔出血的诊断。

2. 急性脑膜炎　化脓性脑膜炎:病人通常先出现发热,再出现头痛,脑脊液呈化脓性感染的表现,脑脊液白细胞计数应明显升高,常超过 $1 \times 10^9/L$。结核性脑膜炎:常亚急性起病,中度热,伴潮热盗汗,脑脊液蛋白明显升高,白细胞计数约 $0.5 \times 10^9/L$,葡萄糖和氯化物显著降低,可查见结核分枝杆菌。病毒性脑膜炎:常急性起病,伴有发热,脑脊液有核细胞数计数轻度升高。真菌性脑膜炎:常慢性起病,病人脑脊液葡萄糖降低,可查见真菌,如新型隐球菌等。

该病人以突发头痛起病,不是发热起病,尽管入院时体温有升高,但脑脊液呈均匀血性,不支持感染诊断,支持出血诊断。蛛网膜下腔出血后可因血液引起化学炎症反应,造成中等程度的发热,但是发生在头痛以后。有时病人出现意识障碍可以造成误吸,也可以引起后期的发热,需要注意排查原因。

3. 原发性头痛和其他继发性头痛,结合本例病人的病史特点,可以不考虑鉴别。

(李春雨　肖然)

第九节　情感症状的诊断思路

黄某,男性,19 岁,情绪低落,自杀未遂 3 次,急诊就诊。

一、基础知识

情感症状是精神症状的大类。人的情感表现是非常丰富的,可以表现为抑郁、焦虑、兴奋、激越、恐惧等,除了情绪的低落和高涨以外,还有情感的平淡。所以如果谈到情感症状的时候,首先要明确情感症状的性质。

(一)情感低落症状

情感低落是负性情绪的增强,病人感到整日心情压抑,悲伤,忧心忡忡,愁眉不展,唉声叹气。其中以压抑感最为常见,重者可出现沮丧、度日如年、生不如死等情感,伴有自责自罪,甚至出现自杀意念或自杀行为。

情感低落只是情感症状的一种表现,可以见于多种精神疾病的临床综合征,当我们面对一个情感低落的病人时,首先要弄清楚该病人所表现出来的情感低落,是哪一种临床综合征的表现。

(二)全面采集病人临床表现

情感低落与思维迟缓、运动性抑制共同构成抑郁症的典型症状,情感低落、兴趣下降、乐趣丧失为核心症状。抑郁症的病人除了情感低落以外,还常常看到以下表现:

1. 外表特征　可能不注意着装和修饰面部表情,为嘴角下垂,眉头紧蹙,瞬目减少,弓腰驼背,垂头丧气,目光低垂,姿势变少。需要注意的是,有些病人内心有很深的抑郁体验,但外表仍笑容可掬,如同在抑郁心境表面蒙上了一层微笑的面纱,隐匿性极强。

2. 兴趣下降,乐趣丧失　主要是指病人对平日感兴趣的爱好活动不再有兴趣,对生活没有热情,不能从所从事的工作、学习、家庭生活以及娱乐活动中获得应有的快乐感受,为此,病人常常回避社交活动。

3. 思维内容和思维逻辑等方面的异常　包括幻觉、妄想症状,负性思维病人常常会表现出无助、无望和无用的"三无"症状,并在此基础上出现以自责、自罪和自杀为主要表现的"三自"症状。

4. 思维迟缓　病人联想速度减慢,数量减少,联想困难,问话时很长时间不能回答问题,谈话中的停顿可能长得让人难以忍受,在行为上,病人则表现出动作迟缓,工作效率下降。

5. 精力减退　病人感到无力,做每件事都很费劲,难以完成任务,有时病人大脑处于持续紧张状态,程度较轻时,病人只是表现出一些肢体的动作;程度较重时病人不能长时间静坐而来回踱步,坐立不安可能会错误判断为焦虑障碍。

6. 焦虑症状　抑郁症的病人,焦虑症状也很常见,往往与抑郁伴发,通常没有明显的外界刺激,病人出现内心不安和不安全的体验,同时,伴有多种躯体不适的感觉。

7. 认知症状　病人注意力不集中,主动注意,心理活动的指向性控制缺陷尤为明显。带来的直接后果是感到记忆力减退,注意力不集中。在老年病人当中表现尤为明显。

8. 生物学症状　这些症状包括睡眠紊乱,心境的昼夜变化,食欲下降、便秘、体重改变、性欲改变以及女性的停经。

二、精神检查要点

4年前,病人在初三时被一群同学欺负(欲打,逃脱)后,开始出现"心情不好"、兴趣减退、活动减少,伴自伤行为,多次在感到精疲力尽后用刀划伤自己的手部(无明显划痕),自诉看到出血后会情绪好转,后间断出现情绪低落。半年前,症状明显加重,有时在情绪低落时感到心慌、出汗、"喘不上气",自觉远期记忆力下降,做什么事都提不起兴趣,进而放弃学习,不愿与朋友和家人交流,不愿出门,伴入睡困难、易醒,有时需要几个小时才能入眠,经常感到、听到别人在议论自己,说自己说的话、做的事"不好"(具体内容难以辨明),与同学、朋友关系疏远,偶因此感到烦恼,但未谋求改变,与妹妹玩耍时被嫌"烦",但称"无所谓",偶尔毫无缘由地感到害怕,曾多次用刀划伤自己的手腕和前臂、大腿(可见明显新鲜和陈旧性划痕,以左侧前臂为多)。否认间歇性情绪高涨、活动增多。1个月余前,由家属携带至医院就诊,给予药物治疗(阿普唑仑片、舍曲林,具体治疗药物剂量不能清楚描述),药量随医嘱增加,治疗后入睡困难缓解,但情绪无明显好转,有自罪观念,认为自己拖累了家人,曾两次服用过量药物"想要发泄",第1次吞服"阿普唑仑5片、舍曲林3片",第2次吞服"阿普唑仑7片",均未感到躯体不适,未至医院就诊。半个月余前,再次吞服"舍曲林5片",由家属带至医院就诊。

(一)病史收集要点

1. 精神疾病与其他的疾病最大的区别就在于精神症状的出现,往往是在病人或者病人家属不注意的情况下发生的,只有严重到一定程度的时候,才会引起病人或病人家属的关注,因此,在病史收集的时候,一定要注意详细询问病人或家属关注的症状出现前有可能存在的一些前驱症状,这样才能够准确地确定疾病发生的时间。

2. 由于精神症状没有明确的体征和实验室检查数据的变化,病人作为普通人群,对于情绪或者说是情感变化的一些细微区别,往往难以准确地描述,故而要求检查者要能够从病人和家属的描述当中准确地区分出病人所表现出来的精神症状是属于哪一种临床分类。必要时,可借助于一些临床定式检查工具,如汉密尔顿焦虑量表、汉密尔顿抑郁量表对病人的情感症状进行准确地区分。

3. 要注意全面采集病人的信息,因为一些躯体不适的感觉或日常行为、活动的变化都可以有各种临床症状的表现,如前面所提到的各种生物学症状,还有认知功能的变化。尤其需要关注的是,当病人出现自杀行为时,一定要详细了解病人自杀行为出现之前的心理活动的改变,以判断是否为抑郁症的表现。

4. 要重视生活事件对病人的影响以及病人的个性特点。精神疾病有时候是在某些生活事件发生后所诱发,同时,病人的个性基础也是导致出现精神疾病的一个重要因素。

5. 注意评估疾病对病人的日常功能活动的影响,这是精神疾病诊断中关于严重程度标准的一个非常重要的环节,病人是否因为精神疾病影响日常生活和工作,影响程度如何? 这些都需要详细地了解。

6. 要重点了解病人的既往史当中是否有躁狂症的临床表现,症状持续的时间、严重程度和具体内容。

（二）精神检查要点

1. 一般情况　要关注情感低落的病人,他的年龄与外貌是否相符,衣着是否整洁适时,要注意与病人日常的行为习惯相比较,如果一个人平时就是不修边幅,那么就不能简单认为病人的生活自理能力下降。病人的自知力不同,会有不同的就诊模式,对自身的情绪状况比较敏感的病人,可能会主动到精神科就诊,相反,一部分病人关注于自身的躯体情况,则可能反复就诊非精神专科。

2. 要详细了解病人所经历的生活事件,也许一些在检查者看来并不重要的生活事件,可能会对病人造成极大的影响。

3. 要详细了解病人的症状表现,如前所述,对于抑郁、焦虑等词汇,不同的人有不同的理解,所以一定要弄清楚病人的抑郁情绪是否与我们的理解相一致。

4. 要全面关注病人的精神症状,比如是否有幻觉、妄想症状,以及幻觉、妄想症状的具体内容,幻觉、妄想症状发生时,与病人的情绪体验是否同步,是否协调,是否有自杀、自伤的行为,这种行为的具体表现,要注意区别真实的自杀想法,非自杀性自伤的差异。

5. 要关注病人的各种生物学的表现,比如睡眠、食欲、大小便等,这些都是属于抑郁症的生物学表现,尤其是当这些躯体主诉没有相对应的体征或者实验室检查异常时。

三、鉴别诊断思路

（一）是否伴有躁狂或轻躁狂症状的鉴别诊断

1. 首先要有目的地去询问病人及家属,发病以来或既往是否有躁狂或轻躁狂发作的表现,一般情况下,轻躁狂的表现不易引起病人和病人家属关注,这时候,病人的体验往往是非常舒适的,很少会把它当成是一种病态的表现加以描述。

> 2年前病人渐出现心情很好,哪怕走在路上都很开心,言语、活动增多,觉精力充沛,做事充满干劲,觉得自己比大部分同学能力强,觉得未来生活充满希望,每日学习到凌晨1点才睡觉,凌晨4点半便起床再次学习,白天中午午休1小时,仍不觉得犯困,觉得精神很好;上述情况持续约半个月。

2. 如果病人既往有躁狂或者轻躁狂的症状表现,那么要注意这些症状与病人的抑郁症之间的时间顺序和交替发作的节律等,是否存在着混合状态或者快速循环的可能。

(二)是否伴有精神病性症状的鉴别诊断

伴有精神病性症状的情感低落在临床当中是非常常见的,也是往往难以鉴别的,难点在于病人的精神病症状,比如幻觉、妄想出现的时间顺序、内容以及与情感症状之间的关系。需要注意的是,精神分裂症的病人往往也会伴随着各种各样的抑郁情绪、焦虑情绪,临床上还有分裂情感性精神病,也是情感症状与精神症状的错综复杂的关系的表现形式。

> 精神检查发现,该病人存在明显幻觉、妄想症状,具体表现为:①听幻觉,耳边听到有声音对自己讲,"你太笨了,还不如去死算了,你活在世上都是父母的拖累"。②妄想症症状,病人外出时会觉得周围的人都在用异样的眼神看着自己,看见别人说话时,病人就认为是在议论自己,自己觉得给家里造成很大的伤害。

四、拟诊列表

(一)可能性最大的诊断

双相情感障碍,目前为伴有精神病性症状的重度抑郁发作。

1. **临床线索**　情绪低落,有自杀行为。

2. **疾病要点**　目前有明显抑郁症状表现,既往有躁狂症状表现,精神检查发现有听幻觉、妄想症症状。内容与病人情绪体验一致。

3. **重要检查**　排除器质性疾病可能:内分泌、脑影像学检查。

(二)其他可能的诊断

1. 使用精神药物所致的双相情感表现

(1)临床线索:既往有治疗史。

(2)疾病要点:在使用某些抗抑郁药物治疗的过程中,病人可以从抑郁症状转变为躁狂症状,因此需要详细了解病人的既往用药情况,以及随着药物治疗方案的改变,病人症状的变化。

2. 精神分裂症

(1)临床线索:发病过程中始终伴有听幻觉、妄想症症状。

(2)疾病要点:精神病性症状与病人情感异常表现出现先后顺序是非常重要的判断要点。通过精神检查和病史采集,可以明确精神病性症状与病人情感体验之间的内在关系。不排除受精神病性症状的影响,病人出现抑郁、焦虑、恐惧等症状的可能。

（3）重要检查：精神检查，病史采集。

3. 分裂情感性精神病

（1）临床线索：发病过程中始终伴有听幻觉、妄想症症状，这些症状与病人情感体验时间上存在共存关系。

（2）疾病要点：只有在疾病的同一次发作中，明显而确实的分裂性症状和情感性症状同时出现或只差几天，因而该发作既不符合精神分裂症亦不符合抑郁症或躁狂症发作的标准，此时方可作出分裂情感性精神病的诊断。但是在疾病的不同发作病程中分别显露出精神分裂症及情感性精神病症状表现的病人，例如，精神分裂症病人在精神病性发作的余波中往往出现抑郁症状。则不符合该疾病的诊断要求。

（3）重要检查：精神检查，病史采集。

（张波　肖然）

第十节　停经和阴道流血的诊断思路

毛某，女性，27岁，已婚，因"停经48天，阴道不规则出血19天，伴发作性下腹痛3次"就诊。

一、基础知识

（一）月经的生理特点

1. 月经是指伴随着卵巢周期性变化而出现的子宫内膜周期性脱落及出血。正常月经具有周期性和自限性。月经周期平均28天，一般为21~35天；经期平均4~6天，一般2~8天。

2. 育龄期、有性生活女性，平时月经周期规则，一旦月经过期，应考虑妊娠。过期10天以上，尤应高度怀疑妊娠。

（二）异位妊娠的临床特点

1. 停经　多有6~8周的停经史。还有20%~30%的病人无停经史，把异位妊娠的不规则阴道流血误认为是月经，或由于月经过期仅数天而不认为是停经。

2. 腹痛　是输卵管妊娠病人的主要症状，占95%。输卵管妊娠在发生流产或破裂之前，由于胚胎在输卵管内逐渐长大，常表现为一侧下腹部隐痛或者酸胀感。当破裂或者流产时，突感一侧下腹痛撕裂样疼痛，常常伴有恶心、呕吐等。

3. 阴道流血　占60%~80%。胚胎死亡后，常有不规则阴道流血，色暗红或者深褐，量少呈点滴状，一般不超过月经量。阴道流血常常在病灶去除后或者绒毛滋养细胞完全被吸收后才能停止。

4. 晕厥与休克　由于腹腔内出血及剧烈疼痛，轻者出现晕厥，严重者出现失血性休克。出血量越多、越快，症状出现得就越迅速、越严重，但与阴道流血量不成正比。

5. 腹部包块　输卵管妊娠流产或者破裂所形成的血肿持续时间较久者，由于血液凝固并与周围组织或器官发生粘连，形成包块。

二、问诊查体要点

（一）问诊要点

1. 是否有性生活史,婚育情况,是否采取有效避孕措施。

2. 平时月经周期、经期、经量。

3. 本次起病情况、持续时间和发展演变情况。

4. 腹痛部位和性质。

5. 伴随症状　有无恶心、呕吐、头晕、晕厥、肛门坠胀等。

6. 既往史　既往有无盆腔炎、输卵管炎、输卵管手术、人工流产等病史;有无接受辅助生育;平时采取的避孕措施等。

（二）查体要点

1. 一般检查/生命体征。

2. 腹部检查　视诊腹部是否膨隆;触诊腹部是否有压痛、反跳痛;叩诊是否有移动性浊音。

3. 妇科查体　阴道是否有血迹;宫颈外观、有无举摆痛;双合诊子宫大小、轮廓、质地、是否有压痛;附件区是否有包块、压痛。

病人平素月经规律,周期 30 天,有正常性生活,未避孕。现停经 48 小时。19 天前突感下腹较重的疼痛,阵发性,并有鲜红色阴道出血,量同月经,可见有肉样组织物排出后,腹痛减轻,前后持续 1 小时。以后一直有少量阴道出血。7 天前上午再次突感下腹阵发性疼痛,较剧烈,伴恶心、无呕吐,出冷汗、头晕,无肛门坠胀,持续 2~3 小时缓解。中午曾去妇产医院就诊,予抗炎治疗。1 天前凌晨第 3 次类似发作,腹痛较前两次重,有肛门坠胀感,无恶心、呕吐。当晚 11 时即来我院就诊。自发病来,精神、饮食差,睡眠欠佳,二便正常。

体温 36.9℃,脉搏 90 次/分,呼吸 20 次/分,血压 94/51mmHg,左下腹压痛(+)、反跳痛(+),移动性浊音(±)。妇科检查:外阴阴道少量暗红色血,宫颈重度糜烂、举痛(+),子宫前位、压痛、正常大,左附件区因腹肌紧张扪及不清,似可扪及边界不清的包块,直径 4~5cm。

三、鉴别诊断思路

（一）以停经、阴道流血为主的鉴别诊断

1. 先兆流产。

2. 难免流产。

3. 多囊卵巢综合征。

（二）以腹痛为主的鉴别诊断

1. 卵巢囊肿蒂扭转。

2. 卵巢黄体囊肿破裂。

3. 急性输卵管炎。

4. 急性阑尾炎。

　　血常规:白细胞 $10 \times 10^9/L$,中性粒细胞百分比 72%、血红蛋白 98g/L,血小板 $118 \times 10^9/L$。凝血功能正常,肝肾功能正常。

　　血人绒毛膜促性腺激素(HCG)8 966U/L。

　　经阴道彩超:左附件区查见 4.3cm×3.8cm×4.2cm 不均质回声团;左输卵管增粗,内可见直径约 0.9cm 无回声区,其内似见卵黄囊;盆腔游离积液深约 4.8cm。

四、拟诊列表

(一)可能性最大的诊断:输卵管妊娠

1. 临床线索　育龄期女性,已婚,有性生活,未避孕。

2. 疾病要点　有 6~8 周的停经史;有腹痛及阴道流血的症状。阴道流血量与症状的严重程度不成正比。

3. 重点检查

(1) HCG 测定:尿或血 HCG 测定对早期诊断异位妊娠至关重要,超过 99% 的异位妊娠病人 HCG 阳性。异位妊娠时,体内 HCG 水平较宫内妊娠低。除非极少数陈旧性宫外孕可表现为阴性结果。

(2) 彩超:经阴道彩超若看到孕囊、卵黄囊甚至胎芽的部位,即可以明确宫内妊娠还是异位妊娠。若经阴道彩超没有看到宫内或宫外孕囊或胎芽,则为未知部位妊娠,需警惕异位妊娠可能。

(二)其他可能的诊断

1. 先兆流产或难免流产

(1) 临床线索:育龄期女性,已婚,有性生活。

(2) 疾病要点:停经时间长短不一,多为 10 周以内;有腹痛及阴道流血症状,阴道流血量与贫血程度成正比。

(3) 重要检查:HCG 测定和彩超检查。

2. 多囊卵巢综合征

(1) 临床线索:育龄期女性,多起于青春期。

(2) 疾病要点:月经失调为最主要症状,多表现为月经稀发(月经周期 35 天至 6 个月)或闭经,也可表现为不规则阴道出血;不孕;多毛、痤疮、肥胖等。

(3) 重要检查:基础体温测定、彩超、内分泌检查。

3. 卵巢黄体囊肿破裂

(1) 临床线索:育龄期女性,与婚育情况无关。

(2) 疾病要点:突发一侧下腹痛,多发生于月经周期的黄体期。

(3) 重点检查:HCG 阴性;彩超可见一侧卵巢囊肿,盆腔内有游离积血。

4. 卵巢囊肿蒂扭转

(1) 临床线索:有卵巢肿瘤病史,尤其是畸胎瘤。

(2) 疾病要点:典型症状是体位改变后突然发生一侧下腹剧痛,常伴恶心、呕吐;妇科查体可以扪及压痛的包块,以蒂部最明显。

（3）重点检查:彩超检查发现一侧附件区包块;血常规显示白细胞计数和中性粒细胞计数升高。

5. 急性输卵管炎

（1）临床线索:易发生在性活跃女性,多数有子宫腔内手术操作史,如刮宫术、输卵管通液术、子宫输卵管造影术等;或有阑尾炎、腹膜炎等。

（2）疾病要点:下腹痛、阴道分泌物增多,病情严重者可有发热;妇科查体宫颈有举摆痛,附件区压痛。

（3）重点检查:彩超检查显示输卵管增粗、积液,或输卵管、卵巢肿块;血 C 反应蛋白升高,红细胞沉降率升高。

6. 急性阑尾炎

（1）临床线索:易发生于青壮年。

（2）疾病要点:有转移性右下腹疼痛,常有固定点压痛,严重者可有体温升高、心率加快等中毒症状。

（3）重点检查:血白细胞计数及中性粒细胞计数升高;CT 或超声检查可发现增粗阑尾,周围脂肪肿胀模糊。

（侯敏敏　肖然）

主要参考文献

1. 万学红,陈红.临床诊断学[M].3版.北京:人民卫生出版社,2015.
2. 万学红,卢雪峰.诊断学[M].9版.北京:人民卫生出版社,2018.

32检

中等职业学校规划教材

有机化学实验报告

班级　————————————

组号　————————————

姓名　————————————

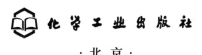

化学工业出版社

·北京·